全科处方案例点评系列丛书

全科处方案例点评——心血管疾病

总　主　编　陈世才　岳小林　纪智礼

主　　　编　杨明娜　杨啊晶

编　　　者　（按姓名汉语拼音排序）

　　　　　　白海鹏　北京市中关村医院心血管科

　　　　　　盖伟华　北京大学社区卫生服务中心药剂科

　　　　　　郭永红　北京市中关村医院中医科

　　　　　　韩　凤　北京市中关村医院药剂科

　　　　　　金　锐　北京市世纪坛医院药剂科

　　　　　　杨啊晶　北京大学社区卫生服务中心药剂科

　　　　　　杨明娜　北京市中关村医院药剂科

中国药学会医院药学专业委员会基层药学学组

北京药师协会社区药事管理专业委员会　**联合组织编写**

北京市社区处方点评工作组

北京大学医学出版社

QUANKE CHUFANG ANLI DIANPING——XINXUE GUAN JIBING

图书在版编目（CIP）数据

全科处方案例点评：心血管疾病/杨明娜，杨啊晶
主编．—北京：北京大学医学出版社，2017.1
（全科处方案例点评系列丛书）
ISBN 978-7-5659-1482-9

Ⅰ．①全… Ⅱ．①杨… ②杨… Ⅲ.①心脏血管疾病
—处方 Ⅳ．①R540.5

中国版本图书馆 CIP 数据核字（2016）第 242898 号

全科处方案例点评——心血管疾病

主　　编：杨明娜　杨啊晶
出版发行：北京大学医学出版社
地　　址：（100191）北京市海淀区学院路 38 号　北京大学医学部院内
电　　话：发行部 010-82802230；图书邮购 010-82802495
网　　址：http://www.pumpress.com.cn
E - mail：booksale@bjmu.edu.cn
印　　刷：北京瑞达方舟印务有限公司
经　　销：新华书店
策划编辑：高　瑾
责任编辑：畅晓燕　　责任校对：金彤文　　责任印制：李　啸
开　　本：787mm×1092mm　1/16　印张：19　字数：480 千字
版　　次：2017 年 1 月第 1 版　2017 年 1 月第 1 次印刷
书　　号：ISBN 978-7-5659-1482-9
定　　价：69.00 元

序　言

自 20 世纪 90 年代开始，随着城乡三级医疗服务保障体系的建立，社区医疗获得迅速发展，全科医师是社区全科医疗的主要执行者。目前我国社区全科医师主要由基层医师经转岗培训转型而来。据调查北京市 18 个区县的 20754 名卫生技术人员中，大专和本科学历者分别占 40.5％和 34.2％，高级职称人员的比例仅为 1％。上海市闸北区的一项资料调查了 9 个社区卫生服务中心的卫生技术人员 707 名，其中大专以上学历者占 67.7％，高级职称人员的比例也仅占 1％，在医、教、研方面存在较大的缺口。随着近年来新的诊疗技术和新药的迅速发展，全科医师在掌握大量治疗指南的同时，难以对新药有更全面的了解，需要药学人员成为治疗团队中的成员，指导患者合理用药，减少药物不良反应。但是目前社区卫生服务中心尤其是社区卫生站药学人员非常缺乏，有些社区卫生站甚至没有专职的药学人员。

WHO 对合理用药的定义为：合理用药要求患者接受的药物适合他们的临床需要、药物的剂量符合他们个体需要、疗程足够、药价对患者及其社区最为低廉，处方决策的结果需让个体的健康收益最大化。2013 年北京市卫生事业发展公报发布了北京市社区卫生服务机构的运行状况，显示全市社区卫生服务中心门诊患者次均医药费 155.3 元，其中次均药费为131.9 元，同比上升 1％，社区卫生服务中心的药费占比高达 84.9％。大多数区（县）的国家基本药物使用率为 60％～80％，国家基本药物销售额占比集中在 40％～60％范围内。全科医师的处方在基本药物的使用和经济学方面与世界卫生组织（WHO）对合理用药的要求还存在一定的距离。

常星等调查了北京市社区卫生服务中心处方用药现状，关注了处方合理性、国家基本药物使用情况和药品费用等三个方面，发现全科医师的处方合理性与地域、社区卫生服务中心的举办主体、收支两条线管理方式和全科医师占执业（助理）医师比例有关。处方用药水平城区发展不均衡，近郊区处方不合理情况比较严重，而中心城区的国家基本药物使用水平较低，处方药品费过高的现象比较突出；不同举办主体的社区卫生服务中心在处方用药方面存在显著差异，政府办社区卫生服务中心好于非政府办机构；收支两条线管理有助于切断医药之间的利益关系，促进处方用药的合理性。

处方点评是目前各级医疗机构对处方的监督管理方式。2007 年，原卫生部颁布了《处方管理办法》，其中明确指出了医院应建立处方点评制度，对处方实施动态监测及超常预警，对不合理用药及时予以干预。处方是由注册的执业医师和执业助理医师在诊疗活动中为患者开具的、由取得药学专业技术职务任职资格的药学专业技术人员审核、调配、核对，并作为患者用药凭证的医疗文书。它是医师和药师对患者共同负责的重要医疗文书，具有法律、技术和经济等多方面的意义。处方点评制度通过对医师处方的监督，一方面提高医师合理用药的水平，同时通过对超常处方的点评和处罚，也有效遏制了医师通过开大处方、贵重药品最终导致虚高药价向患者转移所造成的不良影响。

2010年2月10日原卫生部印发了《医院处方点评管理规范（试行）》，对如何有效组织开展处方点评、发现不合理处方，如何干预及应用点评结果做出了具体规定，处方点评工作也得到了卫生行政部门的大力支持。刘宪军等介绍了实施集中处方点评的创新尝试，针对医院自行点评因贯彻程度、水平不一的问题，由某一地区卫生行政部门联合多家医疗机构，制订统一的处方点评标准和实施方案。每个月各医院先自我点评，然后将点评结果上交给专家委员会。专家委员会再将结果进行对比和汇总，之后将预警信息和专家建议通过卫生行政部门反馈给医院，并要求他们按照专家建议对医师不合理用药进行干预。2010年10月北京市医疗机构药事管理专家委员会对全市二、三级医院的医师处方进行集中点评，通报干预不合理处方。处方点评标准以《处方管理办法》《医疗机构药事管理规定》《医院处方点评管理规范（试行）》《中药处方格式及书写规范》为依据。

2015年北京市卫计委对全市社区卫生服务机构的处方点评工作开始推进，各区县卫生行政部门也制订了关于开展社区卫生服务机构处方点评的实施方案，对全科医生处方的评价被列为长效管理工作机制。

处方点评工作借助信息化手段，可以使点评能力增加，准确度提高，但仍需要药师和医生的人机配合，不能单纯依赖信息系统的点评结果。

近年来合理用药监测软件（PASS系统）已在部分医院应用，效果良好，可以在医师开具处方时提示用药注意事项，如诊断胃溃疡伴出血的患者开具非甾体抗炎药时会弹出提示窗口，使这类用药错误在患者缴费前得到控制。处方审核和点评工作借助PASS系统可以非常准确、快速地找到系统中已经预设的用药安全问题，但是对于没有预设的问题仍然需要药师利用丰富的药学知识和临床经验才能为医生的处方把好关。在实践中发现，医师一旦接受建议，会高度重视，一般不会再出现类似处方。

实践证明，医生和药师通过对处方开展点评，从中发现存在的或潜在的问题，并采取相应的干预措施，有利于规范处方管理，提高处方质量；有利于提高合理用药水平，减少药品不良反应及不良事件的发生，促进医院医疗质量的提高；有利于处方或用药医嘱以及调剂工作的规范，防止与用药有关的错误发生，保障患者的医疗安全；有利于降低医疗费用，节约医疗卫生资源，促使医院健康有序发展；有利于赢得患者对医疗机构的信任，改善当前较为紧张的医患关系；有利于对药师的培养，提高药师参与临床用药的水平。

本书中的处方案例来自于北京市社区处方点评工作中的经典处方，我们希望通过对处方进行案例点评，引导医生和药师更明确地掌握每一类药物的作用特点和潜在的危害，使全科医师和药师更加全面地了解药物，合理地选择药物。

由于全科医生实际工作中会使用许多中成药，我们也邀请了中医专家和中药学专家撰写了中成药和中药注射剂的处方点评案例，希望对全科医师在开具处方时有借鉴意义。

编者

目 录

第一章　心力衰竭用药的处方点评

心力衰竭是心室功能障碍引起的一组综合征，左室衰竭引起气短和乏力，右室衰竭引起周围组织和腹部液体聚集；心力衰竭时两侧心室可同时受累或部分受累。心力衰竭的药物治疗中用于减轻症状的药物包括利尿剂、硝酸盐或地高辛，用于长期治疗和提高生存率的药物包括血管紧张素转化酶抑制剂（angiotensin converting enzyme inhibitor，ACEI）、β受体阻滞剂、醛固酮受体拮抗剂或血管紧张素Ⅱ受体拮抗剂（ARB）。

心力衰竭是进行性致残性疾病，伴随较高的发病率和死亡率，治疗目的不仅是缓解症状，还要减缓进展和降低死亡率。在对于心力衰竭用药的处方点评中，一方面要重视心力衰竭治疗用药之间的相互作用，另一方面要重视合并症的药物选择，如抗菌药物、非甾体抗炎药。

第一节　强心苷

地高辛和去乙酰毛花苷治疗心力衰竭有相当长的历史，通过抑制钠钾泵（Na^+-K^+-ATP酶），引起弱正性肌力作用，抑制交感神经活性，阻滞房室结（在心房颤动患者减慢心室率或在窦性心率患者延长PR间期），抑制血管收缩和增加肾血流。在伴随心房颤动的心力衰竭患者，强心苷可以获益。

强心苷类药物的处方点评要点：

1. 肾功能不全、低钾血症等病理状态可导致强心苷类药物清除减少，注意用法用量。

2. 大环内酯类药物、血管紧张素转化酶抑制剂及血管紧张素受体拮抗剂可使强心苷类药物血药浓度增加，关注不良的相互作用。

3. 与非甾体抗炎药（nonsteroidal anti-inflammatory drug，NSAID）合用时，不宜使用吲哚美辛，应注意用法用量和联合用药的适宜性。

一、地高辛

地高辛是最常用的洋地黄类药物。它从肾排泄，半衰期在肾功能正常者是36～40 h。地高辛没有被证实对延长患者生命有益处，但当与利尿剂和ACEI合用时，对控制症状有帮助，并可减少住院率。对左心室舒张末容积增加和有S3的患者，地高辛最为有效。

【处方案例一】

处方1：　　　　　　××××医院医疗保险处方　　　　医保内处方

定点医疗机构编码：××××

科室名称：内科　　　　　　　　日期：2015-7　　　　　　药物金额：

姓名：王××　　性别：男　　　年龄：86岁　　　　　　病历号：

临床诊断	R: 药品名称和规格	用量	用法	频率	数量
冠心病	酒石酸美托洛尔片				
陈旧下壁心肌梗死	（25 mg×20片/盒）	25 mg	口服	Bid	3盒
心动过缓	地高辛片				
心功能不全	（0.25 mg×10片/盒）	0.5 mg	口服	Qd	3盒
高血压	呋塞米片				
慢性肾功能不全	（20 mg×100片/盒）	20 mg	口服	Bid	1盒
低钾血症	螺内酯片				
	（20 mg×100片/盒）	20 mg	口服	Qd	1盒
				医生签名：	

审核/调配签名：　　　　　　　　　　　　　　　　　　核对/发药签名：

1. 请遵医嘱服药；2. 请在窗口点清药品；3. 处方当日有效；4. 发出药品不予退换。

注：Bid，2次/日；Qd，1次/日

1. 处方分析

（1）患者，老年男性，既往冠状动脉粥样硬化性心脏病（冠心病）、陈旧下壁心肌梗死、心动过缓病史，可能存在右冠状动脉特别是窦房结动脉病变，导致窦房结功能减退，同时应用β受体阻滞剂与地高辛，有发生严重心动过缓的可能。地高辛除了增加心肌收缩力和速度，还涉及交感神经和副交感神经对心脏组织间接作用，使房室和窦房结传导速度减慢，增加心室敏感性。应减少药物用量，并监测心率变化，白天静息心率控制在50次/分以上。

（2）呋塞米为排钾型袢利尿剂，长期应用易导致低钾血症发生，低钾血症可诱发洋地黄中毒，故在应用排钾利尿药物同时需严密监测电解质水平及地高辛血药浓度，及时调整药物剂量。此外，螺内酯可延长地高辛半衰期。

（3）地高辛的特点是排泄较快而蓄积性较小，主要经小肠上部吸收，吸收不完全，也不规则，吸收率约为75%，生物利用度为60%～80%，口服起效时间为0.5～2 h，血浆浓度达峰时间为2～3 h，获最大效应时间为4～6 h。消除半衰期平均为36 h。吸收后广泛分布到各组织，部分经胆道吸收入血，形成肝-肠循环。血浆蛋白结合率低，为20%～25%，表观分布容积为6～10 L/kg。地高辛在体内转化代谢很少，主要以原形由肾排出，尿中排出量为用量的50%～70%，当患者肾功能不全时，地高辛的清除减少，可能诱发中毒。肾功能减退时地高辛排出减少，半衰期延长，血药浓度增加，对老年患者，地高辛半衰期明显延长可达73 h，故地高辛每日剂量不要超过0.25 mg/d，维持剂量0.125 mg/d或隔日0.125 mg，同时监测地高辛血药浓度。

（4）地高辛治疗窗狭小，最重要的副作用是危及生命的心律失常。最常见者为室性期前收缩（早搏），约占心脏反应的33%。其次为房室传导阻滞、阵发性或非阵发性交界性心动过速、阵发性房性心动过速伴房室传导阻滞、室性心动过速、窦性停搏、心室颤动等。

（5）如果存在低钾或低镁血症（常由于使用了利尿剂所致），即使小剂量或血清浓度不高也可能导致洋地黄中毒。在服用利尿剂和洋地黄的患者，必须经常监测电解质水平，尽可能预防电解质紊乱的发生；保钾利尿剂可能对此有益。

（6）当发生地高辛中毒时，应该停药；纠正电解质异常，如果有严重异常和急性中毒应静脉用药。严重的过量服药并伴有血钾＞5 mmol/L，可使用地高辛抗体，剂量可根据血清的地高辛水平或摄入的总量来决定。室性心律失常可用利多卡因或苯妥英钠来治疗。房室传导阻滞引起的缓慢心率可植入临时起搏器。异丙肾上腺素是禁忌的，因有引起室性心律失常的危险。

2. 药师建议

该处方属于用药不适宜中的"适应证不适宜"，对于既往冠心病、陈旧下壁心肌梗死、心动过缓病史的患者，可能存在右冠状动脉特别是窦房结动脉病变，导致窦房结功能减退，同时应用β受体阻滞剂与地高辛，有发生严重心动过缓的可能。

该处方属于用药不适宜中的"用法用量不适宜"，肾功能减退和高龄会明显延长地高辛半衰期，建议地高辛每日剂量不要超过 0.25 mg。

【处方案例二】

处方2：　　　　　　××××医院医疗保险处方　　　　医保内处方

定点医疗机构编码：××××

科室名称：内科　　　　　　　日期：2015-7　　　　药物金额：

姓名：李××　性别：男　　　年龄：78 岁　　　病历号：

临床诊断	R:　药品名称和规格	用量	用法	频率	数量
冠心病	克拉霉素片				
心房颤动	（0.25 g×10 片/盒）	0.5 g	口服	Bid	1盒
预激综合征	地高辛片				
急性咽炎	（0.25 mg×10 片/盒）	0.25 mg	口服	Qd	1盒
急性胃炎	卡托普利片				
高血压	（10 mg×16 片/盒）	10 mg	口服	Bid	2盒
				医生签名：	

审核/调配签名：　　　　　　　　　　　核对/发药签名：

1. 请遵医嘱服药；2. 请在窗口点清药品；3. 处方当日有效；4. 发出药品不予退换。

1. 处方分析

（1）心房颤动伴预激综合征患者，应用地高辛可加快旁道前传速度，导致室性心动过速甚至心室颤动发生，禁用地高辛，可考虑应用胺碘酮治疗。

（2）大环内酯类抗生素，如阿奇霉素、红霉素等，因其可改变胃肠道菌群，增加地高辛在胃肠道的吸收，导致地高辛浓度增加，引起洋地黄中毒。研究发现地高辛与克拉霉素合用时危险最大（增加大约 15 倍），与红霉素和阿奇霉素合用危险最小（增加 4 倍）。因此当患者因细菌感染与抗菌药物同时使用时，尽量避免选择克拉霉素。

（3）虽然有报道称严重的慢性心力衰竭患者使用卡托普利后血清地高辛浓度有所增加，

但其他各种 ACEI 的研究没有发现对地高辛血清浓度的影响。然而，ACEI 可能引起肾功能的衰退，使地高辛的排泄受损而带来血药浓度增高。虽然地高辛与利尿剂和 ACEI 合用时，对控制症状有帮助并可减少住院率，但是仍应监测患者血压、心电图，有条件者监测地高辛血药浓度（1 ng/ml 的地高辛水平是比较合适的），老年人服用地高辛需减少剂量。

（4）长期服用地高辛患者，如出现恶心、呕吐、视物模糊、新发室性早搏及缓慢型心律失常，需警惕地高辛中毒可能。根据地高辛血药浓度（地高辛治疗血药浓度 1～2 ng/ml）等进一步明确诊断，及时治疗。

2. 药师建议

该处方属于用药不适宜中的"适应证不适宜"，心房颤动伴预激综合征患者，应用地高辛可加快旁道前传速度，导致室性心动过速甚至心室颤动发生，禁用地高辛。

该处方属于用药不适宜中的"有不良相互作用"，地高辛与克拉霉素合用时可能导致地高辛浓度增加，有报道可导致地高辛中毒。

【处方案例三】

处方3： ××××医院医疗保险处方　　　　医保内处方
定点医疗机构编码：××××
科室名称：内科　　　　　　日期：2015-8　　　　药物金额：
姓名：李××　　性别：男　　年龄：60 岁　　　　病历号：

临床诊断	R:				
	药品名称和规格	用量	用法	频率	数量
骨关节病	氨糖美辛肠溶片				
心律失常	（1 片×20 片/盒）	2 片	口服	Bid	1 盒
	地高辛片				
	（0.25 mg×10 片/盒）	0.125 mg	口服	Qd	1 盒
				医生签名：	

　　　　　　　审核/调配签名：　　　　　　　　　核对/发药签名：

1. 请遵医嘱服药；2. 请在窗口点清药品；3. 处方当日有效；4. 发出药品不予退换。

1. 处方分析

血清地高辛浓度的增加在同服阿司匹林、布洛芬、吲哚美辛和双氯芬酸时都有报道。推荐给予氨糖美辛的情况下，将地高辛的初始剂量减半。

2. 药师建议

该处方属于用药不适宜中的"有不良相互作用"，地高辛与氨糖美辛合用时可能导致地高辛浓度增加，建议使用其他非甾体抗炎药，且应给予最小有效剂量，并避免长期应用，如必须使用，需要监测地高辛的血药浓度及患者的心电图、血压和肾功能。

二、去乙酰毛花苷

去乙酰毛花苷为一种速效强心苷，能加强心肌收缩力，减慢心率和传导，对冠状动脉收缩作用及心脏传导系统作用很小。去乙酰毛花苷为毛花苷 C 衍生物，与地高辛作用相似，用于治疗心律失常和心力衰竭。对老年性心功能不全的治疗作用良好，见效快，但对室上性心律失常引起的心动过速，疗效不如洋地黄。它主要应用于心功能不全合并快速心房颤动患者。去乙酰毛花苷是天然存在于毛花洋地黄中的强心苷，在提取过程中，其可经水解失去葡萄糖和乙酸而成为地高辛，其作用较地高辛快，但比毒毛花苷 K 稍慢。静脉注射可迅速分布到各组织，10～30 min 显效，1～3 h 作用达高峰，作用持续时间 2～5 h，蛋白结合率低，为 25%。半衰期为33～36 h，3～6 日作用完全消失。在体内转化为地高辛，经肾排泄。由于排泄较快，蓄积性较小。

【处方案例一】

处方 1：　　　　　×××× 医院医疗保险处方　　　　　医保内处方
定点医疗机构编码：××××
科室名称：内科　　　　　　　　日期：2015-7　　　　　　　药物金额：
姓名：赵××　　　性别：男　　　年龄：76 岁　　　　病历号：

临床诊断	R:				
	药品名称和规格	用量	用法	频率	数量
冠心病	0.9%氯化钠注射液	10 ml	静脉注射		1 支
急性下壁心肌梗死	去乙酰毛花苷注射液	0.2 mg		ST	1 支
心房颤动	酒石酸美托洛尔注射液	5 mg	5 min 静脉注射	ST	1 支
心功能不全	托拉塞米注射液	10 mg	静脉注射	ST	1 支
低钾血症					
				医生签名：	

审核/调配签名：　　　　　　　　　　　　　　核对/发药签名：

1. 请遵医嘱服药；2. 请在窗口点清药品；3. 处方当日有效；4. 发出药品不予退换。
注：ST，即刻

1. 处方分析

（1）急性心肌梗死发病 24 h 内应用洋地黄类药物虽可增加心肌收缩力，但增加心肌氧耗，使心肌梗死面积扩大，增加死亡率，急性心肌梗死发病 24 h 内应禁用洋地黄类药物。

（2）去乙酰毛花苷与 β 受体阻滞剂合用，可治疗洋地黄不能控制心室率的室上性快速心律失常，但有导致三度房室传导阻滞等严重缓慢型心律失常的可能，应在严密监测心电情况下小量联合使用。

（3）对于心肌梗死急性期合并快速心律失常，首选 β 受体阻滞剂，24 h 后应用洋地黄药物一般仅适用于心力衰竭合并快速室上性心律失常，单次用量要小，如同时应用β受体阻滞剂、胺碘酮，注意监测血压、心电图及血药浓度变化，预防发生严重缓慢型心律失常。

（4）低钾、低镁、高钙血症可增加机体对洋地黄药物毒性作用的敏感性，预防和治疗低钾、低镁血症对预防洋地黄中毒是很重要的，本处方中患者已存在低钾血症，同时应用托拉塞米可加重低钾血症，增加洋地黄中毒风险，应及时补钾，监测血钾、血镁等电解质水平。

2. 药师建议

该处方属于用药不适宜中的"适应证不适宜"，托拉塞米可加重低钾血症，增加洋地黄中毒风险，建议与醛固酮拮抗剂或与保钾药物一起使用防止低钾血症。

【处方案例二】

处方2：　　　　　　××××医院医疗保险处方　　　　医保内处方

定点医疗机构编码：××××

科室名称：内科　　　　　　　　日期：2015-9　　　　　　药物金额：

姓名：李××　　　性别：女　　　年龄：56岁　　　　病历号：

临床诊断	R:				
	药品名称和规格	用量	用法	频率	数量
梗阻性肥厚型心肌病	0.9%氯化钠注射液	10 ml	静脉注射		1支
主动脉瓣狭窄	去乙酰毛花苷	0.4 mg		ST	1支
心房颤动	吲哚美辛栓剂	0.1 g	塞肛	ST	1支
心功能不全					
肺炎					
发热				医生签名：	

审核/调配签名：　　　　　　　　　　　　核对/发药签名：

1. 请遵医嘱服药；2. 请在窗口点清药品；3. 处方当日有效；4. 发出药品不予退换。

1. 处方分析

（1）梗阻性肥厚型心肌病患者为洋地黄类药物禁忌证，因正性肌力药物可加重流出道梗阻，进一步使心排血量下降。但如同时存在快速心房颤动和严重收缩性心力衰竭，可小剂量应用去乙酰毛花苷控制心房颤动心室率，增加心肌收缩力。

（2）左心室射血分数保留心力衰竭（舒张性心力衰竭）患者多见于高血压、主动脉瓣狭窄，导致左心室向心性肥厚，表现为舒张功能受限，但左心室射血分数正常，对洋地黄药物无明显反应。

（3）当患者使用去乙酰毛花苷的同时使用吲哚美辛等非甾体抗炎药（NSAID），可减少去乙酰毛花苷肾代谢，半衰期延长，增加洋地黄中毒危险，需监测血药浓度及心电图变化。同时NSAID本身也有诱发急性心肌梗死（acute myocardial infarctionAMI）的风险。一项关于使用NSAID的个体中AMI风险的观测性研究比较了不同NSAID类药物使用时和未使用时发生AMI的相对风险：萘普生的相对风险（95%置信区间）最低，为1.06（0.94～1.20），其次为塞来昔布1.12（1.00～1.24）、布洛芬1.14（0.98～1.31）、美洛昔康1.25（1.04～1.49）、罗非昔布1.34（1.22～1.48）、双氯芬酸1.38（1.26～1.52）、吲哚美辛1.40（1.21～1.62）。

2. 药师建议

该处方属于用药不适宜中的"有不良相互作用"，吲哚美辛可减少去乙酰毛花苷肾代谢，增加洋地黄中毒危险。

该处方属于用药不适宜中的"适应证不适宜"，对于梗阻性肥厚型心肌病患者，凡增强心肌收缩力的药物如洋地黄类、β受体兴奋药（异丙肾上腺素）等，以及减轻心脏负荷的药物如硝酸甘油等，使左心室流出道梗阻加重，尽量不用，建议选择β受体阻滞剂、钙通道阻滞剂或胺碘酮。

第二节　抗心律失常药

正常心脏搏动以规则的、协调的方式出现，因为心肌细胞所产生的电冲动和传播以其独特的电特性触发一连串有组织的心肌收缩。心律失常和传导障碍是由于这些电冲动的产生或传导异常或两者兼而有之所引起。

任何心脏疾病，包括先天性结构异常（如附加的房室连接）或功能异常（如遗传性离子通道病变）可以扰乱心脏的节律。能引起或导致心律失常的系统性因素包括电解质异常（特别是低钾或低镁）、低氧、激素失衡（如甲状腺功能减退、甲状腺功能亢进）、药物和毒性物质（如乙醇、咖啡因）。

基于主要的细胞电生理作用，大多数抗心律失常药物被分为 4 个主要类型（Vaughan Williams 分类）。地高辛和腺苷未被包括在 Vaughan Williams 分类中。地高辛缩短心房和心室不应期，增高迷走张力，因而延长房室结传导和房室结不应期。腺苷延缓或阻滞房室结传导，并可终止依赖于房室结传导的持续快速型心律失常。

Ⅰ类：Na 通道阻滞剂（膜稳定药物）。阻断快速 Na 通道，延缓快通道组织（心房和心室心肌工作细胞、希氏-浦肯野系统）的传导。心电图中，这种作用可能被反映为 P 波增宽、QRS 波群增宽、PR 间期延长，或合并存在。基于 Na 通道的动力学作用，Ⅰ类药物可被再分为 3 类。Ⅰb 类药物具有快速的动力学，Ⅰc 类药物具有缓慢的动力学，而Ⅰa 类药物则具中等动力学。Ⅰa 类药物也阻断复极的 K 通道，延长快通道组织的不应期。心电图上，这种作用反映为即使在正常心率时也有 QT 间期延长。Ⅰb 类药物和Ⅰc 类药物不直接阻断 K 通道。Ⅰa 和Ⅰc 类药物的主要指征是应用于室上性心动过速。所有Ⅰ类药物都有应用于室性心动过速的指征。该类药物的常见不良作用是致心律失常作用，并且与药物有关的心律失常比正在被治疗的心律失常更严重。Ⅰa 类药物可能引起尖端扭转型室性心动过速（torsade de pointes，Tdp）；Ⅰa 类和Ⅰc 类药物可能构成和减慢房性快速型心律失常，达到足以允许 1 : 1 房室传导伴有心室反应速率的明显加速。所有Ⅰ类药物都可使室性心动过速恶化。它们也倾向于抑制心室收缩力。因为Ⅰ类药物的这些不良作用更可能发生在有结构性心脏病的患者中，故对这种患者一般不推荐用Ⅰ类药物。因而，这些药物通常仅用于无结构性心脏病的患者或有结构性心脏病但无其他治疗可取代的患者。

Ⅱ类：β 受体阻滞剂。它们主要作用于慢通道组织（窦房结和房室结），降低这些组织的自律性，减慢其传导速度和延长不应期。因而，具有减慢心率、延长 PR 间期的作用。Ⅱ类药主要用于治疗室上性心动过速，包括窦性心动过速、房室结折返性心动过速、心房颤动和心房扑动。这些药物也用来治疗室性心动过速以提高心室颤动的阈值，降低 β-肾上腺素受体兴奋所致室性心律失常作用。β 受体阻滞剂一般耐受良好，不良作用包括无力、睡眠障碍和肠胃不适。这些药物在哮喘患者中禁用。

Ⅲ类：K 通道阻滞剂。在慢和快通道组织中延长动作电位时程和不应期，因而，整个心脏组织在高频时传递冲动的能力被降低，但传导速度无明显影响。因为动作电位延长，自律性降低。对心电图的主要影响是 QT 间期延长。本类药物用来治疗室上性心动过速和室性心动过速。Ⅲ类药物有致室性心律失常的危险，特别是尖端扭转型室性心动过速。

Ⅳ类：非二氢吡啶类钙通道阻滞剂。其在慢通道组织中抑制 Ca 依赖的动作电位，因而降低自律性，减慢传导速度和延长不应期，使心率减慢，PR 间期延长。这些药物主要用来治疗室上性心动过速。

抗心律失常药物的处方点评要点：

1. 严重窦房结功能异常者、二或三度房室传导阻滞者、心动过缓引起晕厥者、各种原因引起肺间质纤维化者禁用，注意药物的遴选是否适宜。

2. 与 β 受体阻滞剂或钙通道阻滞剂合用可加重窦性心动过缓、窦性停搏及房室传导阻滞，注意联合用药和用法、用量。

3. 老年患者、严重心动过缓、肝/肾功能不全、明显低血压患者，关注不良的相互作用和用法、用量。

4. 利多卡因对房性早搏、心房颤动等室上性心律失常无效，注意药物的遴选。

一、利多卡因

利多卡因属Ⅰb类抗心律失常药。具有局麻作用。可抑制心肌细胞舒张期除极，减低心室肌及心肌传导纤维的自律性及兴奋性，但对心房及窦房结作用很弱。相对延长有效不应期，降低心室肌兴奋性，提高心室颤动阈值。治疗剂量不减慢正常心肌的房室传导速度，也不减低心肌收缩力及血压，还可加快心肌传导纤维的传导速度，减轻单向阻滞，从而消除折返性室性心律失常。

【处方案例一】

处方 1：　　　　　　××××医院医疗保险处方　　　　医保内处方
定点医疗机构编码：××××
科室名称：内科　　　　　　　日期：2015-7　　　　　药物金额：
姓名：刘×　　　性别：女　　　年龄：42 岁　　　　病历号：

临床诊断	R:				
	药品名称和规格	用量	用法	频率	数量
心律失常	5%葡萄糖注射液	10 ml	静脉注射		1 支
－房性早搏	利多卡因注射液	200 mg		ST	1 支
－阵发心房颤动					
失眠					
				医生签名：	

　　　　　　审核/调配签名：　　　　　　　　　　　　核对/发药签名：

1. 请遵医嘱服药；2. 请在窗口点清药品；3. 处方当日有效；4. 发出药品不予退换。

1. 处方分析

(1) 利多卡因是Ⅰb类抗心律失常药物，可促进心肌细胞内 K+ 外流，降低心肌的自律性，从而具有抗室性心律失常作用。在治疗剂量时，对心肌细胞的电活动、房室传导和心肌的收缩无明显影响；血药浓度进一步升高，可引起心脏传导速度减慢，房室传导阻滞，抑制心肌收缩力和使心排血量下降。临床上主要治疗室性心律失常，如心脏手术、心导管术、急性心肌梗死或强心苷中毒所致的室性心动过速或心室颤动，对房性早搏、心房颤动等室上性心律失常无效，本处方房性心律失常不适合应用利多卡因。

（2）利多卡因单次用量过大。利多卡因常用量：①静脉注射 $1\sim1.5$ mg/kg（一般用 $50\sim100$ mg）作首次负荷量，静注 $2\sim3$ min，必要时每 5 min 后重复静脉注射 $1\sim2$ 次，1 h 之内的总量不得超过 300 mg。②静脉滴注：一般以 5％葡萄糖注射液配成 $1\sim4$ mg/ml 药液滴注或用输液泵给药，应用负荷量后可以每分钟 $1\sim4$ mg 速度静滴维持，或以每分钟 $0.015\sim0.03$ mg/kg 速度静脉滴注。老年人、心力衰竭、心源性休克、肝血流量减少、肝或肾功能障碍时应减少用量。③极量：静脉注射 1 h 内最大负荷量 4.5 mg/kg（或 300 mg），最大维持量为每分钟 4 mg。

2. 药师建议

该处方属于用药不适宜中的"遴选的药品不适宜"，利多卡因临床上主要治疗室性心律失常，对血压、心率及心功能影响较小，不适用于房性心律失常。

该处方属于用药不适宜中的"用法用量不适宜"，建议用量：一般静脉注射 $1\sim1.5$ mg/kg 负荷量后可以每分钟 $1\sim4$ mg 速度维持静滴，对老年人、心力衰竭、肝肾衰竭患者要减量应用。

【处方案例二】

处方2：　　　　　　　××××医院医疗保险处方　　　　　医保内处方
定点医疗机构编码：××××
科室名称：内科　　　　　　　　日期：2015-7　　　　　　药物金额：
姓名：祁×　　　性别：女　　　　年龄：49 岁　　　　　　病历号：

临床诊断	R:				
	药品名称和规格	用量	用法	频率	数量
心律失常	酒石酸美托洛尔片				
－ 频发室性早搏	（25 mg×20 片/盒）	25 mg	口服	Bid	1 盒
－ 一度房室传导阻滞	利多卡因注射液	100 mg	口服	ST	1 支
肝损害					
				医生签名：	

审核/调配签名：　　　　　　　　　　　　核对/发药签名：

1. 请遵医嘱服药；2. 请在窗口点清药品；3. 处方当日有效；4. 发出药品不予退换。

1. 处方分析

（1）利多卡因口服经肠道虽可以吸收，但在肝首过消除作用很强，故利多卡因正常情况下仅适用于静脉途径给药。

（2）利多卡因主要经肝代谢，如肝功能异常，可导致半衰期延长，药物浓度增加，出现中枢神经系统症状，利多卡因致心律失常作用较少见。

（3）利多卡因与 β 受体阻滞剂合用时，肝代谢受抑制，利多卡因血药浓度增加，可发生心脏和神经系统不良反应，应调整利多卡因剂量，并应心电图监护及监测利多卡因血药浓度。

（4）利多卡因可引起低血压及心动过缓。血药浓度过高，可引起心房传导速度减慢、房室传导阻滞，以及抑制心肌收缩力和心排血量下降。该患者存在一度房室传导阻滞，应用利多卡因剂量要小，在血压、心电监护情况下用药。

2. 药师建议

该处方属于"给药途径不适宜"，利多卡因仅可静脉用药，口服无效。

【处方案例三】

处方3：　　　　　　　××××医院医疗保险处方　　　　医保内处方

定点医疗机构编码：××××

科室名称：内科　　　　　　　　　　日期：2015-9　　　　　　药物金额：

姓名：李××　　性别：男　　　　年龄：85岁　　　　　　病历号：

临床诊断	R: 药品名称和规格	用量	用法	频率	数量
心律失常	盐酸利多卡因注射液				
－室性心动过速	（每支 10 ml：0.2 g）	100 mg	静注	ST	0.5 支
低血压	去甲肾上腺素注射液				
肝功能异常	（每支 1 ml：2 mg）	2 mg	稀释静注	ST	1 支
				医生签名：	

　　　　　　　审核/调配签名：　　　　　　　　　　核对/发药签名：

1. 请遵医嘱服药；2. 请在窗口点清药品；3. 处方当日有效；4. 发出药品不予退换。

1. 处方分析

　　利多卡因是防治急性心肌梗死及各种心脏病并发室性快速心律失常的药物。此患者为室性心动过速型心律失常，首选胺碘酮，其次可使用利多卡因。利多卡因90%经肝代谢，代谢物单乙基甘氨酰二甲苯胺（MEGX）及甘氨酰二甲苯胺（GX）具有药理活性。联合使用去甲肾上腺素时，由于去甲肾上腺素减低肝血流量，会使利多卡因及代谢物的总清除率下降。

2. 药师建议

　　该处方属于用药不适宜中的"有不良相互作用"，对于心力衰竭、肝病患者、老年人及持续静滴24~36 h，利多卡因的清除减慢。建议同时使用去甲肾上腺素时，第二次静注利多卡因应减量。

【处方案例四】

处方4：　　　　　　　××××医院医疗保险处方　　　　医保内处方

定点医疗机构编码：××××

科室名称：内科　　　　　　　　　　日期：2015-9　　　　　　药物金额：

姓名：赵××　　性别：男　　　　年龄：51岁　　　　　　病历号：

临床诊断	R: 药品名称和规格	用量	用法	频率	数量
心律失常	盐酸利多卡因注射液				
－室性心动过速	（每支 10 ml：0.2 g）	100 mg	静注	ST	0.5 支
焦虑躁动	苯巴比妥钠注射液				
	（每支 1 ml：0.1 g）	0.2 g	肌内注射	ST	2 支
				医生签名：	

　　　　　　　审核/调配签名：　　　　　　　　　　核对/发药签名：

1. 请遵医嘱服药；2. 请在窗口点清药品；3. 处方当日有效；4. 发出药品不予退换。

1. 处方分析

　　利多卡因与抗惊厥药合用时，可增加心肌抑制作用，产生心脏停搏。此外二者合用，中枢神经系统不良反应也增加。苯妥英钠可以加快利多卡因的肝代谢，从而降低静注后的血药浓度。

2. 药师建议

该处方属于用药不适宜中的"有不良相互作用"，建议同时使用苯巴比妥钠时，注意调整利多卡因的剂量。

二、胺碘酮

胺碘酮是多通道阻滞剂，可表现出 Ⅰ～Ⅳ 类所有抗心律失常药物的药理作用，包括：①轻度阻滞钠通道，作用于通道失活态，特点是心率快时阻滞作用强。②阻滞钾通道，可同时抑制慢、快成分的延迟整流钾电流（I_{Ks}、I_{Kr}），特别是开放状态的 I_{Ks}。在快速心率时胺碘酮仍有抗心律失常作用。胺碘酮延长动作电位时程，但基本不诱发尖端扭转型室性心动过速（Tdp）。③阻滞 L 型钙通道，抑制早期后除极（early after-depolarization，EAD）和延迟后除极（delayed after-depolarization，DAD）。④非竞争性阻断 α 受体和 β 受体，扩张冠状动脉，增加血流量，减少心肌耗氧，扩张外周动脉，降低外周阻力。因此静脉注射能明显降低血压，对心排血量无明显影响。胺碘酮有类似 β 受体阻滞剂的抗心律失常作用，但作用较弱，因此可与 β 受体阻滞剂合用。

胺碘酮的最大特点是吸收慢，半衰期长，且个体差异大。其生物利用度为 30％～50％，具有高度脂溶性，广泛分布于肝、肺、脂肪、皮肤及其他组织，主要通过肝代谢，几乎不经肾清除，可用于肾功能减退的患者且无需调整剂量。胺碘酮清除半衰期长，长期口服治疗后清除半衰期可长达 60 天。静脉注射后血浆中药物浓度下降较快，此并非表示其清除半衰期短，而是由于胺碘酮从血浆再分布于组织中。胺碘酮主要代谢产物去乙基胺碘酮也具有药理活性，比胺碘酮的清除半衰期更长。

【处方案例一】

处方 1： ××××医院医疗保险处方　　　医保内处方
定点医疗机构编码：××××
科室名称：内科　　　　　　　日期：2015-7　　　　药物金额：
姓名：郭×× 　性别：男　　　年龄：76 岁　　　　病历号：

临床诊断	R:				
	药品名称和规格	用量	用法	频率	数量
冠心病	0.9％氯化钠注射液	10 ml	静脉注射		1 支
心律失常	胺碘酮注射液	300 mg		ST	2 支
- 阵发心房颤动	呋塞米注射液	20 mg	静脉注射	ST	1 支
- 预激综合征					
心功能不全					
低钾血症					
				医生签名：	

审核/调配签名：　　　　　　　　　　核对/发药签名：

1. 请遵医嘱服药；2. 请在窗口点清药品；3. 处方当日有效；4. 发出药品不予退换。

1. 处方分析

（1）胺碘酮属Ⅲ类抗心律失常药，可延长各部位心肌组织的动作电位及有效不应期，有利于消除折返激动，同时具有轻度非竞争性的 α 及 β 肾上腺素受体阻滞和轻度Ⅰ及Ⅳ类抗心律失常药作用。可减低窦房结自律性，抑制房室旁路前向传导。静脉应用可适用于利多卡因无效的室性心动过速、急诊控制心房颤动/心房扑动的心室率，还可治疗预激综合征合并心房颤动患者。

（2）本处方患者存在基础心脏病，合并心功能不全及心房颤动，特别是当合并快速心房颤动时，可进一步使心排血量减少，加重心力衰竭，故转复心房颤动或控制心房颤动心室率至关重要。胺碘酮对于存在基础心脏病、心力衰竭及预激综合征患者为首选用药。普罗帕酮因有负性肌力及致心律失常作用，不适合应用。胺碘酮与排钾利尿药合用，可增加低血钾所致心律失常风险，注意监测血清钾、镁水平。

2. 药师建议

该处方属于用药不适宜中的"有不良相互作用"，胺碘酮与排钾利尿药合用，可增加低血钾所致心律失常风险，注意监测血清钾、镁水平。

【处方案例二】

处方2：　　　　　××××医院医疗保险处方　　　　　医保内处方
定点医疗机构编码：××××
科室名称：内科　　　　　　　　　日期：2015-7　　　　　　药物金额：
姓名：王×　　　性别：男　　　　年龄：73岁　　　　　　病历号：

临床诊断	R: 药品名称和规格	用量	用法	频率	数量
冠心病	酒石酸美托洛尔片				
心律失常	（25 mg×20 片/盒）	25 mg	口服	Bid	3盒
－阵发心房颤动	胺碘酮片				
－短阵室性心动过速	（200 mg×10 片/盒）	200 mg	口服	Tid	9盒
心功能不全	地高辛片				
肝损害	（0.25 mg×30 片/袋）	0.25 mg	口服	Qd	1袋
甲状腺功能减退	左甲状腺素钠片				
	（50 μg×100 片/瓶）	50 μg	口服	Qd	1瓶
				医生签名：	

　　　　　　　审核/调配签名：　　　　　　　　　　　　核对/发药签名：

1. 请遵医嘱服药；2. 请在窗口点清药品；3. 处方当日有效；4. 发出药品不予退换。
注：Tid，3次/日

1. 处方分析

（1）胺碘酮属Ⅲ类抗心律失常药，口服适用于危及生命的阵发室性心动过速及心室颤动的预防，也可用于其他药物无效的阵发性室上性心动过速、阵发心房扑动、心房颤动，包括合并预激综合征者及持续心房颤动、心房扑动电转复后的维持治疗。可用于持续心房颤动、心房扑动时心室率的控制。除有明确指征外，一般不宜用于治疗房性、室性早搏。

（2）胺碘酮与β受体阻滞剂或钙通道阻滞剂合用可加重窦性心动过缓、窦性停搏及房室传导阻滞，联合用药时应减量，注意监测心率及心电图变化。

（3）胺碘酮可增加血清地高辛浓度，亦可能增高其他洋地黄制剂的浓度达中毒水平，当开始用本品时洋地黄类药应停药或减少50%，如合用应监测地高辛浓度。

（4）胺碘酮可导致药物性肝炎或脂肪浸润，使转氨酶增高，与胺碘酮疗程及剂量有关，用药期间应定期监测肝功能。

（5）长期口服胺碘酮可能诱发甲状腺功能异常：①甲状腺功能亢进。可发生在用药期间或停药后，除突眼征以外可出现典型的甲状腺功能亢进征象，也可出现新的心律失常，化验三碘甲状腺原氨酸（T_3）、甲状腺素（T_4）均增高，促甲状腺激素（TSH）下降。发病率约 2%，停药数周至数月可完全消失，少数需用抗甲状腺药、普萘洛尔或肾上腺皮质激素治疗。②甲状腺功能低下，发生率为 1%～4%，老年人较多见，可出现典型的甲状腺功能低下征象，化验 TSH 增高，停药后数月可消退，但黏液性水肿可遗留不消，必要时可用甲状腺素替代治疗。

2. 药师建议

该处方属于用药不适宜中的"有不良相互作用"。长期口服胺碘酮，注意定期复查肝功能、甲状腺功能及胸片，预防不良反应发生。与地高辛联合用药注意监测地高辛血药浓度，预防地高辛中毒。与 β 受体阻滞剂或非二氢吡啶类钙通道阻滞剂合用时，注意减量，监测心率及心电图变化，预防严重缓慢型心律失常发生。

三、美西律

美西律属 Ib 类抗心律失常药，化学结构及电生理效应均与利多卡因相近。治疗剂量对窦房结、心房及房室结传导影响很小。对静息膜电位、窦房结的自律性、左心室功能、动脉压、房室传导速度、QRS 波及 Q-T 间期均无明显影响。其电生理效应也因剂量及心肌状态（如正常或缺血、缺氧等）而异，血药浓度高时能较显著地延长心肌传导不应期。美西律口服后 30 min 奏效，作用约持续 8 h，3 h 达血药峰浓度，急性心肌梗死者吸收慢且不完全。生物利用度为 80%～90%。蛋白结合率为 50%～60%，红细胞内的浓度较血药浓度高 15 倍。单次口服半衰期为 10 h，长期服药者为 13 h，急性心肌梗死者为 17 h，肾功能不良者半衰期还可延长。主要在肝经细胞色素 P450（CYP）2D6 酶代谢，约 8% 以原形药从尿中排出，也可随乳汁排泄。尿液 pH 对其消除速度和血药浓度有显著影响，酸性尿时，半衰期可缩短至 2.5 h，碱性尿时排泄明显减少，故长期用药者应注意尿液酸碱度的检查及影响。本药可经血液透析清除。

【处方案例一】

处方 1：　　　　　　　　××××医院医疗保险处方　　　　　　医保内处方
定点医疗机构编码：××××
科室名称：内科　　　　　　　　　　日期：2015-7　　　　　　药物金额：
姓名：关××　　性别：男　　　年龄：82 岁　　　　　　病历号：

临床诊断	R:药品名称和规格	用量	用法	频率	数量
冠心病	酒石酸美托洛尔片				
陈旧前壁心肌梗死	（25 mg×20 片/盒）	25 mg	口服	Bid	3 盒
频发室性早搏	美西律片				
QT 间期延长	（50 mg×100 片/盒）	150 mg	口服	Tid	1 盒
心功能 Ⅱ 级（NYHA）					
				医生签名：	

　　　　　　　　　　　审核/调配签名：　　　　　　　　　　　核对/发药签名：

1. 请遵医嘱服药；2. 请在窗口点清药品；3. 处方当日有效；4. 发出药品不予退换。

1. 处方分析

（1）美西律属Ⅰb类抗心律失常药，通过抑制心肌细胞钠内流，降低动作电位0相除极速度，缩短浦肯野纤维的有效不应期，主要用于慢性室性心律失常。美西律不延长心室除极和复极时程，因此可用于QT间期延长的室性心律失常。

（2）美西律具有抗心律失常、抗惊厥及局部麻醉作用。对心肌的抑制作用较小，可用于轻、中度心力衰竭患者，但低血压及严重心力衰竭患者禁用。

（3）美西律虽可与β受体阻滞剂或胺碘酮合用，但可能发生窦性心动过缓、窦性停博及尖端扭转型室性心动过速，注意加强血压、心电监测。

2. 药师建议

该处方属于用药不适宜中的"用法用量不适宜"，口服美西律为保持稳定的血药浓度，应每8h给药，不要每日3次（Tid）给药，注意定期监测血药浓度。美西律的有效血药浓度为 $0.5 \sim 2\ \mu g/ml$，中毒血药浓度与有效血药浓度相近，为 $2\ \mu g/ml$ 以上。

【处方案例二】

处方2：　　　　　×××医院医疗保险处方　　　　医保内处方

定点医疗机构编码：××××

科室名称：内科　　　　　　　日期：2015-8　　　　　药物金额：

姓名：钱××　　性别：男　　　年龄：56岁　　　　　病历号：

临床诊断	R: 药品名称和规格	用量	用法	频率	数量
高血压	盐酸美西律片				
心律失常	（50 mg×100 片/瓶）	200 mg	口服	Bid	2瓶
陈旧性肺结核（巩固期）	苯磺酸氨氯地平片				
肝功能异常	（5 mg×7 片/盒）	5 mg	口服	Qd	4盒
	利福平胶囊				
	（0.15 g×100 粒/瓶）	0.6 g	口服	Qd	2瓶
	水飞蓟宾胶囊				
	（35 mg×20 粒/盒）	70 mg	口服	Tid	9盒
				医生签名：	

审核/调配签名：　　　　　　　　　　　　核对/发药签名：

1.请遵医嘱服药；2.请在窗口点清药品；3.处方当日有效；4.发出药品不予退换。

1. 处方分析

（1）利福平为肝药酶强诱导剂，与美西律合用，可以降低美西律的血药浓度。其他肝药酶诱导剂如苯妥英钠、苯巴比妥等与美西律有相同的相互作用。

（2）肝功能受损时，美西律的半衰期延长，易发生不良反应，如胃肠道反应、神经系统反应及促心律失常等。

2. 药师建议

该处方属于用药不适宜中的"有不良相互作用"，在肝功能异常患者中使用美西律，以及与肝药酶诱导剂合用时要谨慎，用药期间注意随时检查血压、心电图、肝功能，有条件者还可以监测血药浓度。

四、普罗帕酮

属Ⅰc类抗心律失常药。其电生理效应是抑制快钠离子内流，减慢收缩除极速度，使传导速度减低，轻度延长动作电位时程及有效不应期，主要作用于心房及心肌传导纤维，故对房性心律失常可能有效。对房室旁路的前向及逆向传导速度也有延长作用。可提高心肌细胞阈电位。故本药具有减低传导速度、延长有效不应期、降低兴奋性、消除折返性心律失常的作用。此外本药也有轻度β受体阻滞作用及慢钙离子通道阻滞作用，轻至中度抑制心肌收缩力，后者的程度与剂量有关。

本药口服吸收良好，主要分布于肝组织，其浓度比心脏组织内高 10 倍。单次服药血浆半衰期为 3～4 h，多次服药为 6～7 h。口服后 0.5～1 h 起效，2～3 h 达最大作用，可维持 8 h 以上。主要经肝代谢，其代谢产物 5-羟基-丙胺基苯丙酮具有药理活性。约 10% 以原药经肾排出。

【处方案例一】

处方1：　　　　　　　　××××医院医疗保险处方　　　　　医保内处方
定点医疗机构编码：××××
科室名称：内科　　　　　　　　　　日期：2015-8　　　　　　药物金额：
姓名：李×　　　性别：男　　　　　年龄：52 岁　　　　　　病历号：

临床诊断	R: 药品名称和规格	用量	用法	频率	数量
心律失常	酒石酸美托洛尔片				
- 阵发心房颤动	（25 mg×20 片/盒）	25 mg	口服	Bid	3 盒
高血压	普罗帕酮片				
	（50 mg×100 片/盒）	150 mg	口服	Tid	1 盒
	地高辛片				
	（0.25 mg×30 片/袋）	0.25 mg	口服	Qd	1 盒
				医生签名：	

审核/调配签名：　　　　　　　　　　　　　　核对/发药签名：

1. 请遵医嘱服药；2. 请在窗口点清药品；3. 处方当日有效；4. 发出药品不予退换。

1. 处方分析

（1）普罗帕酮（心律平）为Ⅰc类抗心律失常药，适用于阵发性室性心动过速及室上性心动过速，包括伴预激综合征患者。

（2）普罗帕酮与美托洛尔或地高辛合用可以显著增加β受体阻滞剂及地高辛的血药浓度和清除半衰期。两药合用注意监测心率，减量用药。

（3）普罗帕酮半衰期为 3.5～4 h，口服后 2～3 h 抗心律失常作用达峰，作用可持续 8 h，故为保证稳态血药浓度，应该 Q8 h 给药。2015 心房颤动治疗建议中指出：口服普罗帕酮后 2～6 h 起效，对发病 48 h 内的心房颤动患者可口服 450～600 mg，57%～83% 的心房颤动可转复窦性心律。

2. 药师建议

该处方属于用药不适宜中的"用法用量不适宜"，普罗帕酮适用于室性及室上性心律失常，应用范围较广，因药物半衰期较短，建议 Q8 h 或 Q6 h 给药。

该处方属于用药不适宜中的"有不良相互作用"，联合应用 β 受体阻滞剂及地高辛时可增加其他药物的血药浓度。注意监测心率及心电图变化，必要时监测药物血药浓度，避免出现药物不良反应。

【处方案例二】

处方 2：　　　　　××××医院医疗保险处方　　　　医保内处方
定点医疗机构编码：××××
科室名称：内科　　　　　　　　日期：2015-7　　　　　药物金额：
姓名：郑××　　　性别：男　　　年龄：62 岁　　　　　病历号：

临床诊断	R：药品名称和规格	用量	用法	频率	数量
冠心病	5％葡萄糖注射液	20 ml	/静脉注射	ST	1 支
陈旧下壁心肌梗死	普罗帕酮注射液	140 mg	/		2 支
心律失常					
－ 快速心房颤动					
心功能不全					
慢性肾功能不全					
				医生签名：	

审核/调配签名：　　　　　　　　　　　核对/发药签名：

1. 请遵医嘱服药；2. 请在窗口点清药品；3. 处方当日有效；4. 发出药品不予退换。

1. 处方分析

（1）普罗帕酮静脉注射：成人常用量 1～1.5 mg/kg 或以 70 mg 加 5％葡萄糖液稀释，于 10 min 内缓慢注射，必要时 10～20 min 重复一次，总量不超过 210 mg。本处方单次用量过大，没有备注静脉注射时间。

（2）普罗帕酮在肝代谢，代谢产物经肾排泄，药物过量不能经过血液透析排出。

（3）普罗帕酮有轻度的心肌抑制作用，可减少搏出量，与用药的剂量成正比，普罗帕酮还有轻度的降压和减慢心率作用，因此对存在基础心脏病合并心力衰竭及肝、肾功能不全患者慎用，对严重心动过缓、严重充血性心力衰竭、心源性休克、严重低血压患者禁用。

2. 药师建议

该处方属于用药不适宜中的"用法用量不适宜"，静脉应用普罗帕酮注意单次用药剂量及速度。有基础心脏病及肝、肾功能不全患者慎用，严重心动过缓、低血压、心力衰竭患者禁用。

五、门冬氨酸钾镁

门冬氨酸钾镁是门冬氨酸钾盐和镁盐的混合物，为电解质补充药。镁和钾是细胞内的重要阳离子，在多种酶反应和肌肉收缩过程中具有重要的作用，细胞内外钾离子、钙离子、镁离子浓度的比例影响心肌收缩性。门冬氨酸是体内草酰乙酸的前体，在三羧酸循环中起重要作用。同时，门冬氨酸也参加鸟氨酸循环，促进氨和二氧化碳的代谢，使之生成尿素，降低血中氨和二氧化碳的含量。门冬氨酸与细胞有很强的亲和力，可作为钾、镁离子进入细胞的载体，使钾离子重返细胞内，促进除极化的细胞代谢，维持其正常功能。镁离子是生成糖原及高能磷酸酯不可缺少的物质，可增强门冬氨酸钾盐的治疗作用。

【处方案例一】

处方1：　　　　　　　×××× 医院医疗保险处方　　　　医保内处方
定点医疗机构编码：××××
科室名称：内科　　　　　　　　日期：2015-7　　　　　　药物金额：
姓名：王×× 　性别：男　　　年龄：86 岁　　　　　　　病历号：

临床诊断	R：药品名称和规格	用量	用法	频率	数量
冠心病	门冬氨酸钾镁片				
心律失常	（140 mg×50 片/盒）	280 mg	口服	Tid	2 盒
－ 心房颤动	呋塞米片				
－ 二度房室传导阻滞	（20 mg×100 片/盒）	40 mg	口服	Bid	1 盒
慢性肾功能不全	琥珀酸亚铁片				
高钾血症	（100 mg×20 片/盒）	100 mg	口服	Tid	3 盒
胃溃疡					
缺铁性贫血					
				医生签名：	

审核/调配签名：　　　　　　　　　　　　　　　核对/发药签名：

1. 请遵医嘱服药；2. 请在窗口点清药品；3. 处方当日有效；4. 发出药品不予退换。

1. 处方分析

（1）门冬氨酸钾镁可用于低钾血症、洋地黄中毒引起的心律失常（主要是室性心律失常）以及心肌炎后遗症、充血性心力衰竭、心肌梗塞的辅助治疗。存在一度及二度房室传导阻滞的患者慎用门冬氨酸钾镁，对于三度房室传导阻滞患者禁用门冬氨酸钾镁。急慢性肾功能不全合并高钾血症患者禁用门冬氨酸钾镁。

（2）由于胃酸影响门冬氨酸钾镁疗效，因此处方应注明餐后口服。

（3）因门冬氨酸钾镁能够抑制四环素、铁盐和氟化钠的吸收，因此门冬氨酸钾镁联合口服上述 3 种药物时应间隔 3 h 以上。

2. 药师建议

该处方属于用药不适宜中的"遴选的药品不适宜"，门冬氨酸钾镁禁用于急、慢性肾功能不全合并高钾血症患者，禁用于消化性溃疡活动期患者，本患者不宜使用。

【处方案例二】

处方2：　　　　　　×××××医院医疗保险处方　　　　　医保内处方

定点医疗机构编码：××××

科室名称：内科　　　　　　　　　　日期：2015-9　　　　　　药物金额：

姓名：朱××　　　性别：男　　　　年龄：78 岁　　　　　病历号：

临床诊断	R: 药品名称和规格	用量	用法	频率	数量
冠心病	5％葡萄糖注射液	250 ml	/静滴		1 袋
心律失常-室性早搏	门冬氨酸钾镁注射液	30 ml	/	ST	3 支
心功能不全	依那普利片				
低钾血症	（10 mg×20 片/盒）	10 mg	口服	Bid	2 盒
高血压	螺内酯片				
	（20 mg×100 片/盒）	20 mg	口服	Qd	1 盒
				医生签名：	

审核/调配签名：　　　　　　　　　　　　　　　核对/发药签名：

1. 请遵医嘱服药；2. 请在窗口点清药品；3. 处方当日有效；4. 发出药品不予退换。

1. 处方分析

　　本患者有冠心病、低钾血症，室性心律失常，可静点门冬氨酸钾镁补充电解质，应缓慢静滴，标注滴速。如滴速过快时可能引起高钾血症和高镁血症，此时应立即暂停输液，并予以对症治疗（静脉应用氯化钙 100mg/min，必要时应用利尿剂）。还可能出现恶心、呕吐、血管疼痛、颜面潮红、胸闷、血压下降，偶见血管刺激性疼痛，极少可出现心率减慢，减慢滴速或停药后即可恢复。

　　对于存在电解质紊乱的患者，静点门冬氨酸钾镁应常规检测血钾、镁离子浓度，以便随时调整用药。

2. 药师建议

　　该处方属于用药不适宜中的"用法用量不适宜"，静脉应用门冬氨酸钾镁应一次 10～20 ml 加入 5％葡萄糖注射液 250 ml 或 500 ml 中缓慢滴注，如滴速过快时可能引起高钾血症和高镁血症。

　　该处方属于用药不适宜中的"联合用药不适宜"，与保钾性利尿剂和（或）肾素-血管紧张素系统抑制剂（ACEI/ARB）联用时，可能会发生高钾血症，注意监测肾功能和血钾、镁离子浓度变化，及时调整药物。

第三节　硝酸酯类药物

　　硝酸酯是非内皮依赖性的血管扩张剂，其进入血管平滑肌细胞后，通过释放一氧化氮（NO）刺激鸟苷酸环化酶，使环磷酸鸟苷（cGMP）浓度增加，降低细胞内的 Ca^{2+} 浓度，导致血管平滑肌舒张。它的血管舒张效应呈剂量依赖性，随着剂量递增，依次扩张静脉血管、大中动脉和阻力小动脉。硝酸酯通过扩张血管降低心脏前后负荷，减少心脏作功和心肌耗氧量；还可直接扩张冠状动脉，增加心肌血流量，预防及解除冠状动脉痉挛；通过扩张侧支血管增加缺血区血流，改善心内膜下心肌缺血，且能预防左心室重塑；具有抗血小板聚集、抗栓、改善冠状动脉内皮功能和主动脉顺应性、降低主动脉收缩压等作用。目前临床常用的硝酸酯包括：短效的硝酸甘油和长效的硝酸异山梨酯以及5-单硝酸异山梨酯等，主要用于冠心病心绞痛的治疗和预防，也可用于心力衰竭治疗。硝酸酯类主要在肝代谢，经肾排泄。硝酸甘油和硝酸异山梨酯均有静脉制剂，而5-单硝酸异山梨酯的静脉制剂由于临床应用有诸多缺点和风险而缺乏实用性，应予以摒弃，欧美国家亦无该剂型。硝酸酯为脂溶性物质，为生产成稳定的注射液常需加入助溶剂如无水乙醇和丙二醇等。不同生产厂家使用助溶剂的种类、含量及制成的硝酸酯制剂渗透压均不同，而临床应用更便捷、安全的硝酸酯制剂为不含助溶剂且为等张的溶液。常见不良反应有头痛、反射性心动过速、面红、低血压等。与降压药、血管扩张药合用可增强硝酸酯类的致直立性低血压作用；枸橼酸西地那非（万艾可）可加强硝酸酯类的降压作用；阿司匹林可减少舌下含服硝酸甘油的清除，并增强其血流动力学效应；使用长效硝酸盐可降低舌下用药的治疗作用；与乙酰胆碱、组胺及拟交感胺类药合用时，疗效可能减弱。

临床应用硝酸酯类药物，尤其是硝酸酯类静脉制剂时，应注意询问患者既往是否用过该类药，是否有不能耐受或不良反应等情况。如无禁忌，低剂量起始逐渐滴定至症状缓解或达到"血压效应"，应用过程中密切监测血压及心率，尤其是初次使用者，避免出现明显低血压。应用硝酸酯静脉制剂的患者一旦病情稳定，应逐渐减少用量，过渡至口服药物控制。一般硝酸甘油减量至 5 μg/min、硝酸异山梨酯减量至 1 mg/h 时即可停用。任何硝酸酯类制剂连续应用48～72 h后，均可产生耐药，而经过一个短的停药期（24 h）后，耐药可迅速消失。患者病情不稳定时，应主要考虑硝酸酯的有益作用，可持续静脉用药；病情稳定时，尽早停止静脉用药，过渡至口服间歇给药（24 h内至少保证 6 h无药期），以免出现耐药性。控制心肌缺血时，一般在病情稳定后 12～24 h逐渐停用静脉制剂；控制心力衰竭时，一般在病情稳定后 24～48 h逐渐停用静脉制剂，此后病情可能反复，常需重新静脉用药，同时调整口服用药，直至病情稳定；用于控制血压时，一旦血压控制达标，口服药物已经起效时，即可停用静脉制剂。

硝酸酯类药物的处方点评要点：

1. 青光眼、休克、明显低血压、梗阻性肥厚型心肌病、急性心肌梗死、严重脑动脉硬化患者禁用硝酸酯类药物，注意药物的遴选是否适宜。

2. 同服抗高血压药、β受体阻滞剂、其他血管扩张剂、神经抑制剂、三环类抗抑郁药可加强硝酸酯类的降血压作用，注意用法、用量是否适宜。

3. 非甾体抗炎药可降低硝酸酯类的药效，注意用法、用量和不良的相互作用。

4. 硝酸甘油舌下含服生物利用度 80%；而口服因肝的首过效应，生物利用度仅为 8%，注意给药途径。

一、硝酸甘油

硝酸甘油是硝酸酯的代表药物，用于冠心病心绞痛的治疗及预防，也可用于降低血压或治疗充血性心力衰竭。禁用于心肌梗死早期（有严重低血压及心动过速时）、严重贫血、青光眼、颅内压增高、使用枸橼酸西地那非和已知对硝酸甘油过敏的患者。硝酸甘油易从口腔黏膜、胃肠道和皮肤吸收，有舌下含片、静脉制剂、口腔喷剂和透皮贴片等多种剂型。舌下含服立即吸收，生物利用度 80%；而口服因肝的首过效应，生物利用度仅为 8%。舌下给药 2～3 min 起效、5 min 达到最大效应，血药浓度峰值为 2～3 ng/ml，作用持续 10～30 min，半衰期为 1～4 min。血浆蛋白的结合率约为 60%。主要在肝代谢，中间产物为二硝酸盐和单硝酸盐，终产物为丙三醇。两种主要活性代谢产物 1，2- 和 1，3-二硝酸甘油与母体药物相比，作用较弱，半衰期更长。代谢后经肾排出。硝酸甘油含片有效期较短，需避光、密闭保存，且每 3 个月更换一瓶新药。如舌下黏膜明显干燥需用水或盐水湿润，否则含化无效。含服时应尽可能取坐位，以免加重低血压反应。对心绞痛发作频繁者，可在用力大便或劳动前 5～10 min 预防性含服。硝酸甘油注射液需用 5% 葡萄糖注射液或生理盐水稀释混匀后静脉滴注，不得直接静脉注射，且不能与其他药物混合。由于普通的聚氯乙烯输液器可大量吸附硝酸甘油溶液，使药物浓度损失达 40%～50%，因而应选用玻璃瓶或其他非吸附型的特殊输液器，否则需明显增大药物剂量。静脉给药时同样需要避光。

硝酸甘油通过松弛血管平滑肌，释放一氧化氮（NO），引起血管扩张。以扩张静脉为主，其作用强度呈剂量相关性。外周静脉扩张，使血液潴留在外周，回心血量减少，左室舒张末压（前负荷）降低。扩张动脉使外周阻力（后负荷）降低。动、静脉扩张使心肌耗氧量减少，缓解心绞痛。对心外膜冠状动脉分支也有扩张作用。

【处方案例一】

处方 1：　　　　　××××医院医疗保险处方　　　　医保内处方
定点医疗机构编码：××××
科室名称：内科　　　　　　　　日期：2015-8　　　　　药物金额：
姓名：汪××　　性别：男　　　年龄：56 岁　　　　　　病历号：

临床诊断	R: 药品名称和规格	用量	用法	频率	数量
冠心病	硝酸甘油片				
心绞痛	（0.5 mg×24 片/盒）	1 mg	口服	PRN	1 盒
心功能不全	毛果芸香碱滴眼液				
青光眼	（10 ml×1 支/盒）	1 滴	滴眼	Qid	1 瓶
				医生签名：	

审核/调配签名：　　　　　　　　　　　　核对/发药签名：

1. 请遵医嘱服药；2. 请在窗口点清药品；3. 处方当日有效；4. 发出药品不予退换。
注：PRN，必要时；Qid，4 次/日

1. 处方分析

（1）硝酸甘油可以缓解心绞痛，适用于冠心病心绞痛的治疗及预防，也可用于降低血压或治疗充血性心力衰竭。

（2）硝酸甘油片剂舌下含服立即吸收，生物利用度 80%；而口服因肝的首过效应，生物利用度仅为 8%，故仅用于舌下含服，不可吞服。但硝酸甘油治疗剂量可降低收缩压、舒张压和平均动脉压，服药量过大、频繁服药可导致严重低血压，尤其在直立位时，舌下含服用药时患者应尽可能取坐位，以免因头晕而摔倒。

（3）硝酸甘油可增加眼内压，禁用于青光眼患者。

2. 药师建议

（1）该处方属于"遴选的药物不适宜"，硝酸甘油可增加眼内压，禁用于青光眼患者。

（2）该处方属于"用法用量不适宜"，本处方单次用量过大。硝酸甘油的正确用法是：成人一次用 0.25～0.5 mg 舌下含服，每 5 min 可重复 1 片，直至疼痛缓解，如果 15 min 内总量达 3 片后疼痛持续存在，应立即就医。硝酸甘油仅可应急或预防含服给药，不可口服，不宜大量、频繁含服，注意血压变化，预防低血压。

【处方案例二】

处方 2：　　　　　　××××医院医疗保险处方　　　　医保内处方

定点医疗机构编码：××××

科室名称：内科　　　　　　　日期：2015-7　　　　　药物金额：

姓名：李××　　　性别：女　　　年龄：88 岁　　　　病历号：

临床诊断	R:				
	药品名称和规格	用量	用法	频率	数量
冠心病	0.9%氯化钠注射液	250 ml	/静脉滴注	80 滴/分	1 袋
急性前壁心肌梗死	硝酸甘油注射液	10 mg	/	ST	2 支
窦性心动过速					
心功能不全					
头痛					
					医生签名：

审核/调配签名：　　　　　　　　　　　　　　　核对/发药签名：

1. 请遵医嘱服药；2. 请在窗口点清药品；3. 处方当日有效；4. 发出药品不予退换。

1. 处方分析

（1）静脉应用硝酸甘油的用法：5%葡萄糖注射液或 0.9%氯化钠注射液稀释后静滴，起始剂量为 5 μg/min，可每 3～5 min 增加 5 μg/min，如在 20 μg/min 时无效可以 10～20 μg/min 递增，直至临床症状缓解或收缩压下降 20 mmHg 左右，最大滴速 200 μg/min。

（2）本患者急性前壁心肌梗死，心动过速，如血压偏低，应慎用硝酸甘油，易导致低血压、心律失常及休克等不良事件发生。故应小剂量用药，严密监测生命体征变化。

（3）硝酸甘油连续静滴 24 h 即可出现药物耐受性，静滴应有间隔时间。

（4）患者如用药中出现头痛，考虑可能与硝酸甘油扩张血管有关，必要时减量用药。注意鉴别高血压、急性脑血管病等其他原因导致的头痛。

2. 药师建议

该处方属于"用法用量不适宜"，静脉应用硝酸甘油起始应小剂量用药，根据血压及症状调整用量；血压偏低患者慎用硝酸甘油；硝酸甘油连续静滴 24 h 即可出现药物耐受性，静滴应有间隔时间；应用硝酸甘油中出现头痛，注意鉴别头痛原因。

二、单硝酸异山梨酯

单硝酸异山梨酯为硝酸异山梨酯的主要生物活性代谢产物。可通过扩张外周血管，特别是增加静脉血容量，减少回心血量，降低心脏前后负荷，而减少心肌耗氧量；同时还可通过促进心肌血流重新分布而改善缺血区血流供应，从而发挥抗心肌缺血作用。单硝酸异山梨酯片含服吸收迅速，药物在口内 2 min 内即可溶解，可提高儿童和老年人用药的顺应性。并且生物利用度高，无肝首过效应，有效血药浓度稳定，半衰期为 5～6 h，作用维持时间较长。

该药在心脏、脑组织和胰腺中含量较高，血浆蛋白结合率低。肾是该药主要排泄途径，其次为胆汁排泄。口服该药 48 h 内约有 81％从尿中排泄，胆汁排泄量约有 18％。在尿中排泄的主要形式为异山梨酯，占 48％；其次为 5-单硝酸异山梨酯-葡萄醛酸结合物，占 27％；以原形排泄仅占 6％。胆汁排泄的主要形式也为 5-单硝酸异山梨酯-葡萄醛酸结合物，它们随胆汁进入肠腔后被水解，释放出的单硝酸异山梨酯绝大部分可以重吸收至血液。

【处方案例一】

处方1：　　　　　　××××医院医疗保险处方　　　　　医保内处方
定点医疗机构编码：××××
科室名称：内科　　　　　　　　　日期：2015-8　　　　　　　药物金额：
姓名：赵××　　　性别：男　　　　年龄：77 岁　　　　　　　病历号：

临床诊断	R：				
	药品名称和规格	用量	用法	频率	数量
冠心病	单硝酸异山梨酯片				
心绞痛	（20 mg×48 片/盒）	40 mg	口服	Q8 h	2 盒
二尖瓣狭窄					
慢性肾功能不全					
				医生签名：	

审核/调配签名：　　　　　　　　　　　　　　　　　核对/发药签名：

1. 请遵医嘱服药；2. 请在窗口点清药品；3. 处方当日有效；4. 发出药品不予退换。
注：Q8h，每 8 h 一次

1. 处方分析

（1）单硝酸异山梨酯片在胃肠道完全吸收，无肝首过效应，生物利用度近 100％，血清浓度达峰时间在服药后 30～60 min，平均清除半衰期为 5～6 h，作用维持时间较长。大剂量服药、平均间隔时间给药易发生耐药，故用药应有洗脱期，如 Bid 或 Tid 给药，夜间较长时间间隔有助于药效恢复。

（2）单硝酸异山梨酯扩张动静脉，主动脉或二尖瓣狭窄禁用硝酸酯类等扩血管药物，避免降低跨瓣压力，降低心排血量，诱发缺血症状。

2. 药师建议

（1）该处方属于"用法用量不适宜"，单硝酸异山梨酯应 Bid 或 Tid 给药，预防药物耐药性发生。肾功能不全患者慎用。

（2）该处方属于"遴选的药物不适宜"，单硝酸异山梨酯禁用于单纯主动脉瓣或二尖瓣狭窄患者。

【处方案例二】

处方2:　　　　　×××× 医院医疗保险处方　　　　医保内处方

定点医疗机构编码：××××

科室名称：内科　　　　　　　　日期：2015-7　　　　　　药物金额：

姓名：李×　　　性别：女　　　年龄：88 岁　　　　　病历号：

临床诊断	R: 药品名称和规格	用量	用法	频率	数量
梗阻性肥厚型心肌病	0.9％氯化钠注射液	10 ml	/静脉滴注	3 ml/h	1 支
窦性心动过速	单硝酸异山梨酯注射液	40 mg	/	ST	2 支
呼吸困难	酒石酸美托洛尔片				
	（25 mg×20 片/盒）	25 mg	口服	Bid	3 盒
				医生签名:	

审核/调配签名：　　　　　　　　　　　　　核对/发药签名：

1. 请遵医嘱服药；2. 请在窗口点清药品；3. 处方当日有效；4. 发出药品不予退换。

1. 处方分析

（1）单硝酸异山梨酯静脉点滴可扩张动静脉，导致血压降低，心脏前后负荷下降，对于急性循环衰竭（休克）、严重低血压、急性心肌梗死伴低充盈压、梗阻性肥厚型心肌病、缩窄性心包炎或心脏压塞、严重贫血等患者禁用。

（2）单硝酸异山梨酯与其他血管扩张剂、钙通道阻滞剂、β 受体阻滞剂及乙醇合用，可强化药物降压作用，应小剂量开始用药，注意监测血压变化，及时调整药物用量。

（3）本患者高龄，有梗阻性肥厚型心肌病、心功能不全。单硝酸异山梨酯用量较大，可能诱发与血管过度扩张相关的不良反应，如颅内压增高、眩晕、心悸、视物模糊、恶心与呕吐、晕厥、呼吸困难、出汗伴皮肤潮红或湿冷、传导阻滞与心动过缓、瘫痪、昏迷、癫痫发作或死亡。处理方法包括停药、抬高患者的下肢以促进静脉回流，以及静脉补液等。

2. 药师建议

该处方属于"遴选的药品不适宜"，单硝酸异山梨酯禁用于急性循环衰竭、严重低血压、梗阻性肥厚型心肌病、心脏压塞、严重贫血等患者；与其他血管扩张剂联合用药注意预防低血压；应从小剂量开始逐渐增加用量，用量较大时应警惕不良反应。

第四节　血管紧张素转化酶抑制剂

血管紧张素转化酶抑制剂（ACEI）对于心力衰竭的治疗具有里程碑的意义。2012 年欧洲心力衰竭指南、2013 年美国心脏病学会基金会（ACCF）/美国心脏协会（AHA）心力衰竭指南和 2014 年中国心力衰竭指南均再次确认 ACEI 是心力衰竭治疗的基石。

2014 年中国心力衰竭指南强调 ACEI 的适应证为：所有射血分数（EF）下降的心力衰竭患者，必须且终身使用，除非存在禁忌证（Ⅰ类，A 级）。对于心力衰竭高危人群（阶段 A），尽管还未出现心脏结构和功能的异常，应考虑 ACEI 预防心力衰竭（Ⅱa 类，A 级）。

卡托普利、依那普利、福辛普利、赖诺普利、培哚普利、雷米普利、贝那普利等 ACEI

类药物，都适用于心力衰竭的治疗，但是要注意其各自的目标剂量（目标剂量以循证医学证据为准）。

慢性心力衰竭常用的 ACEI 及其剂量

药　　物	起始剂量	目标剂量
卡托普利	6.25 mg Tid	50 mg Tid
依那普利	2.5 mg Bid	10～20 mg Bid
福辛普利	5 mg Qd	20～30 mg Qd
赖诺普利	5 mg Qd	20～30 mg Qd
培哚普利	2 mg Qd	4～8 mg Qd
雷米普利	2.5 mg Qd	10 mg Qd
贝那普利	2.5 mg Qd	10～20 mg Qd

ACEI/ARB 类药物的应用，要从小剂量开始，逐渐递增，直至达到目标剂量。禁忌证包括：曾发生喉头水肿、无尿性肾衰竭［血清肌酐＞2.8 mg/dl（＞250 μmol/L）］、双侧肾动脉狭窄、单一肾的肾动脉狭窄和妊娠。

ACEI 可以减少血管紧张素 Ⅱ 的产生和缓激肽的降解，影响交感神经系统的介质、内皮功能、血管紧张度和心肌作功。血流动力学的影响包括动脉和静脉的血管舒张，持续性减少休息和运动时左室的充盈压，减少全身血管阻力，对左室重构起有益作用。ACEI 可以延长生存率，减少因心力衰竭的住院率。对有动脉粥样硬化和血管性疾病的患者，这些药物能减少心肌梗死和卒中的风险。对糖尿病患者，可以延缓肾病的发生。ACEI 还可以用于舒张期功能不全。

在全科医师日常诊疗中，ACEI 类药物更多用于治疗高血压，因此，处方点评案例分析请参照第 2 章抗高血压用药中血管紧张素转化酶抑制剂的处方点评。

第五节　其他药物

一、三磷酸腺苷二钠

三磷酸腺苷二钠为一种辅酶，是核苷酸衍生物，参与体内脂肪、蛋白质、糖、核酸以及核苷酸的代谢。当体内进行各种生理活动及生化合成反应等需要能量时，三磷酸腺苷即分解成二磷酸腺苷及磷酸基，同时释放出能量。三磷酸腺苷二钠能够穿透血-脑屏障，提高神经细胞膜结构的稳定性和重建能力，促进神经突起的再生长。主要经肝代谢，少量经肾代谢排出。

【处方案例一】

处方1：　　　　　　××××医院医疗保险处方　　　　　医保内处方
定点医疗机构编码：××××
科室名称：内科　　　　　　　　　　日期：2015-7　　　　　药物金额：
姓名：胡××　　　性别：男　　　　年龄：76 岁　　　　病历号：

临床诊断	R: 药品名称和规格	用量	用法	频率	数量
冠心病 心功能不全 急性脑出血	三磷酸腺苷二钠片 （20 mg×12 片/盒）	40 mg	口服	Tid	7 盒
				医生签名：	

审核/调配签名：　　　　　　　　　　　　　　　核对/发药签名：

1. 请遵医嘱服药；2. 请在窗口点清药品；3. 处方当日有效；4. 发出药品不予退换。

1. 处方分析

　　三磷酸腺苷二钠是核苷酸衍生物，参与体内脂肪、蛋白质、糖、核酸以及核苷酸的代谢，分解后可给机体供能。它能够穿透血-脑屏障，提高神经细胞膜结构的稳定性和重建能力，促进神经突起的再生长。适用于进行性肌萎缩、脑出血后遗症、心功能不全、心肌疾患及肝炎等的辅助治疗。但该药在脑出血初期禁用，故本患者不适合口服三磷酸腺苷二钠。

2. 药师建议

　　该处方属于用药不适宜中的"遴选的药品不适宜"，三磷酸腺苷二钠适用于进行性肌萎缩、脑出血后遗症、心功能不全、心肌疾患及肝炎等的辅助治疗。脑出血急性期患者禁用。

【处方案例二】

处方2：　　　　　　××××医院医疗保险处方　　　　　医保内处方
定点医疗机构编码：××××
科室名称：内科　　　　　　　　　　日期：2015-7　　　　　药物金额：
姓名：王××　　　性别：男　　　　年龄：86 岁　　　　病历号：

临床诊断	R: 药品名称和规格	用量	用法	频率	数量
扩张型心肌病 窦性心动过缓 心功能不全 肝损害	0.9%氯化钠注射液 三磷酸腺苷二钠注射液	10 ml 20 mg	/静脉注射 /	 ST	1 支 2 支
				医生签名：	

审核/调配签名：　　　　　　　　　　　　　　　核对/发药签名：

1. 请遵医嘱服药；2. 请在窗口点清药品；3. 处方当日有效；4. 发出药品不予退换。

1. 处方分析

　　（1）三磷酸腺苷二钠对窦房结有明显抑制作用，因此对病态窦房结综合征或窦房结功能不全者或老年人慎用或不用。

（2）本患者有扩张型心肌病、心功能不全，很可能血压偏低，静注用药宜缓慢给药，以免引起头晕、头胀、胸闷及低血压等。

（3）本品在体内主要经肝代谢，少量经肾代谢排出，有肝损害患者注意监测肝功能。

2. 药师建议

该处方属于用药不适宜中的"遴选的药品不适宜"，对病态窦房结综合征或窦房结功能不全者或老年人慎用或不用三磷酸腺苷二钠；血压偏低患者静脉用药宜缓慢给药，避免不良反应发生；慎用于肝损害患者，注意监测肝功能。

二、曲美他嗪

曲美他嗪通过保护细胞在缺氧或缺血情况下的能量代谢，阻止细胞内 ATP 水平的下降，从而保证了离子泵的正常功能和透膜钠-钾流的正常运转，维持细胞内环境的稳定。曲美他嗪能帮助维持心脏和神经器官在缺血和缺氧情况下的能量代谢，降低细胞内的酸中毒和由缺血引起的透膜离子流的变化，减少缺血时和心肌再灌注时出现的多核中性粒细胞的移动和浸润，还会缩小实验性心肌梗死的面积。口服给药吸收迅速，2 h 内即达到血浆峰浓度。单剂口服曲美他嗪 20 mg 后，血浆峰浓度约为 55 ng/ml。重复给药后，24～36 h 达到稳态浓度，并且在整个治疗中保持非常稳定。表观分布容积为 4.8 L/kg，具有良好的组织弥散性。蛋白结合率低，体外测定为 16%。曲美他嗪主要通过尿液以原形清除。清除半衰期约为 6 h。

【处方案例一】

处方1：　　　　　　××××医院医疗保险处方　　　　　医保内处方
定点医疗机构编码：××××
科室名称：内科　　　　　　　日期：2015-7　　　　　　药物金额：
姓名：何×　　性别：男性　　　年龄：80岁岁　　　　　　病历号：

临床诊断	R: 药品名称和规格	用量	用法	频率	数量
冠心病	曲美他嗪片				
急性冠脉综合征	（20 mg×20 片/盒）	20 mg	口服	Tid	3 盒
心功能不全	阿司匹林片				
	（100 mg×30 片/盒）	300 mg	嚼服	ST	1 盒
				医生签名：	

审核/调配签名：　　　　　　　　　　　　　　核对/发药签名：

1. 请遵医嘱服药；2. 请在窗口点清药品；3. 处方当日有效；4. 发出药品不予退换。

1. 处方分析

（1）曲美他嗪通过保护细胞在缺氧或缺血情况下的能量代谢，阻止细胞内 ATP 水平的下降，从而保证了离子泵的正常功能和透膜钠-钾流的正常运转，维持细胞内环境的稳定。

（2）适用于心绞痛发作的预防性治疗，及眩晕和耳鸣的辅助性对症治疗。但此药不作为心绞痛发作时的治疗用药，也不适用于不稳定型心绞痛或心肌梗死的初始治疗。

2. 药师建议

该处方属于用药不适宜中的"遴选的药品不适宜"，曲美他嗪可保护细胞能量代谢，适用于心绞痛发作的预防性治疗，但不作为心绞痛或心肌梗死发作时的治疗。

【处方案例二】

处方 2：　　　　　　　　××××医院医疗保险处方　　　　　医保内处方
定点医疗机构编码：××××
科室名称：内科　　　　　　　　　日期：2015-7　　　　　药物金额：
姓名：张××　　　性别：男　　　年龄：82 岁　　　　病历号：

临床诊断	R: 药品名称和规格	用量	用法	频率	数量
冠心病 稳定性心绞痛	曲美他嗪片 （20 mg×20 片/盒）	20 mg	口服	Bid	2 盒
				医生签名：	

审核/调配签名：　　　　　　　　　　　　核对/发药签名：

1. 请遵医嘱服药；2. 请在窗口点清药品；3. 处方当日有效；4. 发出药品不予退换。

1. 处方分析

曲美他嗪清除半衰期约为 6 h，故每天服药需分 3 次，每次 1 片，三餐时服用，如果出现漏服一次药物的情况，请仍按原方案在下一次服药时使用常规用量，不要服用双倍药量以弥补漏服的情况。3 个月后评价治疗效果，若无治疗作用可停药。

2. 药师建议

该处方属于用药不适宜中的"用法用量不适宜"，曲美他嗪每天应 3 次服药，每次 1 片，三餐时服用。

三、西地那非

西地那非是对环磷酸鸟苷（cGMP）特异的 5 型磷酸二酯酶（PDE 5）的选择性抑制剂。可用于治疗阴茎勃起功能障碍（ED）。阴茎勃起的生理机制涉及性刺激过程中阴茎海绵体内一氧化氮（NO）的释放。NO 激活鸟苷酸环化酶导致环磷酸鸟苷（cGMP）水平增高，使海绵体内平滑肌松弛，血液充盈。西地那非口服后吸收迅速，绝对生物利用度约 40%。消除以肝代谢为主（细胞色素 P450 同工酶 3A4 途径），生成有活性的代谢产物，其性质与西地那非近似。细胞色素 P450 同 I 酶 3A4（CYP450 3A4）的强效抑制剂（如红霉素、酮康唑、伊曲康唑）以及细胞色素 P450（CYP450）的非特异性抑制物（如西咪替丁）与西地那非合用时，可能会导致西地那非血浆水平升高。西地那非及其代谢产物的消除半衰期约 4 h。空腹状态给予 25~100 mg 时，约 1 h 内达最大血药浓度（C_{max}）127~560 ng/ml。蛋白结合率为 96%。口服或静脉给药后，西地那非主要以代谢产物的形式从粪便中排泄（约为口服剂量的 80%），一小部分从尿中排泄（约为口服剂量的 13%）。

【处方案例一】

处方1：　　　　　　　××××医院医疗保险处方　　　　医保内处方
定点医疗机构编码：××××
科室名称：内科　　　　　　　　　日期：2015-10　　　　药物金额：
姓名：郑××　　性别：男　　　　年龄：52 岁　　　　　　病历号：

临床诊断	R: 药品名称和规格	用量	用法	频率	数量
冠心病	单硝酸异山梨酯片				
心绞痛	（20 mg×48 片/盒）	20 mg	口服	Bid	1 盒
阴茎勃起功能障碍	枸橼酸西地那非片				
慢性胃炎	（100 mg×5 片/盒）	100 mg	口服	PRN	1 盒
急性鼻咽炎	西咪替丁片				
	（400 mg×20 片/盒）	400 mg	口服	Bid	1 盒
	红霉素肠溶胶囊				
	（250 mg×24 片/盒）	250 mg	口服	Bid	1 盒
				医生签名：	

审核/调配签名：　　　　　　　　　　　　　　核对/发药签名：

1. 请遵医嘱服药；2. 请在窗口点清药品；3. 处方当日有效；4. 发出药品不予退换。

1. 处方分析

（1）西地那非对血压的反应：健康男性患者单剂口服西地那非 100 mg，导致卧位血压下降（平均最大幅度 8.4/5.5 mmHg），服药后 1~2 h 血压下降最明显，同时服用硝酸酯类药物的患者降压作用更大。低血压（90/50 mmHg）和硝酸酯类或提供 NO 类药物（如硝普钠）是应用西地那非的严格禁忌证。西地那非禁用于服用任何剂型硝酸酯类药物的患者，无论是规律或间断服用。美国心脏学院和美国心脏学会已明确指出 24 h 内使用过硝酸酯类药物者禁用西地那非。故本处方西地那非及单硝酸异山梨酯合用不适宜。

（2）本患者已有心血管疾病，用药后剧烈活动时有发生非致命性/致命性心脏事件的危险，应慎用西地那非。

（3）西地那非代谢以肝代谢为主，主要通过细胞色素 P450 3A4（主要途径）和 2C9（次要途径），故这些同 I 酶的抑制剂会降低西地那非的清除。例如，合用西咪替丁（一种非特异性细胞色素 P450 抑制剂），导致血浆内西地那非浓度增高 56%。合用红霉素（细胞色素 P450 3A4 的特异性抑制剂）时，西地那非的药时曲线下面积（AUC）升高 182%；本患者同时应用西咪替丁及红霉素，可导致西地那非血药浓度升高，为避免不良反应发生，应减量用药或停药。

（4）西地那非常见不良反应包括头痛、面色潮红、消化不良、鼻塞及视觉异常等，本患者上呼吸道炎症应注意鉴别是否为西地那非不良反应。

2. 药师建议

该处方属于用药不适宜中的"联合用药不适宜"，西地那非作为治疗阴茎勃起功能障碍的药物，可降低血压，诱发不良反应发生，严禁与硝酸酯类药物合用。

该处方属于用药不适宜中的"有不良相互作用"，与细胞色素 P450 3A4 抑制剂避免合用，必须联用时应减量用药；对有心血管疾病患者慎用西地那非。

【处方案例二】

处方2：　　　　　　　×××× 医院医疗保险处方　　　　自费处方
定点医疗机构编码：××××
科室名称：内科　　　　　　　日期：2015-7　　　　　　药物金额：
姓名：吴××　　性别：男　　年龄：71 岁　　　　　病历号：

临床诊断	R:				
	药品名称和规格	用量	用法	频率	数量
肺动脉高压	水飞蓟宾葡甲胺片				
慢性肾功能不全	（100 mg×30 片/盒）	200 mg	口服	Tid	2盒
肝损害	枸橼酸西地那非片				
	（100 mg×5 片/盒）	50 mg	口服	Tid	1盒
				医生签名：	

审核/调配签名：　　　　　　　　　　　　　核对/发药签名：

1. 请遵医嘱服药；2. 请在窗口点清药品；3. 处方当日有效；4. 发出药品不予退换。

1. 处方分析

（1）西地那非为 5 型磷酸二酯酶抑制剂，可减少 CGMP 的分解，改善活动耐量、血压动力学指标及其预后。最早因治疗男性勃起功能障碍而闻名，而其除了分布于睾丸血管外，肺血管分布也非常丰富，对降低肺动脉高压有明确作用，于 2005 年被 FDA 批准治疗肺动脉高压（NYHA Ⅱ～Ⅳ级），一般用量为 20 mg　Tid，本处方西地那非用量过大，应减量应用。

（2）老年人（年龄≥65 岁）西地那非清除率降低，游离血药浓度比年青人约高 40%，应减量用药。

（3）对肾功能不全患者，如轻度（肌酐清除率为 50～80 ml/min）和中度（肌酐清除率为 30～49 ml/min）肾损害患者，西地那非药代动力学没有改变，但重度肾损害（肌酐清除率≤30 ml/min）患者，西地那非的清除率降低，应根据肾功能水平调整用药。

（4）西地那非主要在肝代谢，对于肝功能不全患者，西地那非清除率降低，血药浓度增加，应减量用药。

（5）当发生西地那非药物过量时，可采取常规支持疗法，因西地那非与血浆蛋白结合率高，故血液透析不会增加药物清除率。

2. 药师建议

该处方属于用药不适宜中的"用法用量不适宜"，西地那非可用于肺动脉高压患者的治疗，但年龄 65 岁以上、肝功能损害、重度肾功能损害会导致血浆西地那非水平升高，建议西地那非用量 20 mg　Tid，注意监测肝、肾功能，如有条件应监测西地那非血药浓度。

第二章　抗高血压用药的处方点评

第一节　钙通道阻滞剂

钙通道阻滞剂（calcium channel blockers，CCB），主要通过阻断心肌和血管平滑肌细胞膜上的钙离子通道，抑制细胞外钙离子内流，使细胞内钙离子水平降低而引起心血管等组织器官功能改变的药物。CCB 是高血压治疗中一类非常重要的药物，国际上的重要临床研究显示，亚洲患者对钙通道阻滞剂更敏感，也更容易坚持治疗。

CCB 分为二氢吡啶类和非二氢吡啶类，其作用主要表现为：扩张血管、负性频率（减慢心率）、负性肌力（降低心肌收缩力）和负性传导（降低心脏传导）作用。由于结构的差异，各 CCB 的作用有所不同，尤其是在扩张血管的作用程度上，以及其对心脏的心肌收缩力、心率和传导方面的作用。正因其这么多的药理作用，决定了 CCB 在心血管疾病方面有广泛的应用，美国高血压预防、诊断、评价与治疗联合委员会第 8 次报告（JNC 8）对降压起始药物推荐 CCB，对老年患者效果很好。

CCB 类药物降压有如下优势：降压作用确切，不良反应发生较少，禁忌证较少，适用于各种程度的高血压患者；扩张脑血管，对合并脑血管疾病的高血压患者获益更多；可扩张肾血管，增加肾血流量，对肾有保护作用；对脂质、糖代谢无影响，对高血压合并高血脂及糖尿病的患者更有利；能与 ACEI 或 ARB 或 β 受体阻滞剂或利尿剂并用，提高疗效，减少不良反应；该类药物主要在肝代谢，肾功能不全者可使用。

钙通道阻滞剂的处方点评要点：

1. 蛋白结合率高的药物如双香豆素类、苯妥英钠、奎尼丁、奎宁、华法林等与钙通道阻滞剂同用时，这些药物的游离浓度常发生改变，产生不良相互作用。

2. 肝肾功能不全、正在服用 β 受体阻滞剂者，宜从小剂量开始，注意用法和用量。

3. 约 10% 的患者发生轻中度外周水肿，与动脉扩张有关。水肿多初发于下肢末端，可用利尿剂治疗。对于伴充血性心力衰竭的患者，需分辨水肿是否由于左心室功能进一步恶化所致。注意药物遴选是否适宜。

4. 与非甾体抗炎药合用，尤其吲哚美辛可减弱本品的降压作用，注意用法、用量和联合用药。

5. 大部分钙通道阻滞剂在体内经细胞色素 P450 氧化酶进行生物转化，与经同一途径进行生物转化的其他药物合用时可导致代谢的竞争抑制，注意是否存在不良的相互作用。

一、氨氯地平

氨氯地平通过松弛动脉壁的平滑肌，降低总外周阻力从而降低血压，可用于治疗各种类型高血压和心绞痛，尤其自发性心绞痛，在心绞痛时，氨氯地平增加血液流向心肌。其对肾有一定的保护作用。氨氯地平与受体结合和解离速度较慢，因此药物作用出现迟而维持时间长。对血管平滑肌的选择性作用大于硝苯地平。在心肌缺血者本品可增加心排血量及冠状动脉流量，增加心肌供氧及减低耗氧，改善运动能力。氨氯地平口服吸收缓慢，达峰时间为 6～8 h，生物利用度为 64%，表观分布容积为 21 L/kg。大部分在肝代谢，代谢物无钙拮抗作用。清除率为 7 ml/（kg·min），消除半衰期为 36 h；老年人及肝功能减退者本品消除减慢，消除半衰期分别延长至 48 h 及 60 h。进食不影响本品药动学。

【处方案例一】

处方 1：　　　　　　××××医院医疗保险处方　　　　医保内处方
定点医疗机构编码：××××
科室名称：内科　　　　　　　日期：2015-8　　　　　药物金额：
姓名：周××　　性别：男　　年龄：69 岁　　　　病历号：

临床诊断	R：药品名称和规格	用量	用法	频率	数量
冠心病	酒石酸美托洛尔片				
心绞痛	（25 mg×20 片/盒）	25 mg	口服	Bid	3 盒
心功能不全	苯磺酸氨氯地平片				
高血压	（5 mg×7 片/盒）	5 mg	口服	Bid	8 盒
下肢水肿				医生签名：	

审核/调配签名：　　　　　　　　　　　　核对/发药签名：

1. 请遵医嘱服药；2. 请在窗口点清药品；3. 处方当日有效；4. 发出药品不予退换。

1. 处方分析

苯磺酸氨氯地平是二氢吡啶类钙通道阻滞剂，适用于高血压、冠心病、慢性稳定型心绞痛及血管痉挛性心绞痛（变异型心绞痛）。对于严重心功能不全患者能不能应用长效 CCB 类降压药物，前瞻性随机生存率研究（PRAISE 研究）及 CAMELOT 研究给了我们答案，对于严重心力衰竭患者，使用氨氯地平没有明确地增加病死率或其他的不良作用。应用氨氯地平最常见的不良反应是头痛、水肿、面部潮红和心悸，当患者出现下肢水肿，注意鉴别心、肾、肝、营养状况及甲状腺疾病等导致的水肿。氨氯地平半衰期：健康者约为 35 h，高血压患者延长为 50 h，老年人 65 h，肝功能受损者 60 h，肾功能不全者不受影响。故应每日 1 次给药。

2. 药师建议

该处方属于用药不适宜中的"用法用量不适宜"，氨氯地平安全长效、平稳降压，建议每日 1 次用药，副作用较小，可安全用于肾功能不全、心力衰竭患者。

【处方案例二】

处方2：　　　　　　××××医院医疗保险处方　　　　　医保内处方
定点医疗机构编码：××××
科室名称：内科　　　　　　　　　　日期：2015-7　　　　　药物金额：
姓名：王××　　性别：男　　　　年龄：86 岁　　　　　病历号：

临床诊断	R: 药品名称和规格	用量	用法	频率	数量
冠心病	苯磺酸氨氯地平片				
心绞痛	（5 mg×7 片/盒）	15 mg	口服	Qd	8 盒
阵发心房颤动					
肝损害					
高血压					
				医生签名：	

审核/调配签名：　　　　　　　　　　　　　　　　核对/发药签名：

1. 请遵医嘱服药；2. 请在窗口点清药品；3. 处方当日有效；4. 发出药品不予退换。

1. 处方分析

氨氯地平通常口服起始剂量为 5 mg，每日 1 次，最大不超过 10 mg，本处方超量用药。对于瘦小、体弱、老年及肝功能受损患者应从 2.5 mg，每日 1 次开始用药，避免加重肝损害。治疗心绞痛的氨氯地平推荐剂量是 5～10 mg，老年患者或肝功能受损者也需减量用药。CCB 类药物在降压同时，可反射性加快心率，因此对于存在心动过速（如心房颤动）患者慎用，应首选 β 受体阻滞剂及肾素-血管紧张素-醛固酮系统（renin-angiotensin-aldosterone system，RAAS）抑制剂。

氨氯地平用药过量可导致外周血管过度扩张，引起低血压，还可能出现反射性心动过速，必须监测血压，同时进行心脏和呼吸监测。一旦发生低血压，则采取支持疗法，包括抬高肢体和根据需要扩容，如果这些手段无效，在循环血容量和尿量允许的情况下可以考虑给予升压药物。静脉给予葡萄糖酸钙有助于逆转钙拮抗作用。由于本品与血浆蛋白高度结合，透析处理没有作用。

2. 药师建议

该处方属于用药不适宜中的"用法用量不适宜"，氨氯地平应个体化用药，对老年人、肝功能受损患者小剂量用药，逐渐调整药量，不要超量使用，对于合并快速型心律失常患者慎用。

二、左旋氨氯地平

左旋氨氯地平为氨氯地平左旋异构体，保留降压作用，而踝部水肿、头痛等副作用较氨氯地平轻且少，使用量减少 1/2。2.5 mg/d 左旋氨氯地平与 5 mg/d 氨氯地平治疗轻中度高血压疗效相似，但其半衰期比氨氯地平长。

苯磺酸氨氯地平既包含左旋氨氯地平又包含右旋氨氯地平，其中左旋氨氯地平有降压作用，其降压活性是右旋体的近 1000 倍，是消旋体的 2 倍。右旋氨氯地平可引起头痛、头晕、肢端水肿、面部潮红等不良反应，但其可促进释放内源性 NO，有保护血管内皮作用，应用苯磺酸氨氯地平在降压同时可保护血管。

【处方案例一】

处方1：　　　　　　　××××医院医疗保险处方　　　　医保内处方
定点医疗机构编码：××××
科室名称：内科　　　　　　　　　　　日期：2015-8　　　　　　药物金额：
姓名：王×　　　性别：女　　　　　　年龄：46 岁　　　　　　病历号：

临床诊断	R:				
	药品名称和规格	用量	用法	频率	数量
高血压	苯磺酸左旋氨氯地平片				
高胆固醇血症	（2.5 mg×14 片/盒）	5 mg	口服	Bid	4 盒
下肢水肿	普伐他汀片				
	（20 mg×7 片/盒）	40 mg	口服	QN	2 盒
	福辛普利钠片				
	（10 mg×14 片/盒）	20 mg	口服	Qd	2 盒
				医生签名：	

审核/调配签名：　　　　　　　　　　　　　　　　　　核对/发药签名：

1. 请遵医嘱服药；2. 请在窗口点清药品；3. 处方当日有效；4. 发出药品不予退换。

注：QN，每晚 1 次

1. 处方分析

（1）左旋氨氯地平为长效 CCB，与钙通道结合位点亲和性高，半衰期长达 49.6 h，降压谷峰比高达 67%，因此能 24 h 平稳降压，偶尔漏服也可以满意地控制血压，每日最大剂量 5 mg。与血管紧张素转化酶抑制剂（ACEI）及他汀类调脂药物可以安全合用。

（2）左旋氨氯地平下肢水肿发生率较氨氯地平少，注意鉴别水肿的其他原因（如血管、血栓、营养不良、心肾功能不全、甲状腺功能减退等）。

2. 药师建议

该处方属于用药不适宜中的"用法用量不适宜"，建议左旋氨氯地平每日 1 次给药，每日最大剂量 5 mg；左旋氨氯地平下肢水肿发生率较氨氯地平少，必要时可联合 ACEI/血管紧张素受体拮抗剂（ARB）/氢氯噻嗪进一步减轻水肿副作用。

【处方案例二】

处方2：　　　　　　　××××医院医疗保险处方　　　　医保内处方
定点医疗机构编码：××××
科室名称：内科　　　　　　　　　　　日期：2015-7　　　　　　药物金额：
姓名：魏××　　　性别：男　　　　　　年龄：86 岁　　　　　　病历号：

临床诊断	R:				
	药品名称和规格	用量	用法	频率	数量
冠心病	苯磺酸左旋氨氯地平片				
陈旧性心肌梗死	（2.5 mg×14 片/盒）	5 mg	口服	Qd	2 盒
心功能不全	阿托伐他汀钙片				
高血压	（20 mg×7 片/盒）	40 mg	口服	QN	2 盒
肝功能异常					
高脂血症					
				医生签名：	

审核/调配签名：　　　　　　　　　　　　　　　　　　核对/发药签名：

1. 请遵医嘱服药；2. 请在窗口点清药品；3. 处方当日有效；4. 发出药品不予退换。

1. 处方分析

（1）左旋氨氯地平在肝代谢，在肾排泄。肝功能减退情况下，药物半衰期延长，降压作用加强，不良反应发生增多，应减量应用，注意血压变化及预防不良反应发生。

（2）患者有冠心病、陈旧性心肌梗死、心功能不全，首选 ACEI/ARB/β 受体阻滞剂类降压药物，如血压控制欠佳或合并心绞痛，可合用长效 CCB，因氨氯地平为消旋体，其右旋部分虽可引起水肿症状，但同时有促进内源性 NO 释放，保护血管内皮功能，而左旋氨氯地平无此作用，故应首选氨氯地平。

2. 药师建议

该处方属于用药不适宜中的"遴选的药品不适宜"，肝功能异常患者应用左旋氨氯地平应从小剂量应用，注意血压及肝功能变化；冠心病、心功能不全患者在应用 ACEI/ARB/β 受体阻滞剂/醛固酮受体拮抗剂基础上，如血压控制欠佳，降压治疗首选氨氯地平。

三、硝苯地平

硝苯地平具有抑制 Ca^{2+} 内流作用，能松弛血管平滑肌，扩张冠状动脉，增加冠状动脉血流量，提高心肌对缺血的耐受性，同时能扩张周围小动脉，降低外周血管阻力，从而使血压下降。小剂量扩张冠状动脉时并不影响血压，为较好的抗心绞痛药。用作抗高血压药，没有一般血管扩张剂常有的水钠潴留和水肿等不良反应。

硝苯地平常用制剂有片剂、缓释片和控释片。缓释片和控释片与普通片剂相比，能更好地平稳持久发挥作用。硝苯地平缓释片口服后血药浓度时间曲线平缓长久，每服用一次能维持最低有效血药浓度 12 h。硝苯地平控释片通过膜调控的推拉渗透泵原理，在 24 h 内近似恒速地释放硝苯地平；首次给药后 6～12 h 达到高值稳定水平，多剂量给药后相对恒定的血药浓度得到维持，给药期间 24 h 血药浓度的峰谷波动很小；它不受胃肠道蠕动和 pH 的影响；服药后，药片中的非活性成分完整地通过胃肠道，并以不溶的外壳随粪便排出。此外，硝苯地平控释片含有光敏性的活性成分，因此应避光保存，从铝塑板中取出后应立即服用。

【处方案例一】

处方 1：　　　　××××医院医疗保险处方　　　　医保内处方
定点医疗机构编码：××××
科室名称：内科　　　　　　　　日期：2015-9　　　　　　药物金额：
姓名：孙×　　　性别：男　　　　年龄：88 岁　　　　　　病历号：

临床诊断	R: 药品名称和规格	用量	用法	频率	数量
高血压	硝苯地平片				
陈旧脑梗死	（10 mg×100 片/盒）	10 mg	舌下含服	ST	1盒
脑供血不足					
冠心病					
				医生签名：	

审核/调配签名：　　　　　　　　　　　　核对/发药签名：

1. 请遵医嘱服药；2. 请在窗口点清药品；3. 处方当日有效；4. 发出药品不予退换。

1. 处方分析

（1）硝苯地平片为第一代钙通道阻滞剂，口服后吸收迅速、完全，15 min 起效，1～2 h 作用达高峰，作用持续 4～8 h；舌下给药 2～3 min 起效，20 min 达高峰。

（2）舌下含服硝苯地平可能出现严重问题。自 1995 年以来，在国内外均发现少数患者，舌下含服硝苯地平后血压突然下降，收缩压甚至降至 100 mmHg 以下，导致严重心、脑并发症。究其原因，作用时间短、血压波动大、血管选择性低，激活交感神经，导致卒中、心肌梗死、心力衰竭及死亡风险的增加。因此尽量避免舌下含服硝苯地平，特别是对年老体弱合并脑血管病患者；如对高血压急症，首次舌下含服硝苯地平时，应从 5 mg 开始，并在医生指导下密切观察血压改变，防止低血压发生。

2. 药师建议

该处方属于用药不适宜中的"给药途径不适宜"，硝苯地平对于年老体弱合并脑血管病患者慎用，尽量不要含服，避免发生严重心、脑血管并发症。

【处方案例二】

处方 2： ××××医院医疗保险处方 医保内处方
定点医疗机构编码：××××
科室名称：内科 日期：2015-7 药物金额：
姓名：王×× 性别：男 年龄：86 岁 病历号：

临床诊断	R: 药品名称和规格	用量	用法	频率	数量
冠心病 陈旧下壁心肌梗死 心功能不全 高血压	硝苯地平缓释片 （10 mg×16 片/盒）	15 mg	口服	Tid	3 盒
				医生签名：	

审核/调配签名： 核对/发药签名：

1. 请遵医嘱服药；2. 请在窗口点清药品；3. 处方当日有效；4. 发出药品不予退换。

1. 处方分析

硝苯地平控释片及缓释片因剂型及制作工艺问题不能掰开及嚼碎口服，否则影响药物疗效，一般硝苯地平缓释片每日 2 次口服，硝苯地平控释片每日 1 次口服即可保证稳定血药浓度。16 项研究 meta 分析提示硝苯地平片及硝苯地平缓释片可增加心血管事件发生率，ACTION 研究提示硝苯地平控释片可能不增加心血管事件。故对有基础心脏病及心力衰竭患者，应慎用硝苯地平。

2. 药师建议

该处方属于用药不适宜中的"用法用量不适宜"。建议硝苯地平缓释片每日 2 次口服，不可掰开及嚼碎服用；如果确需服用硝苯地平，有条件的话可选控释剂型；有基础心脏病的患者慎用该药，服用期间密切监测血压及心功能。

【处方案例三】

处方3：　　　　　　××××医院医疗保险处方　　　　医保内处方
定点医疗机构编码：××××
科室名称：内科　　　　　　　　　　日期：2015-5　　　　　药物金额：
姓名：李××　　　性别：男　　　年龄：65 岁　　　　　　病历号：

临床诊断	R：药品名称和规格	用量	用法	频率	数量
高血压	硝苯地平控释片				
外周水肿	（30 mg×7 片/盒）	30 mg	口服	Qd	4 盒
				医生签名：	

　　　　　　　　　审核/调配签名：　　　　　　　　　　　　核对/发药签名：

1. 请遵医嘱服药；2. 请在窗口点清药品；3. 处方当日有效；4. 发出药品不予退换。

1. 处方分析

　　硝苯地平为钙通道阻滞剂，松弛血管平滑肌，因此有降压的功效。口服吸收良好，但是可能引起外周水肿，10%的患者发生轻中度外周水肿，与动脉扩张有关。水肿多初发于下肢末端，可用利尿剂治疗。对于伴充血性心力衰竭的患者，需分辨水肿是否由于左心室功能进一步恶化所致。

2. 药师建议

　　该处方属于用药不适宜中的"遴选的药品不适宜"，询问患者外周水肿的发生时间是否为使用硝苯地平后，如有时间上的关系，则可能其外周水肿与服用硝苯地平有直接的联系，可观察是否耐受，也可口服利尿剂减轻症状，如不能耐受，则建议患者更换降压药。

【处方案例四】

处方4：　　　　　　××××医院医疗保险处方　　　　医保内处方
定点医疗机构编码：××××
科室名称：内科　　　　　　　　　　日期：2016-1　　　　　药物金额：
姓名：李××　　　性别：男　　　年龄：60 岁　　　　　　病历号：

临床诊断	R：药品名称和规格	用量	用法	频率	数量
高血压	硝苯地平控释片				
癫痫	（30 mg×7 片/盒）	30 mg	口服	Qd	4 盒
	苯妥英钠片				
	（0.1 g×100 片/瓶）	0.1 g	口服	Tid	1 瓶
				医生签名：	

　　　　　　　　　审核/调配签名：　　　　　　　　　　　　核对/发药签名：

1. 请遵医嘱服药；2. 请在窗口点清药品；3. 处方当日有效；4. 发出药品不予退换。

1. 处方分析

　　硝苯地平通过位于肠黏膜和肝的 CYP3A4 系统代谢，是 CYP3A4 酶的代谢底物；苯妥英钠为 CYP3A4 的酶诱导剂。两者合用可致硝苯地平的血药浓度降低，削弱其降压的效果。

2. 药师建议

该处方属于用药不适宜中的"有不良相互作用"，两药联用需监测硝苯地平的临床疗效，必要时需增加硝苯地平的剂量。若两药合用时已经增加了硝苯地平的剂量，停用苯妥英钠后应考虑减少硝苯地平的用量。对于其他抗癫痫药如卡马西平和苯巴比妥，由于同是肝酶诱导剂，不排除它们降低硝苯地平疗效的可能。

四、非洛地平

非洛地平为选择性钙通道阻滞剂，主要抑制小动脉平滑肌细胞外钙的内流，选择性扩张小动脉，对静脉无此作用，不引起体位性低血压；对心肌亦无明显抑制作用。非洛地平在降低肾血管阻力的同时，不影响肾小球滤过率和肌酐清除率，肾血流量无变化甚至稍有增加，有促尿钠排泄和利尿作用。非洛地平可增加心排出量和心脏指数，显著降低后负荷，而对心脏收缩功能、前负荷及心率无明显影响。

健康成年人口服非洛地平 10 mg 后，达峰时间为（2.01±0.63）h，峰浓度为（4.78±0.89）ng/ml，消除半衰期为（16.09±6.07）h。据文献报道，本品主要由肝代谢、消除，约 70% 非洛地平以代谢物形式从尿排出。老年人半衰期长约 36 h。

【处方案例一】

处方 1：　　　　　　××××医院医疗保险处方　　　　　医保内处方
定点医疗机构编码：××××
科室名称：内科　　　　　　　　日期：2015-7　　　　　药物金额：
姓名：范××　　性别：女　　　年龄：86 岁　　　　　病历号：

临床诊断	R: 药品名称和规格	用量	用法	频率	数量
冠心病	非洛地平缓释片				
陈旧性心肌梗死	（5 mg×10 片/盒）	10 mg	口服	Qd	3 盒
心动过缓	酒石酸美托洛尔片				
心功能不全	（25 mg×20 片/盒）	25 mg	口服	Bid	3 盒
高血压					
				医生签名：	

审核/调配签名：　　　　　　　　　　　　　　核对/发药签名：

1. 请遵医嘱服药；2. 请在窗口点清药品；3. 处方当日有效；4. 发出药品不予退换。

1. 处方分析

（1）非洛地平缓释片为第三代二氢吡啶类钙通道阻滞剂，FEVER 研究提示非洛地平缓释片减少心血管事件发生，对于严重心力衰竭患者，使用非洛地平缓释片不增加病死率，故对有基础心脏病、心力衰竭患者是比较安全的。但需注意本品的负性肌力作用，特别是在与β-受体阻滞剂合用时。

（2）本品的血药浓度随年龄增加，故建议老年患者（65 岁以上）的初始剂量为每日 2.5 mg，并根据个体反应调整剂量。

2. 药师建议

该处方属于用药不适宜中的"用法用量不适宜"，非洛地平缓释片可用于基础心脏病、心力衰竭患者，但老年人应从小剂量开始服药。

【处方案例二】

处方2：　　　　　　　××××医院医疗保险处方　　　　医保内处方

定点医疗机构编码：××××

科室名称：内科　　　　　　　　日期：2015-7　　　　　　　药物金额：

姓名：王×　　　性别：男　　　年龄：66岁　　　　　　　病历号：

临床诊断	R: 药品名称和规格	用量	用法	频率	数量
高血压	非洛地平缓释片				
重度脂肪肝	（5 mg×10 片/盒）	2.5 mg	口服	Qd	2 盒
肝功能异常	卡马西平片				
继发性癫痫	（100 mg×100 片/盒）	100 mg	口服	Bid	1 盒
				医生签名：	

审核/调配签名：　　　　　　　　　　　　　　核对/发药签名：

1. 请遵医嘱服药；2. 请在窗口点清药品；3. 处方当日有效；4. 发出药品不予退换。

1. 处方分析

（1）非洛地平缓释片不能掰开或嚼服，影响药效。

（2）抗癫痫药物苯妥英、卡马西平或苯巴比妥为肝药酶强诱导剂，可使非洛地平缓释片在癫痫患者体内的血药峰浓度降低，注意监测血压变化，及时调整在这些患者中的治疗方案。

（3）非洛地平在肝代谢，在肝功能不全患者体内的清除率为正常年轻受试者的60%，肾功能不全不改变血药浓度曲线，故肝功能不全患者宜从低剂量（2.5 mg/d）开始治疗，并在调整剂量过程中密切监测血压。

（4）服用卡马西平期间，若患者肝功能损害加剧或有活动性肝病，应立即停止服用卡马西平。

2. 药师建议

该处方属于用药不适宜中的"药品剂型不适宜"和"有不良相互作用"，非洛地平缓释片整片吞服，应选每片2.5 mg规格的药品。肝功能异常及服用抗癫痫药物患者注意血压变化，并监测肝功能，及时调整药物。

【处方案例三】

处方 3 ××××医院医疗保险处方 医保内处方
定点医疗机构编码：××××
科室名称：内科 日期：2015-12 药物金额：
姓名：李×× 性别：男 年龄：63 岁 病历号：

临床诊断	R: 药品名称和规格	用量	用法	频率	数量
高血压 慢性支气管炎急性发作	非洛地平缓释片 （5 mg×10 片/盒）	5 mg	口服	Qd	3 盒
	红霉素肠溶胶囊 （0.25 g×16 粒/盒）	0.5 g	口服	Tid	3 盒
				医生签名：	

审核/调配签名： 核对/发药签名：

1. 请遵医嘱服药；2. 请在窗口点清药品；3. 处方当日有效；4. 发出药品不予退换。

1. 处方分析

非洛地平是 CYP3A4 酶的代谢底物，而大环内酯类药物红霉素为 CYP3A4 的酶抑制剂。两者合用可致非洛地平的 C_{max} 和 AUC 升高约 2.5 倍。

2. 药师建议

该处方属于用药不适宜中的"有不良相互作用"，非洛地平应避免与强的 CYP3A4 酶抑制剂合用。如果确实需要将非洛地平与一种大环内酯类抗生素联用，可考虑选用阿奇霉素。因为阿奇霉素对 CYP3A4 系统无抑制作用。

五、拉西地平

拉西地平可降低血管的阻力，提高心率和心搏量，作用持续时间较长。这是由于拉西地平分子内的乙氧羧基使其钙拮抗活性延长；而烷氧基的空间位阻使它能避免被血浆酯酶破坏，延长其作用时间。拉西地平口服后吸收迅速，而且存在广泛的首过效应，生物利用度 30% 左右，达 C_{max} 时间约 3 h。主要代谢途径是酯的水解和二氢吡啶环氧化为吡啶。

【处方案例一】

处方1： ××××医院医疗保险处方　　　　医保内处方
定点医疗机构编码：××××
科室名称：内科　　　　　　　　日期：2015-7　　　　　　药物金额：
姓名：李××　　　性别：男　　　年龄：46 岁　　　　　病历号：

临床诊断	R:药品名称和规格	用量	用法	频率	数量
高血压	拉西地平片				
慢性牙周炎	（4 mg×7 片/盒）	4 mg	口服	Bid	3 盒
下肢水肿	西吡氯铵含漱液				
	（240 ml/瓶）	15 ml	漱口	Tid	1 瓶
				医生签名：	

审核/调配签名：　　　　　　　　　　　　　核对/发药签名：

1. 请遵医嘱服药；2. 请在窗口点清药品；3. 处方当日有效；4. 发出药品不予退换。

1. 处方分析

（1）拉西地平为二氢吡啶类钙通道阻滞剂，主要扩张周围动脉，减少外周阻力，降压作用强而持久，对心脏传导系统和心肌收缩功能无明显影响。

（2）拉西地平 $t_{1/2}$ 为 12～15 h，应每日 1 次服药即可，最大量 8 mg。

（3）拉西地平常见不良反应有头痛、皮肤潮红、水肿、眩晕和心悸，偶见齿龈增生。本患者有牙周疾病、下肢水肿，注意是否为拉西地平不良反应，一般情况不用停药。

2. 药师建议

该处方属于用药不适宜中的"用法用量不适宜"，拉西地平每日 1 次服药，最大量 8 mg，用药期间注意相关不良反应，一般情况不用停药。

【处方案例二】

处方2： ××××医院医疗保险处方　　　　医保内处方
定点医疗机构编码：××××
科室名称：内科　　　　　　　　日期：2015-7　　　　　　药物金额：
姓名：王××　　　性别：男　　　年龄：86 岁　　　　　病历号：

临床诊断	R:药品名称和规格	用量	用法	频率	数量
高血压	酒石酸美托洛尔片				
肝功能异常	（25 mg×20 片/盒）	25 mg	口服	Bid	3 盒
心律失常	拉西地平片				
－ 短阵房性心动过速	（4 mg×7 片/盒）	8 mg	口服	Qd	3 盒
	水飞蓟宾葡甲胺片				
	（100 mg×30 片/盒）	100 mg	口服	Tid	1 盒
				医生签名：	

审核/调配签名：　　　　　　　　　　　　　核对/发药签名：

1. 请遵医嘱服药；2. 请在窗口点清药品；3. 处方当日有效；4. 发出药品不予退换。

1. 处方分析

拉西地平经肝代谢，主要通过胆道从粪便排出，肝功能异常时，初始剂量为 2 mg，每日 1 次。拉西地平可反射性加快心率，常见心悸不良反应，如患者存在心律失常，应慎用。

2. 药师建议

该处方属于用药不适宜中的"用法用量不适宜"，对于肝功能异常患者，拉西地平初始剂量为 2 mg 每日 1 次；心律失常患者应慎用拉西地平。

六、地尔硫䓬

地尔硫䓬为非二氧吡啶类钙通道阻滞剂，作用与心肌或血管平滑肌细胞膜除极时抑制钙离子内流有关。地尔硫䓬抗心绞痛的作用机制为：在冠状动脉痉挛引起的心绞痛，该药可使心外膜、心内膜的冠状动脉扩张，缓解自发性或由麦角新碱诱发的冠状动脉痉挛所致心绞痛；在劳力性心绞痛，地尔硫䓬可扩张周围血管，降低血压，减轻心脏工作负荷，从而减少氧的需要量，增加运动耐量并缓解劳力性心绞痛。由于地尔硫䓬使血管平滑肌松弛，周围血管阻力降低，血压下降，同时并不伴有反射性心动过速而用于治疗高血压。地尔硫䓬普通片剂，吸收较完全，80% 吸收，有强的肝首过效应，生物利用度为 40%，2%～4% 以原形自尿中排出。血浆蛋白结合率为 70%～80%。单次口服 30～120 mg，30～60 min 内可在血浆中测出，2～3 h 血药浓度达峰值。单次或多次给药血浆半衰期为 3.5 h。血浆中活性代谢产物去乙酰地尔硫䓬为原药的 10%～20%，其扩张冠状动脉作用强度为原药的 25%～50%。有效血药浓度为 50～200 ng/ml。当单次剂量超过 60 mg，血药浓度呈非线性关系，用量 120 mg 时的血药浓度为用量 60 mg 时的 3 倍。缓释片的吸收较完全，92% 吸收，单次口服 120 mg，2～3 h 可在血浆中检出，6～11 h 血药浓度达峰值。单次或多次给药后半衰期为 5～7 h。如同普通片剂，血药浓度亦可观察到线性分离情况。本品用量从 120 mg 增加至 240 mg 时，生物利用度增加 2.6 倍，从 240 mg 增加至 360 mg 时，生物利用度增加 1.8 倍。稳态时每日 2 次缓释片所得平均血药浓度相当于同等剂量分 4 次给普通片剂的血药浓度。静脉注射半衰期为 1.9 h。

【处方案例一】

处方 1： ××××医院医疗保险处方 医保内处方
定点医疗机构编码：××××
科室名称：内科 日期：2015-8 药物金额：
姓名：朱×× 性别：男 年龄：80 岁 病历号：

临床诊断	R:				
	药品名称和规格	用量	用法	频率	数量
冠心病	酒石酸美托洛尔片				
心绞痛	（25 mg×20 片/盒）	25 mg	口服	Bid	3 盒
短阵房性心动过速	盐酸地尔硫䓬片				
心功能不全	（30 mg×50 片/盒）	60 mg	口服	Tid	2 盒
				医生签名：	

审核/调配签名： 核对/发药签名：

1. 请遵医嘱服药；2. 请在窗口点清药品；3. 处方当日有效；4. 发出药品不予退换。

1. 处方分析

（1）地尔硫䓬为非二氢吡啶类钙通道阻滞剂，可扩张心外膜和心内膜下的冠状动脉，治疗自发性心绞痛或冠状动脉痉挛所致心绞痛；扩张血管平滑肌，轻度降低血压；有负性肌力作用，并可减慢窦房结和房室结的传导，可用于治疗室上性快速心律失常。

（2）地尔硫䓬禁用于缓慢型心律失常、低血压、急性心肌梗死及急性心力衰竭患者。

（3）本患者存在冠心病、心功能不全，首选β受体阻滞剂，一般不要加用地尔硫䓬，避免加重心力衰竭。地尔硫䓬与β受体阻滞剂合用有协同降压、降心率作用，如足量β受体阻滞剂仍不能使心率达标，心功能及血压稳定情况下才可小剂量合用地尔硫䓬，本处方地尔硫䓬用量较大。

2. 药师建议

该处方属于用药不适宜中的"遴选的药品不适宜"，地尔硫䓬有降压、治疗心绞痛特别是变异型心绞痛及抗心律失常作用，但急性心肌梗死、急性心力衰竭患者禁用。与β受体阻滞剂合用，要从小剂量起，注意血压、心率变化。

【处方案例二】

处方2：　　　　　×××× 医院医疗保险处方　　　　　医保内处方

定点医疗机构编码：××××

科室名称：内科　　　　　　　　　日期：2015-7　　　　　药物金额：

姓名：王××　　　性别：男　　　年龄：86 岁　　　　　病历号：

临床诊断	R: 药品名称和规格	用量	用法	频率	数量
心律失常	地高辛片				
－心房颤动	（0.25 mg×30 片/盒）	0.25 mg	口服	Qd	1 盒
失眠	盐酸地尔硫䓬片				
抑郁	（30 mg×50 片/盒）	60 mg	口服	Tid	2 盒
下肢水肿	氯硝西泮片				
	（2 mg×20 片/盒）	2 mg	口服	QN	1 盒
				医生签名：	

审核/调配签名：　　　　　　　　　　　　核对/发药签名：

1. 请遵医嘱服药；2. 请在窗口点清药品；3. 处方当日有效；4. 发出药品不予退换。

1. 处方分析

（1）地尔硫䓬可能使地高辛血药浓度增加 20%，在联合用药开始、调整和停止地尔硫䓬治疗时，应监测地高辛血药浓度，以免地高辛过量或不足。

（2）地尔硫䓬常见不良反应有水肿、头痛、恶心、眩晕、皮疹、无力，也可有失眠、抑郁症状，注意鉴别患者出现上述症状时是由于器质性疾病还是地尔硫䓬不良反应，必要时减停药物。

2. 药师建议

该处方属于用药不适宜中的"有不良相互作用"，地尔硫䓬与地高辛联用，注意监测地高辛浓度，用药期间注意不良反应发生。

【处方案例三】

处方 3：　　　　　×××× 医院医疗保险处方　　　　　医保内处方

定点医疗机构编码：××××

科室名称：内科　　　　　　　　日期：2015-4　　　　　药物金额：

姓名：×××　　　性别：女　　　年龄：52 岁　　　　病历号：

临床诊断	R: 药品名称和规格	用量	用法	频率	数量
心绞痛	盐酸地尔硫䓬缓释胶囊				
高血压	（90 mg×10 粒/盒）	180 mg	口服	Qd	2 盒
胃溃疡	西咪替丁片				
	（0.2 g×100 粒/盒）	0.2 g	口服	Bid	1 瓶
				医生签名：	

审核/调配签名：　　　　　　　　　　　　　　核对/发药签名：

1. 请遵医嘱服药；2. 请在窗口点清药品；3. 处方当日有效；4. 发出药品不予退换。

1. 处方分析

西咪替丁为抑制细胞色素 P450 的氧化酶，可影响地尔硫䓬首过代谢，并明显增加地尔硫䓬的血药浓度峰值及药时曲线下面积。但雷尼替丁仅使地尔硫䓬血药浓度轻度升高。

2. 药师建议

该处方属于用药不适宜中的"有不良相互作用"，必要时建议不使用西咪替丁，可使用雷尼替丁。

【处方案例四】

处方 4：　　　　　×××× 医院医疗保险处方　　　　　医保内处方

定点医疗机构编码：××××

科室名称：　　　　　　　　　　日期：2015-1　　　　　药物金额：

姓名：李××　　　性别：女　　　年龄：52 岁　　　　病历号：

临床诊断	R: 药品名称和规格	用量	用法	频率	数量
心绞痛	盐酸地尔硫䓬缓释胶囊				
癫痫	（90 mg×10 粒/盒）	90 mg	口服	Bid	6 盒
	卡马西平片				
	（0.1 g×100 片/瓶）	0.2 g	口服	Tid	1 瓶
				医生签名：	

审核/调配签名：　　　　　　　　　　　　　　核对/发药签名：

1. 请遵医嘱服药；2. 请在窗口点清药品；3. 处方当日有效；4. 发出药品不予退换。

1. 处方分析

地尔硫䓬在体内经细胞色素 P450 酶进行生物转化，与经同一途径进行生物转化的其他药物合用时可导致代谢的竞争抑制，如卡马西平。在一些病例中，本药可使卡马西平的血药浓度增高 40%～72% 而导致毒性。

2. 药师建议

该处方属于用药不适宜中的"有不良相互作用",开始或停止联合使用地尔硫草时,需充分考虑对卡马西平血药浓度的影响,必要时对卡马西平的用量加以调整。

七、维拉帕米

维拉帕米属Ⅳ类抗心律失常药,为一种钙离子内流的抑制剂(慢通道阻滞剂)。在心脏,钙离子内流受抑制使窦房结和房室结的自律性降低,传导减慢,心肌收缩减弱,心脏做功减少,心肌氧耗减少。对于血管,钙离子内流受抑制使动脉压下降,心室后负荷降低。口服后90%以上被吸收,生物利用度低,为20%~35%。蛋白结合率为90%(87%~93%)。主要在肝内代谢,口服后经首过效应仅20%~35%进入血循环,故口服量需是静注量的10倍才能达到同等血药浓度。代谢产物中去甲维拉帕米具有心脏活性。主要经肾清除。血液透析不能清除该药。

【处方案例一】

处方1:　　　　　　××××医院医疗保险处方　　　　　医保内处方
定点医疗机构编码:××××
科室名称:内科　　　　　　　　　日期:2015-7　　　　　药物金额:
姓名:周××　　　性别:女　　　年龄:83岁　　　　病历号:

临床诊断	R:药品名称和规格	用量	用法	频率	数量
冠心病	盐酸贝那普利片				
阵发心房颤动	(10 mg×14 片/盒)	15 mg	口服	Qd	3盒
预激综合征	维拉帕米片				
心功能不全	(40 mg×30 片/盒)	80 mg	口服	Tid	3盒
高血压					
				医生签名:	

审核/调配签名:　　　　　　　　　　　　　　核对/发药签名:

1. 请遵医嘱服药;2. 请在窗口点清药品;3. 处方当日有效;4. 发出药品不予退换。

1. 处方分析

(1) 维拉帕米为非二氢吡啶类钙通道阻滞剂,适用于心绞痛、预防和治疗室上性心动过速及原发性高血压。但对于预激综合征,维拉帕米会加速房室旁路前向传导,房室旁路通道合并心房扑动或心房颤动患者应用维拉帕米治疗,会通过加速房室旁路的前向传导,引起心室率加快,甚至诱发心室颤动,禁用维拉帕米。

(2) 与血管扩张剂、ACEI、利尿剂等抗高血压药合用时,降压作用可叠加,注意监测血压变化。

(3) 老年患者的清除半衰期可能延长,用药前必须考虑到老年人发生肝或肾功能不全时更为常见,老年人应该从较低的起始剂量如40 mg,Tid用药。

(4) 考虑维拉帕米有负性肌力作用,对严重左心室功能不全患者禁用。

2. 药师建议

该处方属于用药不适宜中的"遴选的药品不适宜",维拉帕米禁用于预激综合征合并心房扑动或心房颤动患者；与血管扩张剂及降压药合用时，可联合降压，注意血压变化；老年人服用维拉帕米应从较低剂量如 40 mg，Tid 开始；严重左心室功能不全患者禁用维拉帕米。

【处方案例二】

处方 2：　　　　　　　××××医院医疗保险处方　　　　医保内处方
定点医疗机构编码：××××
科室名称：内科　　　　　　　　　日期：2015-7　　　　　　药物金额：
姓名：吴××　　性别：男　　　年龄：66 岁　　　　　　病历号：

临床诊断	R:药品名称和规格	用量	用法	频率	数量
冠心病	5%葡萄糖注射液				
陈旧前壁心肌梗死	（100 毫升/袋）	20 ml	/静脉注射		1 袋
短阵室性心动过速	盐酸维拉帕米注射液				
一度房室传导阻滞	（2 ml；5 毫克/支）	20 mg	/	ST	4 支
心功能不全					
慢性肾功能不全				医生签名：	

审核/调配签名：　　　　　　　　　　　　　　　核对/发药签名：

1. 请遵医嘱服药；2. 请在窗口点清药品；3. 处方当日有效；4. 发出药品不予退换。

1. 处方分析

（1）维拉帕米减少钙离子内流，延长房室结的有效不应期，减慢传导，可降低慢性心房颤动和心房扑动患者的心室率；减少阵发性室上性心动过速发作的频率，但对室性心律失常无效。本处方应用维拉帕米为无适应证用药。

（2）维拉帕米禁用于左心室收缩功能不全、低血压或严重心动过缓患者。

（3）静脉应用维拉帕米必须在持续心电监测和血压监测下，稀释后缓慢静脉推注至少 2 min。一般起始剂量为 5～10 mg（或按 0.075～0.15 mg/kg）。如果效果欠佳，首剂 15～30 min 后再给一次 5～10 mg 或 0.15 mg/kg。静脉滴注给药，每小时 5～10 mg，加入氯化钠注射液或 5%葡萄糖注射液中静滴，一日总量不超过 50～100 mg。本处方应用维拉帕米用量不适宜，并应注明静脉注射速度。

（4）维拉帕米可能导致房室结和窦房结传导阻滞，尤其是在治疗早期的增量期。可引起一度房室阻滞、一过性窦性心动过缓，有时伴有结性逸搏。当出现显著的窦性心动过缓、房室传导阻滞加重时，及时减量或停药。

（5）维拉帕米主要在肝代谢，70%以代谢物由尿中排泄，16%或更多由粪便清除，3%～4%以原形由尿排出。肾功能损害的患者慎用维拉帕米。血液透析不能清除维拉帕米。

2. 药师建议

该处方属于用药不适宜中的"适应证不适宜"，维拉帕米适用于室上性心律失常治疗，对室性心律失常无效；禁用于左心室收缩功能不全、低血压或严重心动过缓患者；静脉用药必须在持续心电监测和血压监测下，缓慢静脉注射或静点；用药期间如出现显著的窦性心动过缓、房室传导阻滞加重时，及时减量或停药；肾功能损害的患者慎用维拉帕米；血液透析不能清除维拉帕米。

八、尼莫地平

尼莫地平为 1,4-二氢吡啶类钙通道阻滞剂，对脑组织受体有高度选择性，容易透过血脑屏障。通过有效地阻止钙离子进入细胞内，抑制平滑肌收缩，达到解除血管痉挛之目的，从而保护了脑神经元，稳定其功能及增进脑血灌流，改善脑供血，提高对缺氧的耐受力。尼莫地平能有效预防和治疗因蛛网膜下腔出血引起的脑血管痉挛所造成的脑组织缺血性损伤。能降低红细胞脆性及血液黏稠度，抑制血小板聚集，抗血栓形成。在适宜剂量下选择性扩张脑血管，几乎不影响外周血管。尼莫地平口服吸收快，生物利用度仅为 13%，约于 1h 内达到峰值浓度，半衰期为 1~2h，彻底消除时间为 8~9h，95% 以上的药物与血浆蛋白结合。大部分以代谢产物的形式排出体外。尼莫地平可透过胎盘屏障，并可分泌入乳汁。慢性肝功能损害患者中本药的生物活性增加，其血药浓度峰值可达正常人的 2 倍。

【处方案例一】

处方 1：　　　　　　××××医院医疗保险处方　　　　医保内处方
定点医疗机构编码：××××
科室名称：内科　　　　　　　　　　日期：2015-7　　　　　药物金额：
姓名：吴××　　　性别：女　　　年龄：83 岁　　　　　病历号：

临床诊断	R: 药品名称和规格	用量	用法	频率	数量
高血压	苯磺酸氨氯地平片				
便秘	（5 mg×14 片/盒）	10 mg	口服	Qd	4 盒
	尼莫地平片				
	（30 mg×50 片/盒）	30 mg	口服	Tid	1 盒
				医生签名：	

　　审核/调配签名：　　　　　　　　　　　核对/发药签名：

1. 请遵医嘱服药；2. 请在窗口点清药品；3. 处方当日有效；4. 发出药品不予退换。

1. 处方分析

（1）尼莫地平与其他 CCB、利尿剂、ACEI、ARB、β-受体阻滞剂等降压药物合并应用时可能增强降压效果，联用时注意小剂量应用，监测血压变化，预防低血压发生。

（2）尼莫地平可产生假性肠梗阻，表现为腹胀、肠鸣音减弱，本患者便秘，注意服药过程中当出现上述症状时应减少用药剂量和保持观察。

2. 药师建议

该处方属于用药不适宜中的"联合用药不适宜"，尼莫地平与其他降压药物合用时注意小剂量应用，预防低血压发生；尼莫地平可产生假性肠梗阻，注意鉴别。

【处方案例二】

处方2： ××××医院医疗保险处方　　　　医保内处方
定点医疗机构编码：××××
科室名称：内科　　　　　　　　日期：2015-7　　　　药物金额：
姓名：王××　　性别：男　　年龄：86 岁　　　病历号：

临床诊断	R: 药品名称和规格	用量	用法	频率	数量
偏头痛 抑郁状态	盐酸氟西汀分散片 （20 mg×28 片/盒）	20 mg	口服	Qd	1 盒
肝损害 脑梗死后遗症期	尼莫地平片 （30 mg×50 片/盒）	30 mg	口服	Tid	1 盒
癫痫	丙戊酸钠片 （200 mg×100 片/盒）	200 mg	口服	Tid	1 盒
				医生签名：	

审核/调配签名：　　　　　　　　　　　　　核对/发药签名：

1. 请遵医嘱服药；2. 请在窗口点清药品；3. 处方当日有效；4. 发出药品不予退换。

1. 处方分析

（1）尼莫地平通过肠黏膜和肝的 P450 3A4 系统代谢消除，而氟西汀为 P450 酶系统抑制剂，两者联合应用可使尼莫地平的稳态血浆浓度提高 50%，注意预防低血压。

（2）抗惊厥药丙戊酸与尼莫地平联合应用会增加尼莫地平的血浆浓度，注意预防尼莫地平不良反应。

（3）尼莫地平的代谢产物 50% 从肾排泄，30% 从胆汁排泄，肝功能损害者应当慎用。

（4）氟西汀与丙戊酸钠合用可使后者血浆浓度改变，合用时需监测临床效果、血药浓度，必要时调整药物用量。

2. 药师建议

该处方属于用药不适宜中的"有不良相互作用"。氟西汀、丙戊酸可使尼莫地平血药浓度增加，联合应用时注意监测临床疗效，需要时调整尼莫地平的用量；若已减少尼莫地平用量，在停用氟西汀、丙戊酸时，应考虑增加尼莫地平用量；还可以考虑换用新型、对肝酶代谢影响小的抗癫痫药物，如左乙拉西坦、拉莫三嗪等。该患者有肝损害，用药期间需监测肝功能。肝功能损害患者慎用尼莫地平。

九、桂哌齐特

桂哌齐特为钙通道阻滞剂，通过阻止钙离子跨膜进入血管平滑肌细胞内，使血管平滑肌松弛，脑血管、冠状血管和外周血管扩张，从而缓解血管痉挛、降低血管阻力、增加血流量。桂哌齐特能增强腺苷和环磷酸腺苷（cAMP）的作用，降低氧耗。同时能抑制 cAMP 磷酸二酯酶，阻止腺苷失活过程，延缓腺苷的代谢过程，使 cAMP 数量增加，从而提高病变局部内源性腺苷的浓度，增强内源性腺苷的生物学作用，而腺苷是体内重要的内源性生理性物质，近年来许多临床研究表明腺苷在心血管疾病的诊疗中发挥重要作用。桂哌齐特可以抑制血小板凝聚，减少氧自由基产生，减少中性粒细胞对血管内皮细胞的趋化作用，增加细胞的韧性和变形能力，还能提高红细胞的柔韧性和变形性，提高其通过细小血管的能力，降低血液的黏滞性，改善微循环，通过提高脑血管的血流量，改善脑的代谢。

【处方案例一】

处方1：　　　　　　×××医院医疗保险处方　　　　医保内处方
定点医疗机构编码：××××
科室名称：内科　　　　　　　　日期：2015-7　　　　　药物金额：
姓名：孙××　　性别：男　　　年龄：70岁　　　　　病历号：

临床诊断	R:药品名称和规格	用量	用法	频率	数量
冠心病上呼吸道感染白细胞减少	0.9%氯化钠注射液（500毫升/袋）	500 ml	/静滴		1袋
	马来酸桂哌齐特注射液（320毫克/支）	640 mg	/静滴	Qd	2支
				医生签名：	

审核/调配签名：　　　　　　　　　　　　　　核对/发药签名：

1. 请遵医嘱服药；2. 请在窗口点清药品；3. 处方当日有效；4. 发出药品不予退换。

1. 处方分析

桂哌齐特血液系统不良反应主要是：白细胞减少，偶尔发生粒细胞缺乏及血小板减少，有发热、头痛、无力及出血等症状出现时，应立即停止用药，并进行血液检查。有研究分析了16例桂哌齐特致血液系统不良反应的病例，当用药剂量为600～1200 mg/d、用药时间≥20天时，血液系统的不良反应发生率增加。该药说明书推荐用量为320毫克/次，一日1次。

2. 药师建议

该处方属于用药不适宜中的"遴选的药品不适宜"和"用法用量不适宜"，注意鉴别白细胞减少的原因是桂哌齐特副作用、病毒性感冒还是血液系统疾病。如考虑是桂哌齐特副作用，应立即停药，同时严格按照说明书用法用量使用药物，如果超说明书用药，需按照医院关于超说明书用药流程处理。

【处方案例二】

处方2：　　　　　　×××医院医疗保险处方　　　　医保内处方
定点医疗机构编码：××××
科室名称：　　　　　　　　　　日期：2015-2　　　　　药物金额：
姓名：张××　　性别：男　　　年龄：68岁　　　　　病历号：

临床诊断	R:药品名称和规格	用量	用法	频率	数量
血栓闭塞性脉管炎	马来酸桂哌齐特注射液（80毫克/支×4支/盒）	320 mg	静脉点滴	1次/日	7盒
	5%葡萄糖注射液（250毫升/瓶）	250 ml	静脉点滴	1次/日	7瓶
				医生签名：	

审核/调配签名：　　　　　　　　　　　　　　核对/发药签名：

1. 请遵医嘱服药；2. 请在窗口点清药品；3. 处方当日有效；4. 发出药品不予退换。

1. 处方分析

案例中的处方在临床较常见，属于超说明书用药，没有国家食品和药品管理局批准，但是由于临床实际应用的情况复杂多变，老年人常受到输液量的限制，因此超说明书用药现象在临床用药中非常普遍。说明书中马来酸桂哌齐特静点用法为：一次 320 mg，稀释于 5% 的葡萄糖注射液或生理盐水 500 ml 中，静脉滴注，速度为 100 ml/h；每日 1 次，如浓度过大或静点速度过快可诱发腹泻、腹痛、头痛、头晕、失眠、皮疹、瘙痒等不良反应发生。

有研究对马来酸桂哌齐特注射液在输液中超说明书配伍的稳定性进行了考察，马来酸桂哌齐特注射液与 250 ml 0.9% 氯化钠注射液、250 ml 5% 葡萄糖注射液、250 ml 果糖注射液、250 ml 转化糖注射液、100 ml 5% 葡萄糖注射液和 100 ml 0.9% 氯化钠注射液这 6 种输液配伍后，在避光条件下 25℃ 放置 8 h 后，其溶液外观、pH、含量和不溶性微粒等均未见明显变化，表明在这 6 种输液中超说明书配伍条件下稳定性好，为马来酸桂哌齐特注射液的静脉配置提供了依据。但是超说明书配制后输液浓度大于说明书浓度，建议临床使用时减慢滴速，并加强临床观察，减少药品不良反应的发生，尤其是血液系统的不良反应，注意加强对白细胞、粒细胞及血小板减少的防范。

2. 药师建议

该处方属于用药不适宜中的"用法用量不适宜"，溶媒选量不当，会使药物浓度增高或降低，继而出现不良反应或影响疗效。

【处方案例三】

处方 3　　　　　　××××医院医疗保险处方　　　　　　医保内处方
定点医疗机构编码：××××
科室名称：　　　　　　　　　　日期：2015-7　　　　　　药物金额：
姓名：李××　　性别：男　　年龄：70 岁　　　　　　病历号：

临床诊断	R:药品名称和规格	用量	用法	频率	数量
脑卒中恢复期 发热	马来酸桂哌齐特注射液 （80 毫克/支×4 支/盒）	320 mg	静滴	Qd	4 支
	0.9% 氯化钠注射液 （500 毫升/袋）	500 ml	静滴	Qd	1 袋
	对乙酰氨基酚片 （250 mg×12 片）	250 mg	口服	Qid	1 盒
				医生签名：	

审核/调配签名：　　　　　　　　　　　　　　　核对/发药签名：

1. 请遵医嘱服药；2. 请在窗口点清药品；3. 处方当日有效；4. 发出药品不予退换。

1. 处方分析

桂哌齐特导致不良反应的首发症状多为发热，其他症状为寒战、胸痛、呼吸困难等。大多数在用药 15 天内发生。当伴随发热的患者应用本药期间，考虑临床效果及不良反应的程度，再慎重决定是否继续用药。给药 1～2 周后，若未见效果可停止使用。应注意鉴别药物不良反应导致的发热和感染导致的发热。当发生不良反应时，应及时停药，避免患者感染，必要时采用升高白细胞、血小板等对症治疗。

2. 药师建议

该处方属于用药不适宜中的"遴选的药品不适宜"，建议发热的患者不宜同时应用此类药物。

十、氟桂利嗪

氟桂利嗪为桂利嗪的二氟化衍生物，可阻止过量钙离子进入血管平滑肌细胞，引起血管扩张，对脑血管的选择性较好，而对心肌血管作用较差，因此对血压、心率的影响小。对血管收缩物质引起的血管收缩有持久的抑制作用，对基底动脉和颈内动脉作用更明显。可抑制脑组织缺血、缺氧引起的钙超载，保护脑组织。对血管内皮细胞因缺氧引起的钙超载有防治作用，保护血管内皮细胞的完整性。可增加耳蜗内辐射小动脉血流量，改善前庭器官微循环，对眼球震颤和眩晕起到抑制作用。氟桂利嗪通过阻断钙超载而防止阵发性去极化改变和细胞癫痫放电。氟桂利嗪还可抑制处于缺氧状态的红细胞摄钙过多，降低细胞脆性，增加红细胞的变形能力，从而改善缺血、缺氧区红细胞淤滞状态而改善微循环。氟桂利嗪具有抗组胺和镇静作用。临床主要治疗偏头痛和眩晕。口服后 $2\sim4$ h 血药浓度达峰值，半衰期为 $2.4\sim5.5$ h。连续服用 $5\sim6$ 周后，达到稳态血药浓度，血液中 90% 的药物与血浆蛋白结合，易贮存于脂肪组织。可透过血脑屏障，肝为其主要代谢器官，原形药及其代谢物从胆汁经粪便排出。禁用于有抑郁症病史、帕金森病或其他锥体外系疾病症状的患者。可能引起困倦（尤其在服药初期），驾驶车辆或操纵机器者应注意。可能会引发锥体外系症状、抑郁症和帕金森病，有此类疾病发病倾向的患者如老年患者应慎用。当与乙醇、催眠药或镇静药合用时可出现过度镇静作用。

【处方案例一】

处方1： ××××医院医疗保险处方 　　　医保内处方
定点医疗机构编码：××××
科室名称：内科 　　　日期：2015-7 　　　药物金额：
姓名：赵×× 　性别：女 　年龄：81 岁 　　　病历号：

临床诊断	R: 药品名称和规格	用量	用法	频率	数量
椎基底动脉供血不足 失眠 抑郁状态	氟桂利嗪片 （5 mg×20 片/盒）	5 mg	口服	QN	2 盒
	艾司唑仑片 （1 mg×20 片/盒）	2 mg	口服	QN	1 盒
	氢溴酸西酞普兰片 （20 mg×14 片/盒）	20 mg	口服	Qd	2 盒
				医生签名：	

审核/调配签名： 　　　　　　　　核对/发药签名：

1. 请遵医嘱服药；2. 请在窗口点清药品；3. 处方当日有效；4. 发出药品不予退换。

1. 处方分析

（1）因口服氟桂利嗪的最常见不良反应为嗜睡和疲惫感，同时应用镇静催眠药物时可加重镇静作用，注意患者睡眠情况，必要时减量。

（2）氟桂利嗪长期服用者可以出现抑郁症，以女性患者更常见，故一般禁用于抑郁症患者。

2. 药师建议

该处方属于用药不适宜中的"遴选的药品不适宜"，建议存在抑郁状态的女性患者慎重服用氟桂利嗪，尤其不宜与镇静催眠药物同服。

【处方案例二】

处方2：　　　　×××× 医院医疗保险处方　　　　医保内处方

定点医疗机构编码：××××

科室名称：内科　　　　　　　　　　日期：2015-7　　　　　　药物金额：

姓名：王××　　　性别：女　　　　年龄：86 岁　　　　　　病历号：

临床诊断	R: 药品名称和规格	用量	用法	频率	数量
帕金森病	氟桂利嗪片				
偏头痛	（5 mg×20 片/盒）	5 mg	口服	QN	2 盒
肝损害	多巴丝肼片				
	（250 mg×40 片/盒）	250 mg	口服	Tid	2 盒
				医生签名：	

审核/调配签名：　　　　　　　　　　　　　　　核对/发药签名：

1. 请遵医嘱服药；2. 请在窗口点清药品；3. 处方当日有效；4. 发出药品不予退换。

1. 处方分析

（1）氟桂利嗪长期口服可诱发锥体外系症状，如不自主运动、下颌运动障碍、强直等，老年人易发，虽停药后可消失，但对存在肢体震颤患者尽量不用。有文献报道氟桂利嗪引起药源性帕金森综合征者占全部服用该药物患者的 20%，有卒中病史者高达 50%，多见于女性、高龄患者。但是机制尚未完全明了，可能是氟桂利嗪既可直接竞争性拮抗纹状体多巴胺 D_2 受体，又可使单胺及 5-羟色胺能神经元的酪氨酸羟化酶丢失而致多巴胺耗竭，降低多巴胺神经环路的递质传递；也有研究认为可能与遗传因素有关。尽管氟桂利嗪所致药源性帕金森综合征与原发性帕金森病表现酷似，都可出现肌强直、震颤、运动迟缓及姿势步态障碍，但根据用药史、起病形式、肢体症状是否对称、进展速度及抗帕金森病治疗效果不难鉴别。

（2）氟桂利嗪大部分经肝代谢，并由消化道排泄。肝功能受损患者慎用，注意监测肝功能指标。

2. 药师建议

该处方属于用药不适宜中的"遴选的药品不适宜"，建议对于 60 岁以上女性帕金森病患者避免长期口服氟桂利嗪，尤其肝功能受损时更应注意药源性帕金森综合征与原发性帕金森病的鉴别。如果为药源性，多数患者停用氟桂利嗪经抗帕金森病治疗 1 个月后症状减轻。

钙通道阻滞剂（CCB）类药物总结

CCB	药剂学	药物相互作用		药物不良反应	
氨氯地平		①细胞色素 P450 酶的底物和（或）抑制剂。②与其他降压药合用有协同降压作用。③与抗心律失常药合用需谨慎	辛伐他汀限量 20 mg/d 以下	头痛、头晕、水肿、心悸、潮红、乏力、胃肠道不适、皮疹、牙龈增生等	
左旋氨氯地平					
硝苯地平	控释片，每日 1 次口服，可使血药浓度平稳持久				
非洛地平					
拉西地平					
地尔硫䓬			增加普萘洛尔生物利用度近 50%，地高辛血药浓度增加 20%		与心脏传导和心率有关的不良反应
维拉帕米			地高辛、茶碱血药浓度增加。增加胺碘酮心脏毒性		
尼莫地平					
氟桂利嗪		与乙醇、镇静催眠药合用可出现过度镇静作用。		困倦、乏力、体重增加、食欲增加。少见：抑郁、锥体外系症状	
桂哌齐特	一次 320 mg，qd，稀释于 5% 葡萄糖液或生理盐水 500 ml 中，滴速为 100 ml/h。	尚不明确。		偶有粒细胞缺乏。有时有消化系统、神经系统等不适。有时出现肝功能、肾功能的检验指标升高	

第二节 血管紧张素转化酶抑制剂

目前临床经常使用的血管紧张素转化酶抑制剂（ACEI）类药物种类较多，ACEI 类药物的前身是 1967 年从巴西蝰蛇毒中分离出的能抑制 ACE 的肽类。迄今已有三代口服 ACEI 问世。ACEI 可根据其与 ACE 分子表面锌原子相结合的活性基团而分成巯基、羧基和磷酸基三类。1976 年用于临床的第一代 ACEI 是卡托普利，实践证明是一个相当成功的临床药物，但副作用较多，主要有皮疹（40%）、味觉障碍（2%）、蛋白尿及中性粒细胞减少等。许多学者认为与其巯基有关。第二代是依那普利，不含巯基，含有羧基。降压作用比卡托普利强 8 倍。第三代也称新型普利类降压药，有雷米普利、福辛普利、赖诺普利、培哚普利、西拉普利和贝那普利等。ACEI 类药物尽管作用机制相同，但与酶结合的方式、强度、前体状态、作用时间及消除或排泄方式各异。其中卡托普利作用时间最短，需每日 2~3 次。其他 ACEI 可每日 1 次。

有研究比较了 8 种 ACEI 类药物治疗高血压的临床疗效、安全性及成本，结果显示 8 种 ACEI 类降压药的降压幅度与剂量呈正相关；任何一种 ACEI 类降压药与钙通道阻滞剂或利尿剂或 β 受体阻滞剂联合应用，降压效果更佳；新型普利类降压药的作用强于依那普利和卡托普利。Meta 分析显示，谷-峰比值小于 50% 的有培哚普利、贝那普利和卡托普利。8 种 ACEI 类降压药均有关于心脏保护方面的研究证据。治疗慢性心力衰竭方面，依那普利和卡托普利的高质量研究证据最多。赖诺普利、培哚普利、西拉普利和贝那普利仅观察了中间指标对心力衰竭的影响。在心脏保护方面，福辛普利较卡托普利更安全，比依那普利效果好。治疗心肌梗死方面，证据显示卡托普利和赖诺普利可降低急性期（心肌梗死 36 h 内）患者病死率；依那普利、卡托普利、雷米普利和培哚普利可明显降低梗死后期（梗死后 3 d 服用）的总死亡率。仅雷米普利、赖诺普利和培哚普利有证据显示对脑血管具有保护作用。尚未发现有关贝那普利对肾的保护性研究，其他 ACEI 类药物在这方面的研究数量亦较少，但显示能在一定程度减少蛋白尿和延缓肾衰竭。新型普利类降压药的不良反应与卡托普利相似，但发生率略低。不良反应研究表明，雷米普利、培哚普利和贝那普利的不良反应发生率少于卡托普利，患者对福辛普利的耐受性高于依那普利。

ACEI 类药物的应用，要从小剂量开始，逐渐递增，直至达到目标剂量。禁忌证包括：曾发生喉头水肿、无尿性肾衰竭 [血清肌酐 > 2.8 mg/dl（> 250 μmol/L）]、双侧肾动脉狭窄、单一肾的肾动脉狭窄和妊娠。

ACEI 可以减少血管紧张素 II 的产生和缓激肽的降解，影响交感神经系统介质、内皮功能、血管紧张度和心肌做功。血流动力学的影响包括动脉和静脉的血管舒张，持续性减少休息和运动时的左室充盈压，减少全身血管阻力，对左室重构起有益作用。ACEI 可以延长生存率，减少因心力衰竭的住院率。对有动脉粥样硬化和血管性疾病的患者，这些药物能减少心肌梗死和卒中的风险。对糖尿病患者，可以延缓肾病的发生。ACEI 还可以用于舒张期功能不全。

ACEI 类药物的处方点评要点：

1. 患者有低钠血症或血容量降低时，ACEI 不宜与其他降低血压的药物联合使用，尤其是利尿剂。

2. ACEI 可引起轻到中度血肌酐升高，最初肌酐可升高 20%~30%，注意联合用药和用法、用量。

3. 避免同时使用 NSAID 类药物，减少对肾功能的影响。

4. 由于醛固酮作用的降低，可产生保钾作用，补钾的患者应注意高血钾的发生，关注联合用药的用法和用量。

5. 由于缓激肽的积聚，有 5%～15% 的患者可以发生咳嗽，关注用药剂量和药物遴选。

一、卡托普利

卡托普利为人工合成的非肽类血管紧张素转化酶抑制剂，主要作用于肾素-血管紧张素-醛固酮（RAA）系统，抑制 RAA 系统的血管紧张素转化酶，阻止血管紧张素I转换或血管紧张素Ⅱ，并能抑制醛固酮分泌，减少水钠潴留。对多种类型高血压均有明显降压作用，并能改善充血性心力衰竭患者的心脏功能。对不同肾素分型高血压患者的降压作用以高肾素和正常肾素两型显著；对低肾素型在加用利尿剂后降压作用亦明显。其降压机制为抑制血管紧张素转化酶活性、降低血管紧张素Ⅱ水平、舒张小动脉等。卡托普利在临床应用时应注意首剂综合征：服药 30～60 min 后，患者出现出汗、心悸、胸闷、气短、面色苍白、血压下降。经吸氧、静注多巴胺等抢救，血压可恢复。卡托普利这种心血管系统反应可能与该药降低交感神经活力有关。

【处方案例一】

处方1：　　　　　　××××医院医疗保险处方　　　　医保内处方
定点医疗机构编码：××××
科室名称：内科　　　　　　　　　日期：2015-9　　　　　　药物金额：
姓名：尚××　　　性别：男　　　年龄：82 岁　　　　　　病历号：

临床诊断	R: 药品名称和规格	用量	用法	频率	数量
高血压	卡托普利片				
急性胃肠炎	（12.5 mg×20 片/盒）	25 mg	餐后口服	Qd	3 盒
发热	吲哚美辛栓剂				
低钠低钾血症	（100 mg×10 枚/盒）	100 mg	塞肛	ST	1 盒
				医生签名：	

审核/调配签名：　　　　　　　　　　　　　核对/发药签名：

1. 请遵医嘱服药；2. 请在窗口点清药品；3. 处方当日有效；4. 发出药品不予退换。

1. 处方分析

（1）卡托普利为第一代血管紧张素转化酶抑制剂，适用于高血压、心力衰竭治疗。

（2）卡托普利为短效药物，口服后 15 min 起效，1～1.5 h 达血药峰浓度，持续 6～12 h。因此在高血压治疗中应每日 2～3 次口服，本患者每日 1 次口服不适宜。

（3）胃中食物可使卡托普利吸收减少 30%～40%，故宜在餐前 1 h 服药。

（4）本患者急性胃肠炎，易存在血容量不足、低钠血症，口服卡托普利可能引起低血压，注意监测血压变化，及时补液纠正电解质紊乱，预防低血压发生。

（5）卡托普利与内源性前列腺素合成抑制剂如吲哚美辛同用，将使本药降压作用减弱。需要监测血压，必要时调整卡托普利的用量。

（6）服用非甾体抗炎药（NSAID）与高血压患者慢性肾疾病（CKD）发生风险的相关性研究表明：与未服用 NSAID 组相比，服用 NSAID 1～89 d 组 CKD 风险增高了 1.18 倍，服用 NSAID≥90 d 的高血压受试者 CKD 发生风险增高 1.32 倍，但充血性心力衰竭、脑卒中、癌症、骨关节炎和风湿性关节炎的发生风险未增加。

（7）选择降压药物的基本原则是小剂量，选用长效制剂，联合用药，个体化用药。老年人对降压药物较敏感，建议应用小剂量长效剂型，不推荐短效药物，即使应用短效药物也建议从小剂量开始。

2. 药师建议

该处方属于用药不适宜中的"用法用量不适宜"，卡托普利为短效 ACEI 类药物，降压治疗建议每日 2～3 次餐前 1 h 口服；对于存在血容量不足、低钠血症患者慎用卡托普利。

该处方属于用药不适宜中的"有不良相互作用"，非甾体抗炎药既减弱卡托普利的降压作用，同时使肾衰竭的风险增高，建议尽量避免长期联合使用，尤其对于高龄、肾功能不全的患者。

【处方案例二】

处方 2：　　　　　××××医院医疗保险处方　　　　医保内处方
定点医疗机构编码：××××
科室名称：内科　　　　　　　　日期：2015-9　　　　　药物金额：
姓名：王××　　性别：男　　年龄：86 岁　　　　病历号：

临床诊断	R:				
	药品名称和规格	用量	用法	频率	数量
心功能不全	卡托普利片				
高血压亚急症	（12.5 mg×20 片/盒）	12.5 mg	舌下含服	ST	1 盒
慢性肾功能不全	氢氯噻嗪片				
咽炎	（25 mg×100 片/盒）	25 mg	口服	ST	1 盒
	硝苯地平片				
	（10 mg×30 片/盒）	10 mg	舌下口服	ST	1 盒
				医生签名：	

审核/调配签名：　　　　　　　　　　　　　　核对/发药签名：

1. 请遵医嘱服药；2. 请在窗口点清药品；3. 处方当日有效；4. 发出药品不予退换。

1. 处方分析

（1）自 1995 年以来，在国内外均发现少数患者，舌下含服硝苯地平 10～20 mg 后血压突然下降，收缩压降至 100mmHg 以下，导致严重心、脑并发症。因此尽量避免舌下含服硝苯地平，特别是对年老多病患者。对高血压急症，如首次舌下含服硝苯地平时，应从 5 mg 开始，并在医生指导下密切观察血压改变，防止低血压发生。

（2）卡托普利半衰期短，起效快，降压幅度适中，故在紧急降压时可口服或舌下含服 12.5 mg，血压可短时间降低，一般不会出现明显低血压。

（3）口服卡托普利患者 7%～10%可出现嗜酸性粒细胞增多或抗核抗体阳性，可出现咳嗽、皮疹症状。本患者咽炎，注意鉴别是否为药物不良反应，必要时减停药或给予抗组胺药物。

（4）卡托普利 95%经肾排泄，肾功能减退患者应用卡托普利，注意小剂量给药或减少给药次数，缓慢递增。同时注意监测肾功能变化，如服药前后血肌酐增高超过 50%，建议停药。若需同时用利尿药，建议用呋塞米而不用噻嗪类利尿药。

2. 药师建议

该处方属于用药不适宜中的"给药途径不适宜"，严重高血压状态不建议舌下含服硝苯地平快速降压，可口服或舌下含服卡托普利 12.5 mg 降压。注意卡托普利可引起嗜酸性粒细胞增多，诱发干咳、皮疹等不良反应；肾功能不全患者慎用卡托普利，注意监测肾功能变化。

【处方案例三】

处方 3： ××××医院医疗保险处方　　　　　　　医保内处方
定点医疗机构编码：××××
科室名称：　　　　　　　　　　日期：2015-8　　　　　　药物金额：
姓名：李×× 　性别：男　　　年龄：75 岁　　　　　　　病历号：

临床诊断	R: 药品名称和规格	用量	用法	频率	数量
高血压	卡托普利片				
肾功能不全	（25 mg×25 片/盒）	25 mg	口服	Tid	1 盒
胃溃疡	西咪替丁片				
	（0.4 g×10 片/盒）	0.2 g	口服	Bid	1 盒
				医生签名：	

审核/调配签名：　　　　　　　　　　　　　　核对/发药签名：

1. 请遵医嘱服药；2. 请在窗口点清药品；3. 处方当日有效；4. 发出药品不予退换。

1. 处方分析

卡托普利在肝内代谢，代谢为二硫化物等，经肾排泄，40%～50%以原形排出，肾功能损害时会产生药物潴留。卡托普利虽然不能通过血脑屏障，但是在临床应用时也有神经系统不良反应的报道，如卡托普利可能导致味觉障碍，其发生率与剂量及肾功能有关。味觉异常多发生于用量 50 mg/d 以上者。据报道，卡托普利与西咪替丁联用可发生神经病变，其中包括吉兰-巴雷综合征。由于西咪替丁抑制细胞色素 P450 催化的氧化代谢途径，并能降低肝血流量，因此可降低卡托普利的代谢，致其药理活性或毒性增强。

2. 药师建议

该处方属于用药不适宜中的"有不良相互作用"。西咪替丁是肝药酶抑制剂，在使用卡托普利时，尤其肾功能损害时更加重药物蓄积，对于合并胃溃疡的患者建议改用雷尼替丁或质子泵抑制剂。

【处方案例四】

处方 4： ××××医院医疗保险处方　　　　　　　医保内处方
定点医疗机构编码：××××
科室名称：内科　　　　　　　　日期：2015-10　　　　　药物金额：
姓名：李×× 　性别：女　　　年龄：45　　　　　　　　　病历号：

临床诊断	R: 药品名称和规格	用量	用法	频率	数量
高血压	卡托普利片				
缺铁性贫血	（25 mg×25 片/盒）	25 mg	口服	Tid	1 盒
	琥珀酸亚铁片				
	（0.1 g×20 片/盒）	0.1 g	口服	Tid	1 盒
				医生签名：	

审核/调配签名：　　　　　　　　　　　　　　核对/发药签名：

1. 请遵医嘱服药；2. 请在窗口点清药品；3. 处方当日有效；4. 发出药品不予退换。

1. 处方分析

在临床治疗中，卡托普利常与含铁制剂同时出现在处方中，有研究探讨了硫酸亚铁是否能改变卡托普利的药代动力学及卡托普利与铁离子之间的相互作用。结果表明，300 mg 硫酸亚铁对卡托普利的 AUC，C_{max} 或 T_{max} 的影响为：对于非结合卡托普利，AUC 减少 37%（$P=0.03$），而 C_{max} 和 T_{max} 没有明显变化；对于总卡托普利，C_{max} 增加 25%（$P=0.03$），AUC 增加 43%，但无统计学显著性（$P=0.27$）。硫酸亚铁对卡托普利 T_{max} 及非结合卡托普利 C_{max} 无实际意义。对 0.5mmol/L 亚铁离子与 0.5mmol/L 卡托普利反应进行检测，结果硫酸亚铁不能直接与卡托普利相互作用。通过对 2mmol/L 氯化铁（或硝酸铁）与 2mmol/L 卡托普利混合后的反应进行检测，高铁离子能迅速、有效地氧化卡托普利，产生相对不溶性卡托普利二硫化物及亚铁离子，此反应将导致未结合卡托普利吸收的减少及卡托普利二硫化物吸收的增加。因此，处方中有含铁药物时必须谨慎。

2. 药师建议

该处方属于用药不适宜中的"有不良相互作用"，当处方中同时出现卡托普利与含铁制剂时，建议患者分开服用。由于胃中食物可使卡托普利吸收减少 30%～40%，故卡托普利宜在餐前 1 h 服药，而且卡托普利口服后吸收迅速，吸收率在 75% 以上。口服后 15 min 起效，1～1.5 h 达血药峰浓度。而琥珀酸亚铁宜在饭后或饭时服用，以减轻胃部刺激。两药分开服用不影响疗效，同时可以减少铁离子对卡托普利的影响。

【处方案例五】

处方5：　　　　　××××医院医疗保险处方　　　　　医保内处方
定点医疗机构编码：××××
科室名称：内科　　　　　　　　日期：2015-10　　　　　　　药物金额：
姓名：刘××　　性别：男　　　　年龄：69 岁　　　　　　　病历号：

临床诊断	R:				
	药品名称和规格	用量	用法	频率	数量
高血压	卡托普利片				
慢性肾功能不全	（25 mg×50 片/盒）	50 mg	口服	Bid	3 盒
高尿酸血症	苯磺酸氨氯地平片				
	（5 mg×7 片/盒）	5 mg	口服	Qd	4 盒
	别嘌醇片				
	（0.1 g×100 片/盒）	0.1 g	口服	Qd	1 盒
	医生签名：				

审核/调配签名：　　　　　　　　　　　　　　　核对/发药签名：

1. 请遵医嘱服药；2. 请在窗口点清药品；3. 处方当日有效；4. 发出药品不予退换。

1. 处方分析

（1）卡托普利可引起白细胞减少的不良反应，引起发热、寒战。白细胞减少与剂量有关，治疗开始后 3～12 周出现，以 10～30 天最显著，停药后持续 2 周。此药物不良反应比较少见，但伴有肾衰竭者应加强警惕，同服别嘌醇可增加此种风险。

（2）定期检查肾功能，如果内生肌酐清除率（Ccr）<15 ml/min，停用别嘌醇，或者将别嘌醇换成苯溴马隆。2013《高尿酸血症和痛风治疗中国专家共识》中指出，别嘌醇在亚裔

人群（包括中国汉族人）使用时发生严重超敏反应的风险高于白人，此反应与白细胞抗原 HLA-B * 5801 等位基因的阳性率有关，中国汉族人此基因的阳性率为 6%～8%。建议在用药前进行该基因的检测，以减少和规避药物不良反应的发生。此外，临床研究结果显示，在高尿酸血症（HUA）分型诊断中 90% 的原发 HUA 属于尿酸排泄不良型。所以，在没有条件进行高尿酸血症病因分型和（或）白细胞抗原基因检测的情况下，可以选择促进尿酸排泄的药物苯溴马隆，该药适用于 Ccr＞20 ml/min 的肾功能不全的痛风和高尿酸血症患者使用，且该药的良好疗效和安全性得到了充分的肯定。

2. 药师建议

该处方属于用药不适宜中的"有不良相互作用"，建议卡托普利与别嘌醇同时服用时定期检查白细胞计数及分类，有感染迹象时立即检查。若白细胞计数过低，暂停用卡托普利，可以恢复。

二、依那普利

依那普利是第二代血管紧张素转化酶抑制剂（ACEI），为含羧基类 ACEI，在体内抑制 ACE 的作用较第一代 ACEI 卡托普利（含巯基）强 8.5 倍。依那普利是前体药物，其乙酯部分在肝内被迅速水解，转化成它的有效代谢物依那普利拉而发挥降压作用。口服依那普利后吸收度约 60%，吸收不受胃肠道内食物的影响。依那普利吸收后在肝内水解所生成的二羧酸依那普利拉抑制血管紧张素转化酶的作用比依那普利强。口服一剂后，降压作用于 1 h 开始，4～6 h 达高峰，按推荐剂量给药，降压作用可维持 24 h 以上。依那普利不易通过血脑屏障。

由于依那普利为前体药，需要在肝内水解为有活性的成分依那普利拉，因此肝功能受损时应避免选用。常规联合使用 ACEI＋ARB＋醛固酮受体拮抗剂是有害的（Ⅲ类，C 级）。依那普利能使血钾升高，不宜与保钾利尿药或补钾制剂合用。

【处方案例一】

处方 1：　　　　　　　××××医院医疗保险处方　　　　　医保内处方
定点医疗机构编码：××××
科室名称：内科　　　　　　　　日期：2015-4　　　　　　药物金额：
姓名：孙××　　性别：男　　　年龄：71 岁　　　　　　病历号：

临床诊断	R: 药品名称和规格	用量	用法	频率	数量
慢性心力衰竭	马来酸依那普利片				
	（10 mg×8 片/盒）	10 mg	口服	Qd	2 盒
	替米沙坦片				
	（20 mg×24 片/盒）	40 mg	口服	Qd	4 盒
	螺内酯片				
	（20 mg×100 粒/瓶）	40 mg	口服	Tid	1 瓶
				医生签名：	

审核/调配签名：　　　　　　　　　　　　　核对/发药签名：

1. 请遵医嘱服药；2. 请在窗口点清药品；3. 处方当日有效；4. 发出药品不予退换。

1. 处方分析

（1）依那普利在肝内水解为依那普利拉，成为一种有效的血管紧张素转化酶抑制剂，使血管紧张素Ⅰ不能转化为血管紧张素Ⅱ，结果血浆醛固酮分泌减少，血管阻力减低。依那普利拉还干扰缓激肽的降解，同样使血管阻力降低。心力衰竭时依那普利扩张动脉与静脉，降低周围血管阻力或后负荷，减低肺毛细血管嵌压或前负荷，也降低肺血管阻力，从而改善心排血量，使运动耐量时间延长。

（2）ACEI 和 ARB 的联合应用也会增加缓激肽的积聚，产生副作用。多项研究显示，大多数 ARB 并未减少心血管死亡的风险，仅在 ACEI、β受体阻滞剂、利尿剂、地高辛的基础上降低了心血管死亡与心力衰竭住院联合终点事件。因此，推荐 ARB 用于左心室射血分数（LVEF）≤40%、不能耐受 ACEI 的患者。在确认患者无低钠血症或血容量降低的前提下，建议选用 ACEI 加利尿剂（氢氯噻嗪），停用替米沙坦。

2. 药师建议

该处方属于用药不适宜中的"有不良相互作用"，常规联合使用 ACEI＋ARB＋醛固酮受体拮抗剂是有害的（Ⅲ类，C级），建议根据患者情况，选择 ACEI 或 ARB，而非二者联合应用。肾功能不全时，依那普利能使血钾升高，建议不宜与保钾利尿药或补钾制剂合用。

【处方案例二】

处方2：　　　　××××医院医疗保险处方　　　　医保内处方
定点医疗机构编码：××××
科室名称：内科　　　　　　　　日期：2015-3　　　　　　药物金额：
姓名：王××　　　性别：女　　　年龄：55 岁　　　　病历号：

临床诊断	R:				
	药品名称和规格	用量	用法	频率	数量
高血压	依那普利片				
干咳	（10 mg×8 片/盒）	10 mg	口服	Qd	2盒
				医生签名：	

审核/调配签名：　　　　　　　　　　　　　核对/发药签名：

1. 请遵医嘱服药；2. 请在窗口点清药品；3. 处方当日有效；4. 发出药品不予退换。

1. 处方分析

（1）ACEI 类降压药所致的不良反应主要为咳嗽（发生率为 3%～35%）。此类咳嗽的特点是咽部不适、干咳（夜间较重），应用抗生素治疗效果不佳，使用色甘酸二纳治疗有效。

（2）临床研究发现，中国原发高血压患者服用 ACEI 类药物后，咳嗽的发生率远高于其他种族，咳嗽是服用依那普利后最常见的不良反应。有学者指出，基因多态性与依那普利诱发咳嗽的风险之间存在显著相关性。随着药物基因组学的发展，已经有 201 种药物可以通过基因位点测定来确定药物的剂量范围，预测药物不良反应发生率，目前发现 SLCO1B1 单倍型可能是依那普利诱发咳嗽的危险因素。

（3）有报道，ACEI 类药物引起的咳嗽约有 1.8% 不能自行缓解。对于这部分高血压患者通常只能选用其他类型的抗高血压药物，如果能够通过基因检测的方法预测，可以更准确地为患者选择其他品种的药物。

2. 药师建议

该处方属于用药不适宜中的"遴选的药品不适宜"，建议持续干咳的患者避免选用

ACEI 类药物。

三、依那普利叶酸

马来酸依那普利为第二代血管紧张素转化酶抑制剂，口服后在体内快速而完全地水解为依那普利拉。后者主要是通过抑制肾素-血管紧张素-醛固酮系统而产生降低血压的作用。依那普利拉达到血清峰浓度的时间大约为 4 h。它主要从肾排泄。除了转换成依那普利拉外，没有证据表明依那普利有其他明显的代谢物。依那普利拉的血清浓度曲线显示其终末相延长，似乎和其与血管紧张素转化酶的结合有关。在肾功能正常的受试者中，口服依那普利 4 天后依那普利拉达血清稳态浓度。多剂量口服依那普利后，依那普利拉的累积有效半衰期为 11 h。治疗剂量范围内，依那普利的吸收和水解程度是相同的。叶酸为机体细胞生长和繁殖的必需物质。叶酸经二氢叶酸还原酶及维生素 B_{12} 的作用，形成四氢叶酸（THFA），后者与多种一碳单位结合成四氢叶酸类辅酶，传递一碳单位，参与体内很多重要反应及核酸和氨基酸的合成。叶酸可作用于甲硫氨酸循环，其一碳单位转化为甲基可使同型半胱氨酸重甲基化，生成甲硫氨酸用于细胞甲基化反应及蛋白质合成。叶酸也可以通过一碳单位供体的作用来促进核酸合成。因此，外源性补充叶酸能够促进同型半胱氨酸甲基化过程，降低血浆同型半胱氨酸。叶酸口服后主要以还原型在空肠近端吸收，5～20 min 即出现在血中，1h 后达高峰。叶酸由门静脉进入肝，以 N5-甲基四氢叶酸的形式储存在肝内和分布在其他组织器官，在肝中储存量为全身总量的 1/3～1/2。治疗量的叶酸约 90% 自尿中排泄，大剂量注射后 2 h，即有 20%～30% 出现于尿中。

【处方案例一】

处方 1：　　　　　×××× 医院医疗保险处方　　　　医保内处方
定点医疗机构编码：××××
科室名称：内科　　　　　　　日期：2015-8　　　　　　药物金额：
姓名：仇××　　性别：男　　　年龄：76 岁　　　　　病历号：

临床诊断	R:				
	药品名称和规格	用量	用法	频率	数量
高血压	氯沙坦钾片				
冠心病	（100 mg×7 片/盒）	100 mg	口服	Qd	4 盒
	马来酸依那普利叶酸片				
	（10.8 mg×14 片/盒）	10.8 mg	口服	Qd	2 盒
				医生签名：	

审核/调配签名：　　　　　　　　　　　　　核对/发药签名：

1. 请遵医嘱服药；2. 请在窗口点清药品；3. 处方当日有效；4. 发出药品不予退换。

1. 处方分析

（1）马来酸依那普利为第二代血管紧张素转化酶抑制剂，通过抑制 RAA 系统而产生降压作用。外源性补充叶酸能够促进同型半胱氨酸甲基化过程，降低血浆同型半胱氨酸。适用于治疗伴有血浆同型半胱氨酸水平升高的原发性高血压（H 型高血压）患者。

（2）ACEI＋ARB 联合用药可能导致肾功能恶化及高钾血症等不良反应，2010 年《中国高血压防治指南》将 ACEI＋ARB 定为不常规推荐联合降压治疗方案，故本处方联合药物不适宜，应单药治疗或选择其他联合药物。

（3）本患者高血压，无明确高同型半胱氨酸血症及缺血性脑血管病，无选用依那普利叶酸片适应证，建议换用依那普利治疗。

2. 药师建议

该处方属于用药不适宜中的"遴选的药品不适宜"，依那普利叶酸片适用于伴有血浆同型半胱氨酸水平升高的原发性高血压（H 型高血压）患者，无高同型半胱氨酸血症的高血压患者不建议应用。

该处方属于用药不适宜中的"联合用药不适宜"，不建议 ACEI、ARB 类药物联合用药。

【处方案例二】

处方 2：　　　　　　　××××医院医疗保险处方　　　　医保内处方

定点医疗机构编码：××××

科室名称：内科　　　　　　　　　日期：2015-8　　　　药物金额：

姓名：王×　　性别：女　　　　年龄：81 岁　　　　病历号：

临床诊断	R:药品名称和规格	用量	用法	频率	数量
陈旧脑梗死	马来酸依那普利叶酸片				
高血压	（10.8 mg×14 片/盒）	21.6 mg	口服	Qd	4 盒
高同型半胱氨酸血症	阿米洛利片				
偏头痛	（5 mg×24 片/盒）	5 mg	口服	Qd	1 盒
慢性肾功能不全	布洛芬缓释胶囊				
	（300 mg×20 片/盒）	300 mg	口服	Q12 h	1 盒
				医生签名：	

审核/调配签名：　　　　　　　　　　　　核对/发药签名：

1. 请遵医嘱服药；2. 请在窗口点清药品；3. 处方当日有效；4. 发出药品不予退换。

1. 处方分析

（1）在中国的高血压人群中，同型半胱氨酸升高的患者达 75%，它使患者脑卒中的风险超过健康人群的 12 倍，这是我国脑卒中高发的重要原因之一。中国高血压的防治重点应该是在控制血压的同时，降低同型半胱氨酸。降低同型半胱氨酸最安全有效的途径是补充叶酸，大量研究表明：每天补充 0.8 mg 叶酸降同型半胱氨酸作用最强，安全有效。本患者脑梗死，高同型半胱氨酸血症，选择依那普利叶酸片适宜，但叶酸每日用量较大，建议每日依那普利叶酸片 10.8 mg 为最佳用量。

（2）本患者慢性肾功能不全，慎用 ACEI 类药物。依那普利 88% 经肾排泄，用药中监测血肌酐水平，如用药后肌酐上升超过基线值 30%，应减量并观察，超过 50% 应立即停用。

（3）依那普利与阿米洛利合用增加了发生高钾血症的风险，应谨慎联合用药，严密监测血钾水平，如发生高钾血症应停药。

（4）对于一些肾功能不全的患者，血管紧张素转化酶抑制剂与非甾体抗炎药合用时，可能导致肾功能进一步减退；非甾体抗炎药与抗高血压药同用时，可使后者降低效果，导致患者血压升高。故本处方依那普利与布洛芬不宜长期联用，合用时注意监测血压、肾功能。

2. 药师建议

该处方属于用药不适宜中的"用法用量不适宜"。依那普利叶酸片治疗 H 型高血压，每日 10.8 mg 为最佳用量；慢性肾功能不全患者慎用 ACEI 类药物，用药同时监测肾功能水平，及时调整用药。

该处方属于用药不适宜中的"联合用药不适宜"。依那普利慎与保钾利尿药、非甾体抗炎药合用，若必须联合应用，应密切监测血钾、肾功能、血压。

四、贝那普利

贝那普利为血管紧张素转化酶抑制药，在体内转换成贝那普利拉后生效。原药抑制血管紧张素转化酶活性的作用仅为后者的千分之一。贝那普利特点为出现作用慢，但维持作用时间长，对心功能指标有良好改善作用，能改善充血性心力衰竭的临床症状及运动能力。

贝那普利口服吸收率约为 40%，达峰时间为 0.5 h。口服后约 18% 转化成贝那普利拉，后者达峰时间为 1.5 h。进食能降低吸收速度，但不减少吸收率。原药及贝那普利拉的血浆蛋白结合率均大于 90%，后者清除率为 1.4～1.7 L/h，消除半衰期为 22 h，主要从尿及粪便排出，极少量可通过乳汁分泌。肾功能减退者清除率下降。

贝那普利也是前体药物，临床应用注意事项可参考依那普利。

【处方案例一】

处方 1：　　　　　　×××× 医院医疗保险处方　　　　医保内处方
定点医疗机构编码：××××
科室名称：内科　　　　　　　　　日期：2015-7　　　　药物金额：
姓名：张××　　　性别：女　　　年龄：85 岁　　　　病历号：

临床诊断	R: 药品名称和规格	用量	用法	频率	数量
高血压 肾功能减退 水肿	盐酸贝那普利片 （10 mg×14 片/盒）	40 mg	口服	Qd	4 盒
			医生签名：		

审核/调配签名：　　　　　　　　　　　　　　核对/发药签名：

1. 请遵医嘱服药；2. 请在窗口点清药品；3. 处方当日有效；4. 发出药品不予退换。

1. 处方分析

患者老年女性，患有高血压、肾功能减退，选择贝那普利可以使患者外周血管扩张，血压下降，并且在降压的同时不减少心、脑、肾等重要器官的血流量。当患者存在肾功能减退时，ACEI 类药物可以通过降低系统血压和肾内血压，改善肾小球滤过膜的通透性，减少蛋白尿的排出，多数患者在用药 4～5 天后蛋白尿减少。值得注意的是，在肾功能不全早期，肾高灌注、高压力、高滤过，ACEI 扩张出球小动脉大于入球小动脉，从而降低了肾小球内的压力，保护肾小球，但是在肾功能不全后期，肾则为低灌注，这时需要根据患者的血清肌酐来判断是否应用 ACEI 类药物，如果患者的血清肌酐（SCr）升高幅度小于 30%，属于正常反应，可以继续使用，如果 SCr 升高幅度大于 30%，提示肾缺血，这时应该停止使用 ACEI 类药物，及时纠正肾缺血，如果肾缺血不能纠正，ACEI 类药物则应禁止使用。

如果患者存在水钠潴留，由于机体本身水过多，循环血量足够甚至超负荷，势必会通过反馈调节抑制肾素-血管紧张素系统的激活。

2. 药师建议

该处方属于用药不适宜中的"用法用量不适宜"，建议对于高龄的伴肾功能减退的高血压患者，使用贝那普利等血管紧张素转化酶抑制剂应注意药物的剂量和用法，有文献报道贝那普利的最佳保护剂量是 20 mg，可以使 51% 的患者改善肾功能下降和尿蛋白排泄率，当剂量增加到 40 mg 时，仅 4% 的患者获益。

【处方案例二】

处方 2：　　　　　××××医院医疗保险处方　　　　医保内处方

定点医疗机构编码：××××

科室名称：内科　　　　　　　日期：2015-11　　　　　药物金额：

姓名：张××　　性别：女　　　年龄：55 岁　　　　　病历号：

临床诊断	R: 药品名称和规格	用量	用法	频率	数量
高血压 骨关节病	盐酸贝那普利片 （10 mg×14 片/盒） 双氯芬酸缓释胶囊 （0.3 g×20 粒/盒）	10 mg 0.6 g	口服 口服	Qd Bid	1 盒 2 盒

医生签名：

审核/调配签名：　　　　　　　　　　　　　　核对/发药签名：

1. 请遵医嘱服药；2. 请在窗口点清药品；3. 处方当日有效；4. 发出药品不予退换。

1. 处方分析

高血压患者合并急、慢性疼痛的患者较常见，疼痛的治疗中非甾体抗炎药是常用药物。有研究显示较大剂量的非甾体抗炎药（NSAID）增加主要心血管不良事件的风险高达 1/3 左右，包括非致死性的心脏病发作、卒中和死亡；严重上消化道并发症如出血性溃疡的发生风险增加 2~4 倍。

贝那普利与 NSAID 类药物合用可通过抑制前列腺素合成及水钠潴留，使贝那普利的降压作用减弱。

2. 药师建议

该处方属于用药不适宜中的"有不良相互作用"，建议贝那普利与双氯芬酸合用时，监测患者的血压波动情况，调整贝那普利剂量，避免因药物的相互作用影响患者血压的控制。

五、培哚普利

培哚普利片是一种能有效降压、耐受性良好的第三代长效血管紧张素转化酶抑制剂，为含羧基类 ACEI，具有高的组织血管紧张素转化酶亲和力，能增强缓激肽水平，有抗缺血、抗动脉粥样硬化的疗效以及对血管保护的特性。临床上用于原发性高血压和充血性心力衰竭。

培哚普利可导致醛固酮分泌减少，通过负反馈机制增高肾素活性。长期服用，总外周动脉阻力降低，且优先作用于肌肉和肾血流，不伴有钠和液体潴留或反射性心动过速。与所有的转化酶抑制剂相同，培哚普利强烈抑制肽类血管扩张物质——缓激肽降解为无活性的肽类。对于低肾素水平或正常肾素水平的患者，培哚普利均能降低血压。

培哚普利同样是前体药物，以其活性成分培哚普利拉发生作用，其他代谢产物无活性。

【处方案例一】

处方1：　　　　　　　××××医院医疗保险处方　　　　　医保内处方
定点医疗机构编码：××××
科室名称：内科　　　　　　　　　日期：2015-5　　　　　　药物金额：
姓名：张××　　　性别：男　　　年龄：60岁　　　　　　病历号：

临床诊断	R: 药品名称和规格	用量	用法	频率	数量
高血压 高血钾	培哚普利片 （4 mg×10 片/盒）	4 mg	口服	Bid	1盒
				医生签名：	

审核/调配签名：　　　　　　　　　　　　　　核对/发药签名：

1. 请遵医嘱服药；2. 请在窗口点清药品；3. 处方当日有效；4. 发出药品不予退换。

1. 处方分析

患者老年男性，患有高血压，同时发现血钾升高。血钾升高的临床表现不典型，常有心悸、乏力、恶心、肌肉刺痛、感觉异常、肌无力和麻痹，高血钾严重时可能导致心脏骤停，必须立即快速有效地降钾。对于血钾升高不多的患者，应去除能引起血钾升高的因素，停用经口、静脉的含钾饮食和药物，包括保钾利尿药和 ACEI 类药物。

研究发现，ACEI 类药物可作用于 RAA 系统，抑制醛固酮的释放，减弱肾集合管的排钾作用，进而可引起高钾血症。虽然培哚普利在应用中极少发生高血钾，仍建议避免补钾治疗或者与保钾利尿剂长期联用，特别是在肾衰竭患者。建议尽快找到血钾升高的原因，停用 ACEI 类药物。

2. 药师建议

该处方属于用药不适宜中的"用法用量不适宜"，建议培哚普利的用法为每日 1 次。药代动力学证明口服 8～16 mg 培哚普利可达到最大的 ACE 抑制效果，给药后 1 h 即产生 ACE 抑制，4～8 h 达到最大抑制，48 h 后抑制的血浆 ACE 活性尚未能完全恢复。在每天 1 次服药期间，没有 ACE 抑制减弱。因此培哚普利不需要 Bid 服药。

该处方属于用药不适宜中的"遴选的药品不适宜"，患者存在高血钾，应考虑到 ACEI 类药物因降低醛固酮而产生的保钾作用，建议换用其他类型的降压药。

【处方案例二】

处方2：　　　　　　　××××医院医疗保险处方　　　　　医保内处方
定点医疗机构编码：××××
科室名称：内科　　　　　　　　　日期：2015-4　　　　　　药物金额：
姓名：张××　　　性别：女　　　年龄：60岁　　　　　　病历号：

临床诊断	R: 药品名称和规格	用量	用法	频率	数量
高血压 干咳	培哚普利片 （4 mg×10 片/盒）	4 mg	口服	Qd	1盒
				医生签名：	

审核/调配签名：　　　　　　　　　　　　　　核对/发药签名：

1. 请遵医嘱服药；2. 请在窗口点清药品；3. 处方当日有效；4. 发出药品不予退换。

1. 处方分析

已报道干咳与服用 ACEI 有关，其特点为持续性。培哚普利引起咳嗽的发生率为 1.8%～7.6%，其中大部分为一过性，可自行消失，因咳嗽需停药者大约为 1.8%。有报道培哚普利引起咳嗽的发生率比卡托普利低。

培哚普利口服吸收迅速。吸收量为服用剂量的 65%～70%。培哚普利水解为培哚普利拉，培哚普利拉的生成量受饮食的影响。

2. 药师建议

该处方属于用药不适宜中的"遴选的药品不适宜"，建议分析患者干咳是否由培哚普利引起，如患者不可耐受，建议不使用培哚普利等 ACEI 类药物降压。

六、福辛普利

福辛普利为前体药，对血管紧张素转化酶直接抑制作用较弱，口服后吸收缓慢且不完全吸收，在体内迅速转变为活性更强的代谢产物福辛普利拉。福辛普利拉通过其次磷酸基团和血管紧张素转化酶活性部位锌离子结合，抑制血管紧张素转化酶活性。福辛普利对血管紧张素转化酶的抑制作用产生下列效应：血管紧张素 II 含量明显减少；醛固酮分泌减少，使水钠潴留减少；减少儿茶酚胺类物质释放，降低交感神经张力。此外，福辛普利通过对激肽酶 II 的抑制作用，使缓激肽失活减慢，缓激肽的舒血管作用得到加强。一次口服福辛普利后可使血管紧张素转化酶活性被抑制 24 h 以上。该药可同时从肾和肝肠排泄，不易蓄积。在福辛普利应用后，血浆肾素和血管紧张素 I 浓度增加，血管紧张素 II 和醛固酮浓度下降。

【处方案例一】

处方1：　　　　　×××× 医院医疗保险处方　　　　　医保内处方
定点医疗机构编码：××××
科室名称：内科　　　　　　　　日期：2015-9　　　　　　药物金额：
姓名：张××　　　性别：男　　　年龄：80 岁　　　　　　病历号：

临床诊断	R: 药品名称和规格	用量	用法	频率	数量
高血压	福辛普利钠片				
转氨酶升高	（10 mg×14 片/盒）	10 mg	口服	Qd	1 盒
				医生签名：	

审核/调配签名：　　　　　　　　　　　　　核对/发药签名：

1. 请遵医嘱服药；2. 请在窗口点清药品；3. 处方当日有效；4. 发出药品不予退换。

1. 处方分析

尽管福辛普利可同时从肾和肝肠排泄，不易蓄积，但据报道有极少数胆汁性黄疸和肝细胞损害的致死病例。出现黄疸或肝酶明显升高的患者应该停用福辛普利钠治疗。

肝损害是 ACEI 类药物常见的不良反应。在一项对 36 例 ACEI 类药物所致不良反应的综合分析中，有 3 例患者在用药后发生肝损害，其中有 1 例患者在应用福辛普利后发生肝损害，有 1 例患者在应用卡托普利后发生肝损害，有 1 例患者在应用贝那普利后发生肝损害。可见，高血压患者在长期使用 ACEI 类药物过程中应定期检查肝功能，以免发生肝损害。

2. 药师建议

该处方属于用药不适宜中的"遴选的药品不适宜"，建议存在转氨酶升高的患者，积极查找病因，停止使用可能引起肝功能损害的药物。

【处方案例二】

处方2：　　　　　　　××××医院医疗保险处方　　　　医保内处方

定点医疗机构编码：××××

科室名称：内科　　　　　　　日期：2015-9　　　　　　　药物金额：

姓名：张××　　性别：女　　年龄：65 岁　　　　　　病历号：

临床诊断	R: 药品名称和规格	用量	用法	频率	数量
高血压	福辛普利钠片				
胃溃疡	（10 mg×14 片/盒）	10 mg	口服	Qd	1 盒
	雷贝拉唑钠肠溶胶囊				
	（10 mg×7 粒/盒）	10 mg	口服	Qd	2 盒
				医生签名：	

审核/调配签名：　　　　　　　　　　　核对/发药签名：

1. 请遵医嘱服药；2. 请在窗口点清药品；3. 处方当日有效；4. 发出药品不予退换。

1. 处方分析

抗酸药可能影响福辛普利钠片的吸收。福辛普利几乎不溶于水，多用其钠盐以增加药物溶解度，但口服生物利用度也仅为 32%～36%。研究发现，肠道内 pH 越低，福辛普利的吸收增加越显著，因为福辛普利的吸收依赖于一种称为 Pept1 的寡肽转运蛋白，pH 降低可为 Pept1 提供更多的 H^+，从而促进 Pept1 的转运功能。

2. 药师建议

该处方属于用药不适宜中的"有不良相互作用"，建议福辛普利钠片和抗酸药分开服用，至少相隔 2 h。

【处方案例三】

处方3：　　　　　　　××××医院医疗保险处方　　　　医保内处方

定点医疗机构编码：××××

科室名称：内科　　　　　　　日期：2015-7　　　　　　　药物金额：

姓名：王×　　性别：男　　年龄：77 岁　　　　　　病历号：

临床诊断	R: 药品名称和规格	用量	用法	频率	数量
冠心病	福辛普利钠片				
陈旧心肌梗死	（10 mg×14 片/盒）	10 mg	口服	Bid	4 盒
高血压	螺内酯片				
慢性肾功能不全	（20 mg×100 片/盒）	20 mg	口服	Qd	1 盒
	托拉塞米片				
	（10 mg×12 片/盒）	10 mg	口服	Qd	2 盒
				医生签名：	

审核/调配签名：　　　　　　　　　　　核对/发药签名：

1. 请遵医嘱服药；2. 请在窗口点清药品；3. 处方当日有效；4. 发出药品不予退换。

1. 处方分析

福辛普利为长效药物，有效半衰期平均为 11.5 h，一天 1 次服药即可。福辛普利与利尿药同用时降压作用增大，可能引起严重低血压，故原用利尿药者应停药或减量。福辛普利开始以小剂量应用，逐渐调整剂量。

福辛普利肝肾双通道代谢，44%～50%经肾清除，46%～50%经肝清除后从肠道排泄。虽可应用于慢性肾功能不全患者，但注意血肌酐超过 3 mg/dl 慎用，注意监测血肌酐水平，如用药后肌酐上升超过基线值30%，应减量并观察，超过 50%应立即停用。

福辛普利与螺内酯合用增加了发生高钾血症的风险，应谨慎联合用药，严密监测血钾水平，如发生高钾血症应停药。

2. 药师建议

该处方属于用药不适宜中的"用法用量不适宜"，建议福辛普利钠片的用法改为每日1 次。

【处方案例四】

处方 4： ××××医院医疗保险处方　　　医保内处方
定点医疗机构编码：××××
科室名称：内科　　　　　　　日期：2015-7　　　　药物金额：
姓名：孟×　　性别：男　　　年龄：72 岁　　　　　病历号：

临床诊断	R:药品名称和规格	用量	用法	频率	数量
高血压	福辛普利钠片				
肾动脉狭窄	（10 mg×14 片/盒）	10 mg	口服	Qd	2 盒
慢性咽炎	蓝芩口服液				
	（10 ml×6 支/盒）	20 ml	口服	Tid	3 盒
				医生签名：	

审核/调配签名：　　　　　　　　　　　核对/发药签名：

1. 请遵医嘱服药；2. 请在窗口点清药品；3. 处方当日有效；4. 发出药品不予退换。

1. 处方分析

福辛普利禁用于双侧肾动脉狭窄患者，因 ACEI 类药物更显著地扩张肾小球出球小动脉，导致肾小球滤过压明显下降，使血肌酐升高，肾功能恶化。对于单侧肾动脉狭窄，在监测肾功能、血钾变化的同时谨慎用药。

福辛普利最常见的副作用有咳嗽、头痛、眩晕、疲乏、嗜睡、恶心等，如患者开始服药过程中出现干咳，注意鉴别是 ACEI 类药物副作用还是呼吸道感染等。

2. 药师建议

该处方属于用药不适宜中的"遴选的药品不适宜"，对于肾动脉狭窄的患者，禁忌使用ACEI 类药物。

七、雷米普利

雷米普利是最新一代血管紧张素转化酶抑制剂，不含巯基，对血管紧张素转化酶抑制作用强，并增强血管舒缓素缓激肽系统和前列腺素系统的活性，抑制肾上腺素能神经，能显著降低原发性高血压患者的立卧位血压且作用持久。其降压作用是依那普利的 10 倍，在扩张血管发挥降压作用时不伴有反射性心动过速，不影响心脏功能。对血浆地高辛浓度无影响，适于同时服用地高辛的心力衰竭患者。

【处方案例一】

处方 1：　　　　　××××医院医疗保险处方　　　　　医保内处方
定点医疗机构编码：××××
科室名称：内科　　　　　　　日期：2015-2　　　　　　药物金额：
姓名：丁××　　　性别：男　　　年龄：56 岁　　　　病历号：

临床诊断	R:				
	药品名称和规格	用量	用法	频率	数量
高血压	雷米普利片				
糖尿病	（2.5 mg×14 片/盒）	2.5 mg	口服	Tid	1 盒
	二甲双胍缓释片				
	（0.5 g×24 片/盒）	0.5 g	口服	Tid	1 盒
				医生签名：	

审核/调配签名：　　　　　　　　　　　　　　　核对/发药签名：

1. 请遵医嘱服药；2. 请在窗口点清药品；3. 处方当日有效；4. 发出药品不予退换。

1. 处方分析

雷米普利是一个前体药物，经胃肠道吸收后在肝水解生成雷米普利拉。服用雷米普利会导致血浆肾素活性的升高，及血管紧张素 Ⅱ 和醛固酮血浆浓度的下降。因为血管紧张素 Ⅱ 减少，可导致外周血管扩张和血管阻力下降，从而产生有益的血流动力学效应。

雷米普利口服给药后能被迅速从胃肠道吸收，在 1 h 之内即可达到血浆峰浓度。其活性代谢产物——雷米普利拉的峰值血浆浓度出现在用药后的 2～4 h。雷米普利拉的有效半衰期为 13～17 h，主要从肾排泄（大约 60% 从尿中排泄，40% 从粪便排泄）。由于雷米普利分子结构中的苯环作用，其具有高度亲脂性（依那普利的 23 倍）和很强的酶整合力（依那普利的 7 倍），雷米普利-ACE 复合物十分稳定，它不但抑制循环血液中 ACE，而且抑制局部组织自分泌和旁分泌的 RAA 活动。生物利用度高，作用时间长，每日 1 次小剂量（2.5～5 mg）就能对心血管、脑血管、肾和周围血管起到良好的药理作用。

雷米普利由于具有潜在的降低胰岛素抵抗作用，所以可以增强口服降糖药（磺脲类、双胍类）的降糖效果，产生低血糖的风险，尤其在治疗初期。

2. 药师建议

该处方属于用药不适宜中的"用法用量不适宜"，建议雷米普利每日 1 次，同时监测血糖，必要时调整降糖药的剂量，确保血糖水平平稳，避免低血糖发生。

【处方案例二】

处方2：　　　　　　　×××× 医院医疗保险处方　　　　　医保内处方

定点医疗机构编码：××××

科室名称：内科　　　　　　　　　　　日期：2015-7　　　　　　　药物金额：

姓名：阳××　　　性别：男　　　　　年龄：52 岁　　　　　　　病历号：

临床诊断	R: 药品名称和规格	用量	用法	频率	数量
高血压 血管神经性水肿	雷米普利片 （2.5 mg×14 片/盒）	2.5 mg	口服	Qd	1盒
				医生签名：	

审核/调配签名：　　　　　　　　　　　　　　　　核对/发药签名：

1. 请遵医嘱服药；2. 请在窗口点清药品；3. 处方当日有效；4. 发出药品不予退换。

1. 处方分析

血管性水肿的病因很多，常见原因有食物、吸入物、感染、药物等。当喉头黏膜发生血管性水肿时，有气闷、喉部不适、声音嘶哑、呼吸困难，甚至有窒息的可能。如果使用 ACEI 类药物治疗期间发生血管神经性水肿，必须立即停药。有报道由 ACEI 类药物触发的血管神经性水肿可能累及喉、咽和（或）舌。

2. 药师建议

该处方属于用药不适宜中的"遴选的药品不适宜"，患者有血管神经性水肿，不宜使用 ACEI 类药物，建议停止使用雷米普利。

第三节　血管紧张素Ⅱ受体拮抗剂

血管紧张素Ⅱ受体拮抗剂（ARB）用于高血压的治疗，是一类对血管紧张素Ⅱ受体亚型 AT_1 受体有高度亲和力的药物，不但可以拮抗通过 ACE 转化生成的血管紧张素Ⅱ的生物活性，而且还可以阻断通过非经典途径（如糜蛋白酶等）催化生成的血管紧张素Ⅱ活性，同时不产生 ACEI 引起的缓激肽积聚所致咳嗽等不良反应，对于使用 ACEI 引起咳嗽的患者具有特殊价值。

在欧美国家进行了大量较大规模的临床试验研究，结果显示，ARB 可降低有心血管病史（冠心病、脑卒中、外周动脉病）患者的心血管并发症发生率和高血压患者的心血管事件危险；降低糖尿病或肾病患者的蛋白尿及微量白蛋白尿。尤其适用于伴左心室肥厚、心力衰竭、心房颤动预防、糖尿病肾病、冠心病、代谢综合征、微量白蛋白尿或蛋白尿患者，以及不能耐受 ACEI 的患者。目前常用的 ARB 为氯沙坦、缬沙坦、坎地沙坦、厄贝沙坦、替米沙坦等。ARB 的不良反应发生较少，以头晕最为常见（1%～3%），偶有腹泻，长期应用可升高血钾。妊娠、双侧肾动脉狭窄、高钾血症是主要的禁忌证。

ARB 类药物的处方点评要点：

1. 临床应首选 ACEI，若有不良反应再改用 ARB，注意药物遴选的适宜性。

2. 两类药物均可引起高血钾，在肾功能不全时，避免不适宜地联合应用。

一、厄贝沙坦

厄贝沙坦为 Ang II 受体拮抗剂，能特异性地拮抗 AT_1R，对 AT_1R 的拮抗作用大于 AT_2R 8500 倍，通过选择性地阻断 Ang II 与 AT_1R 结合，抑制血管收缩和醛固酮的释放，产生降压作用。

厄贝沙坦不抑制血管紧张素转化酶（ACE）和肾素，也不抑制与血压调节和钠平衡有关的离子通道。口服后能迅速吸收，生物利用度为 60%～80%，不受食物的影响。血浆达峰时间为 1～1.5 h，消除半衰期为 11～15 h。3 天内达稳态。厄贝沙坦通过葡萄糖醛酸化或氧化代谢，体外研究表明主要由细胞色素酶 P450 2C9 氧化。本品及代谢物经胆道和肾排泄。厄贝沙坦的血浆蛋白结合率为 90%。据国内资料报道，健康受试者口服本品 300 mg 后，约 1.9 h 血药浓度达峰值，峰浓度约为 4058 $\mu g/L$，消除半衰期约为 10.2 h。

【处方案例一】

处方1：　　　　　　　××××医院医疗保险处方　　　　　医保内处方
定点医疗机构编码：××××
科室名称：内科　　　　　　　　日期：2015-8　　　　　药物金额：
姓名：李××　　　性别：男　　　年龄：66 岁　　　　　病历号：

临床诊断	R:药品名称和规格	用量	用法	频率	数量
高血压	厄贝沙坦氢氯噻嗪片				
前列腺增生	（0.15 g：12.5 mg×7 片/盒）	2 片	口服	Qd	4 盒
	盐酸特拉唑嗪片				
	（2 mg×14 片/盒）	4 mg	口服	QN	4 盒
				医生签名：	

审核/调配签名：　　　　　　　　　　　　　　　核对/发药签名：

1. 请遵医嘱服药；2. 请在窗口点清药品；3. 处方当日有效；4. 发出药品不予退换。

1. 处方分析

（1）临床试验中，特拉唑嗪与厄贝沙坦氢氯噻嗪联合治疗的患者中，报道眩晕或其他相关不良反应的比例较高。

（2）使用特拉唑嗪治疗良性前列腺增生时，老年患者较年轻患者更易发生直立性低血压。

（3）厄贝沙坦氢氯噻嗪与特拉唑嗪均有降低血压的效果，两者合用注意对血压的影响。

2. 药师建议

该处方属于用药不适宜中的"用法用量不适宜"，当厄贝沙坦氢氯噻嗪与特拉唑嗪合用时注意监测血压，必要时减少剂量，以避免发生显著低血压或晕厥。

【处方案例二】

处方2： ××××医院医疗保险处方 医保内处方
定点医疗机构编码：××××
科室名称：内科 日期：2015-7 药物金额：
姓名：郭× 性别：女 年龄：66 岁 病历号：

临床诊断	R: 药品名称和规格	用量	用法	频率	数量
高血压	厄贝沙坦片				
急性胃肠炎	（150 mg×7 片/盒）	300 mg	口服	Qd	8 盒
慢性肾功能不全	盐酸小檗碱片				
	（0.1 g×30 片/盒）	0.3 g	口服	Tid	1 盒
				医生签名：	

审核/调配签名： 核对/发药签名：

1. 请遵医嘱服药；2. 请在窗口点清药品；3. 处方当日有效；4. 发出药品不予退换。

1. 处方分析

ARB 类药物有导致低血压及体液平衡失调的副作用，特别对于开始治疗前存在血容量不足和（或）低钠血症的患者更易发生。本患者有急性胃肠炎，可能存在血容量不足，大剂量应用厄贝沙坦可能出现低血压，开始应小剂量用药，注意补充血容量，监测血压变化。

对于血管张力和肾功能严重依赖于 RAA 系统活性的患者，ARB 类药物可能引起少尿、氮质血症甚至急性肾衰竭，如血肌酐超过 4 mg/dl 慎用。用药中严密监测血肌酐及血钾水平，如用药后肌酐上升超过基线值 30%，应减量并观察，超过 50% 应立即停用。

2. 药师建议

该处方属于用药不适宜中的"用法用量不适宜"，患者有胃肠炎，可能存在血容量不足，应监测血压、血肌酐、血钾水平，注意补充血容量，及时调整用药方案。

【处方案例三】

处方3： ××××医院医疗保险处方 医保内处方
定点医疗机构编码：××××
科室名称：内科 日期：2015-7 药物金额：
姓名：周×× 性别：男 年龄：56 岁 病历号：

临床诊断	R: 药品名称和规格	用量	用法	频率	数量
高血压	厄贝沙坦片				
冠心病	（150 mg×7 片/盒）	150 mg	口服	Qd	4 盒
慢性肾小球肾炎	卡托普利片				
	（12.5 mg×20 片/盒）	12.5 mg	口服	Tid	1 盒
	螺内酯片				
	（20 mg×100 片/盒）	20 mg	口服	Qd	1 盒
				医生签名：	

审核/调配签名： 核对/发药签名：

1. 请遵医嘱服药；2. 请在窗口点清药品；3. 处方当日有效；4. 发出药品不予退换。

1. 处方分析

ARB 类降压药物与保钾利尿药螺内酯合用时，易出现高钾血症，特别是对有基础肾病患者应谨慎联合应用，严密监测肾功能及血钾变化。2010 年高血压防治指南及 2014 年中国高血压基层管理指南（修订版）指出，ACEI＋ARB 为不常规推荐治疗方案，卡托普利与厄贝沙坦联用是对 RAA 系统的双重阻滞；与单药相比，RAAS 的双重阻滞作用增加了低血压、高血钾和肾功能异常的风险。应避免联合用药。

该患者高血压合并冠心病、慢性肾病，根据指南应首选 ACEI 或 ARB，常需联合 β 受体阻滞剂、CCB、利尿剂。对于基层医疗机构的医生建议在上级医院取得治疗方案或在上级医院指导下治疗患者。

2. 药师建议

该处方属于用药不适宜中的"联合用药不适宜"，不推荐 ACEI 与 ARB 同时使用。如临床确实需要联合使用 ACEI 与 ARB 时，要密切监测血压、肾功能和电解质。

二、氯沙坦钾片

氯沙坦及其具有药理活性的羧酸代谢产物可以阻断任何来源或任何途径合成的血管紧张素 Ⅱ 所产生的相应生理作用。氯沙坦口服吸收良好，生物利用度约为 33％。氯沙坦及其活性代谢产物的血药浓度分别在 1 h 及 3～4 h 达到峰值。与食物同服时，氯沙坦的血浆浓度没有明显变化。氯沙坦及其活性代谢产物的血浆蛋白结合率≥99％，主要是与白蛋白结合。

【处方案例一】

处方 1：　　　　　　××××医院医疗保险处方　　　　　医保内处方
定点医疗机构编码：××××
科室名称：内科　　　　　　　　日期：2015-12　　　　　药物金额：
姓名：××　　　性别：男　　　年龄：69 岁　　　　　病历号：

临床诊断	R:药品名称和规格	用量	用法	频率	数量
高血压	氯沙坦钾片				
肝硬化	（100 mg×7 片/盒）	100 mg	口服	Qd	2 盒
双下肢水肿	盐酸阿米洛利片				
	（5 mg×24 片/盒）	5 mg	口服	Bid	1 盒
				医生签名：	

　　审核/调配签名：　　　　　　　　　　　　核对/发药签名：

1. 请遵医嘱服药；2. 请在窗口点清药品；3. 处方当日有效；4. 发出药品不予退换。

1. 处方分析

药代动力学资料表明，肝硬化患者氯沙坦的血浆浓度明显增加，故对有肝功能损害病史的患者应该考虑使用较低剂量。

电解质/体液平衡失调、血容量不足的患者（如应用大剂量利尿药治疗的患者），可发生症状性低血压。在使用氯沙坦治疗前应该纠正这些情况，或使用较低的起始剂量。

有报道服用氯沙坦钾时偶尔有肝酶和（或）血清胆红素升高。

与保钾利尿药（如螺内酯、氨苯蝶啶、阿米洛利）合用时，可导致血钾升高。

2. 药师建议

该处方属于用药不适宜中的"用法用量不适宜"，建议肝硬化患者或同时服用大剂量利尿剂的患者，可考虑采用每天 1 次 25 mg 的起始剂量，维持剂量为每天 1 次 50 mg。

该处方属于用药不适宜中的"有不良相互作用"，氯沙坦与阿米洛利合用时，发生高钾血症的机会增加，服药期间如发生高钾血症，应立即停药，并进行相应处理。长期联合应用需要定期查血钾、钠、氯水平。

【处方案例二】

处方 2：　　　　××××医院医疗保险处方　　　　医保内处方
定点医疗机构编码：××××
科室名称：内科　　　　　　　　日期：2015-9　　　　　　药物金额：
姓名：张××　　　性别：男　　　年龄：85 岁　　　　　病历号：

临床诊断	R：药品名称和规格	用量	用法	频率	数量
高血压	氯沙坦钾片				
骨关节病	（100 mg×7 片/盒）	50 mg	口服	Qd	2 盒
	塞来昔布胶囊				
	（100 mg×10 片/盒）	100 mg	口服	Bid	1 盒
				医生签名：	

审核/调配签名：　　　　　　　　　　　　　核对/发药签名：

1. 请遵医嘱服药；2. 请在窗口点清药品；3. 处方当日有效；4. 发出药品不予退换。

1. 处方分析

（1）有报道提示非甾体抗炎药（NSAID）会减弱血管紧张素Ⅱ受体拮抗剂的抗高血压作用。因此同时服用氯沙坦和塞来昔布的患者要考虑这种药物相互作用，注意监测血压的变化，调整氯沙坦的剂量。

（2）老年人合用血管紧张素Ⅱ受体拮抗剂与非甾体抗炎药（包括选择性 COX-2 抑制剂）时，可能导致肾功能恶化，包括可能出现急性肾衰竭。

2. 药师建议

该处方属于用药不适宜中的"有不良相互作用"，老年人同服氯沙坦与塞来昔布时，降压疗效会减弱，肾功能会受到影响，建议塞来昔布使用最短疗程与最低剂量，监测血压、肾功能，及时调整氯沙坦剂量。

三、替米沙坦片

替米沙坦选择性阻断 AngⅡ与大多数组织上（如血管平滑肌和肾上腺）AT_1R 的结合，从而抑制 AngⅡ的血管收缩及醛固酮分泌作用。大多数组织中还存在 AT_2R，AT_2R 对心血管的作用还不清楚，替米沙坦与 AT_1R 的结合力远高于 AT_2R（大于 3000 倍）。替米沙坦与大多数白蛋白和 α_1-酸糖蛋白有高的血浆蛋白结合率（>99.5%），当浓度范围超过推荐剂量时，血浆蛋白的结合量恒定。替米沙坦的分布容积接近 500 L，显示有组织结合。替米沙坦为二级衰变动力学，消除半衰期约为 24 h。口服给予替米沙坦剂量超过 20～160 mg 范围时药代动力学为非线性，血药浓度的增加比例远高于给药剂量的增加。血浆总清除率大于 800 ml/min，清除半衰期和总清除率与剂量无关。肾排泄功能不影响替米沙坦的清除率，基于对轻中度肾损害患者（肌酐清除率为 30～80 ml/min，平均清除率接近 50 ml/min）的少量经验，肾功能下降患者不必调整剂量。而对于肝功能不全患者替米沙坦血药浓度升高，绝对生物利用度接近 100％。

【处方案例一】

处方 1：　　　　××××医院医疗保险处方　　　　　　医保内处方
定点医疗机构编码：××××
科室名称：内科　　　　　　　　　日期：2015-9　　　　　　药物金额：
姓名：赵××　　　性别：男　　　年龄：56 岁　　　　　　病历号：

临床诊断	R: 药品名称和规格	用量	用法	频率	数量
冠心病 陈旧前间壁心肌梗死 高血压 慢性乙型肝炎后肝硬化	替米沙坦片 （80 mg×7 片/盒）	80 mg	口服	Bid	6 盒
				医生签名：	

审核/调配签名：　　　　　　　　　　　　　　核对/发药签名：

1. 请遵医嘱服药；2. 请在窗口点清药品；3. 处方当日有效；4. 发出药品不予退换。

1. 处方分析

（1）替米沙坦为长效血管紧张素 II 受体拮抗剂（ARB），药物半衰期为 24 h，99％在肝代谢，适用于原发性高血压的治疗。

（2）替米沙坦为长效 ARB 类药物，应每天 1 次服药。用药初始剂量为 40 mg，最大剂量为 80 mg，每日 1 次，本处方超量用药。因替米沙坦在用药 4～8 周后才能发挥最大药效，因此在增加药物剂量时需注意用药时间，避免调药过快导致血压波动。

（3）替米沙坦的排泄主要是通过胆汁分泌，胆汁淤积或肝功能不全的患者药物清除率下降。故对于轻中度肝功能不全，慎用替米沙坦，替米沙坦每日用量不应超过 40 mg，注意监测肝功能指标；严重肝功能不全禁用替米沙坦。

（4）替米沙坦片过量的不良反应，多表现为低血压、头晕和心动过缓，心动过缓可能因副交感（迷走）神经兴奋引起，如果发生低血压症状，应进行对症支持治疗。还要注意血液透析不能清除替米沙坦。

2. 药师建议

该处方属于用药不适宜中的"用法用量不适宜"，替米沙坦为长效 ARB，建议轻中度肝功能不全患者替米沙坦每日用量不宜超过 40 mg。严重肝功能不全患者禁用替米沙坦。

【处方案例二】

处方2：　　　　　　××××医院医疗保险处方　　　　　　医保内处方
定点医疗机构编码：××××
科室名称：内科　　　　　　　　　　日期：2015-9　　　　　　药物金额：
姓名：吕××　　性别：男　　　　年龄：66 岁　　　　　　病历号：

临床诊断	R： 药品名称和规格	用量	用法	频率	数量
冠心病	地高辛片				
心房颤动	（0.25 mg×30 片/盒）	0.25 mg	口服	Qd	1 盒
高血压	替米沙坦片				
慢性肾功能不全	（80 mg×7 片/盒）	80 mg	口服	Qd	4 盒
	华法林钠片				
	（2.5 mg×80 片/盒）	2.5 mg	口服	Qd	1 盒
				医生签名：	

审核/调配签名：　　　　　　　　　　　　　　　　核对/发药签名：

1. 请遵医嘱服药；2. 请在窗口点清药品；3. 处方当日有效；4. 发出药品不予退换。

1. 处方分析

（1）替米沙坦 99％自肝代谢，轻或中度肾功能损害的患者，服用本品不需调整剂量。但对于重度肾功能不全则慎用替米沙坦，严密监测肾功能及血钾变化，如用药后出现血肌酐上升超过基线值 30％，应减量并观察，超过 50％或出现严重高钾血症应立即停用。

（2）替米沙坦与地高辛合用时，地高辛血浆峰浓度平均增高 49％，谷浓度增高 20％。因此，当开始使用、调整剂量和停止使用替米沙坦时应监测地高辛水平，及时调整地高辛用量。

（3）替米沙坦不通过细胞色素 P450 系统代谢，联合应用华法林时，不影响华法林抗凝效果。

2. 药师建议

该处方属于用药不适宜中的"有不良相互作用"。研究发现，替米沙坦能够增加地高辛的 C_{max}，替米沙坦与地高辛合用时，应监测地高辛水平，及时调整地高辛用量。

【处方案例三】

处方3：　　　　　　××××医院医疗保险处方　　　　　　医保内处方
定点医疗机构编码：××××
科室名称：内科　　　　　　　　　　日期：2015-1　　　　　　药物金额：
姓名：赵××　　性别：男　　　　年龄：78 岁　　　　　　病历号：

临床诊断	R： 药品名称和规格	用量	用法	频率	数量
慢性收缩性心力衰竭	替米沙坦片				
高血压	（80 mg×7 片/盒）	80 mg	口服	Qd	4 盒
	富马酸比索洛尔片				
	（5 mg×10 片/盒）	5 mg	口服	Qd	3 盒
	螺内酯片				
	（20 mg×100 片/盒）	20 mg	口服	Bid	1 瓶
	地高辛片				
	（0.25 mg×30 片/盒）	0.25 mg	口服	Qd	1 盒
				医生签名：	

审核/调配签名：　　　　　　　　　　　　　　　　核对/发药签名：

1. 请遵医嘱服药；2. 请在窗口点清药品；3. 处方当日有效；4. 发出药品不予退换。

1．处方分析

ARB 类药物可以引起高钾血症，当与其他可能引起血钾增高的药物（含钾的盐替代品、保钾利尿剂、ACEI、非甾体抗炎药、肝素、免疫抑制剂和甲氧苄啶等）联合治疗时会增加这种风险。因此不推荐 ARB 与上述可使血钾增高的药物联合使用。2015 AHA/ACC/ASH 冠心病患者高血压治疗联合声明中指出，在伴有心力衰竭的高血压患者治疗中，ARB 或 ACEI 可以与 β 受体阻滞剂和醛固酮受体拮抗剂联合使用，但是需经常监测血钾。如果患者需要排钾药，可以将醛固酮受体拮抗剂替换为噻嗪类利尿剂；如果患者有顽固性高血压，可联合使用噻嗪类利尿剂和醛固酮受体拮抗剂。

2．药师建议

该处方属于用药不适宜中的"有不良相互作用"，建议使用替米沙坦的患者联合螺内酯使用时应经常监测血钾，如果患者血钾≥5.0 mmol/L 时，应避免使用醛固酮受体拮抗剂。

【处方案例四】

处方 4：　　　××××医院医疗保险处方　　　　　医保内处方
定点医疗机构编码：××××
科室名称：内科　　　　　　　日期：2015-9　　　　　药物金额：
姓名：张××　　性别：女　　年龄：66 岁　　　　　病历号：

临床诊断	R：药品名称和规格	用量	用法	频率	数量
高血压	替米沙坦片				
蛋白尿	（80 mg×7 片/盒）	80 mg	口服	Qd	6 盒
感冒	酚麻美敏片				
	（1 片×10 片/盒）	1 片	口服	Tid	1 盒
				医生签名：	

审核/调配签名：　　　　　　　　　　核对/发药签名：

1. 请遵医嘱服药；2. 请在窗口点清药品；3. 处方当日有效；4. 发出药品不予退换。

1．处方分析

替米沙坦可以引起流感样症状等不良反应。有报道高血压患者使用替米沙坦后出现发热、出汗、乏力等类似流感症状，几小时后可自行好转，反复发作；停药后症状消失。所以对于首次使用替米沙坦的患者若出现流感样症状，应考虑到可能是替米沙坦的不良反应。

2．药师建议

该处方属于用药不适宜中的"适应证不适宜"情况，建议仔细辨别是否为替米沙坦引起的不良反应。若是，则可停用替米沙坦，换用其他抗高血压药物。

四、缬沙坦

缬沙坦是一种口服有效的特异性血管紧张素 Ⅱ 受体拮抗剂，它选择性作用于 AT_1R 亚型，产生所有已知的效应。AT_2R 亚型与心血管效应无关。缬沙坦对 AT_1R 没有任何部分激动剂的活性。缬沙坦与 AT_1R 的亲和力比 AT_2R 强 20 000 倍。缬沙坦口服后吸收迅速，生物利用度为 23％。与血浆蛋白结合率为 94％～97％。约有 70％自粪排出，30％自肾排泄，均呈原形。消除半衰期约为 9 h。与食物同时服用并不影响其疗效。高血压病患者一次服用后 2 h 血压开始下降，4～6 h 后达最大降压效应。降压作用可持续 24 h。连续用药后 2～4 周血压下降达最大效应。可与氢氯噻嗪合用，降压作用可以增强。

【处方案例一】

处方 1：　　　　　　×××× 医院医疗保险处方　　　　医保内处方
定点医疗机构编码：××××
科室名称：内科　　　　　　　　　　日期：2015-9　　　　　　药物金额：
姓名：李××　　　性别：男　　　年龄：60 岁　　　　　　病历号：

临床诊断	R:				
	药品名称和规格	用量	用法	频率	数量
高血压	缬沙坦分散片				
肝硬化	（80 mg×7 片/盒）	160 mg	口服	Qd	2 盒
				医生签名：	

　　　　　　　　　审核/调配签名：　　　　　　　　　　核对/发药签名：

1. 请遵医嘱服药；2. 请在窗口点清药品；3. 处方当日有效；4. 发出药品不予退换。

1. 处方分析

约 70% 的缬沙坦以原形从胆汁排除；缬沙坦不经生物转化，因而其药效与肝功能低下无关，所以非胆道性或非胆汁淤积性肝功能不全患者无需调整剂量；而胆汁型肝硬化或胆道梗阻患者的缬沙坦清除率降低，这些患者服用缬沙坦时应特别慎重。

2. 药师建议

该处方属于用药不适宜中的"用法用量不适宜"，对于肝有基础疾病的高血压患者，在使用缬沙坦时应谨慎，剂量不应超过 80 mg/d。

【处方案例二】

处方 2：　　　　　　×××× 医院医疗保险处方　　　　医保内处方
定点医疗机构编码：××××
科室名称：内科　　　　　　　　　　日期：2015-8　　　　　　药物金额：
姓名：赵××　　　性别：女　　　年龄：52 岁　　　　　　病历号：

临床诊断	R:				
	药品名称和规格	用量	用法	频率	数量
高血压	缬沙坦氢氯噻嗪片				
类风湿关节炎	（1 片×7 片/盒）	1 片	口服	Qd	4 盒
	双氯芬酸钠肠溶片				
	（25 mg×30 片/盒）	25 mg	口服	Tid	1 盒
				医生签名：	

　　　　　　　　　审核/调配签名：　　　　　　　　　　核对/发药签名：

1. 请遵医嘱服药；2. 请在窗口点清药品；3. 处方当日有效；4. 发出药品不予退换。

1. 处方分析

（1）ARB 与非甾体抗炎药合用，会降低 ARB 的抗高血压作用。此外，如果老年患者、血容量减少患者（包括接受利尿剂治疗者）或有肾功能损害患者，同时使用 ARB 与非甾体抗炎药，可能会使肾功能恶化的风险升高。

（2）大部分缬沙坦不会发生生物转化，只有约 20％的缬沙坦会转化为代谢物，且其血浆中的代谢物浓度很低，没有药理学活性。所以临床上未发现缬沙坦与影响 P450 酶系统的药物发生相互作用。

（3）虽然缬沙坦的蛋白结合率较高，达 90％以上，但是体外实验没有发现它与其他高血浆蛋白结合率药物如呋塞米、华法林等发生相互作用。

2. 药师建议

该处方属于用药不适宜中的"有不良相互作用"，建议监测血压、肾功能，如有必要，调整 ARB 的剂量或更换抗高血压药物。

【处方案例三】

处方 3：　　　　　××××医院医疗保险处方　　　　医保内处方
定点医疗机构编码：××××
科室名称：内科　　　　　　日期：2015-9　　　　　　药物金额：
姓名：崔××　　性别：女　　年龄：52 岁　　　　病历号：

临床诊断	R: 药品名称和规格	用量	用法	频率	数量
高血压 面部水肿 血管神经性水肿	缬沙坦分散片 （80 mg×7 片/盒）	160 mg	口服	Qd	2 盒
				医生签名：	

审核/调配签名：　　　　　　　　　　　　核对/发药签名：

1. 请遵医嘱服药；2. 请在窗口点清药品；3. 处方当日有效；4. 发出药品不予退换。

1. 处方分析

有报道称使用缬沙坦的患者发生血管性水肿，包括喉和声门水肿，引起气道阻塞，及面部、嘴唇、咽、舌水肿。其中一些患者曾有使用 ACEI 或其他药物发生血管性水肿的历史。

2. 药师建议

该处方属于用药不适宜中的"适应证不适宜"情况，如果患者确实为服用缬沙坦发生的血管性水肿，应立即停用该药，且不得再次使用。

五、奥美沙坦酯

奥美沙坦与 AT_1R 的亲和力要比与 AT_2R 的亲和力大约 12 500 倍。ACEI 阻断肾素-血管紧张素系统的同时也抑制了缓激肽的降解，而奥美沙坦酯并不抑制 ACE，因此它不影响缓激肽。与其他 ARB 相比，奥美沙坦酯具有独特的药代和药效动力学特性。奥美沙坦酯片口服后在小肠壁完全去酯转化成活性代谢产物奥美沙坦，而不需经肝 CYP450 酶代谢。血中半衰期可长达 13 h，在血浆谷浓度水平时仍是 AT_1R 50％被抑制浓度的 5～6 倍。口服吸收不受食物影响，吸收剂量的 35％～50％从尿中排泄，其他部分经肠道排泄，呈现较平衡的双径路排泄。上述特点保证了奥美沙坦酯具有口服 1 次全天降压、肝肾功能障碍者服用方便，以及与其他药物同时应用时相互作用较少等优点。

【处方案例一】

处方1: ××××医院医疗保险处方　　　　医保内处方
定点医疗机构编码：××××
科室名称：内科　　　　　　　　日期：2015-3　　　　　　药物金额：
姓名：肖××　　性别：男　　　年龄：67 岁　　　　　　病历号：

临床诊断	R:				
	药品名称和规格	用量	用法	频率	数量
高血压	奥美沙坦酯片				
肾动脉狭窄	（20 mg×7 片/盒）	20 mg	口服	Qd	2 盒
				医生签名：	

审核/调配签名：　　　　　　　　　　　　核对/发药签名：

1. 请遵医嘱服药；2. 请在窗口点清药品；3. 处方当日有效；4. 发出药品不予退换。

1. 处方分析

在肾功能依赖于 RAA 系统活性的患者中使用 ACEI 和 AT_1R 拮抗剂，可能出现少尿和（或）进行性氮质血症、急性肾衰竭、死亡（罕见）。在此类患者中使用奥美沙坦，治疗预期也可能有类似的结果。

2. 药师建议

该处方属于用药不适宜中的"遴选的药品不适宜"，如果患者有肾基础疾病时，使用奥美沙坦酯片应谨慎。

【处方案例二】

处方2: ××××医院医疗保险处方　　　　医保内处方
定点医疗机构编码：××××
科室名称：内科　　　　　　　　日期：2015-7　　　　　　药物金额：
姓名：王×　　性别：女　　　年龄：39 岁　　　　　　病历号：

临床诊断	R:				
	药品名称和规格	用量	用法	频率	数量
高血压	奥美沙坦酯片				
早孕	（20 mg×7 片/盒）	20 mg	口服	Qd	2 盒
				医生签名：	

审核/调配签名：　　　　　　　　　　　　核对/发药签名：

1. 请遵医嘱服药；2. 请在窗口点清药品；3. 处方当日有效；4. 发出药品不予退换。

1. 处方分析

此药为 D 类妊娠药物，一旦发现妊娠，应当尽快停止使用本药。如果必须用药，应当告知孕妇关于药物对她们胎儿的潜在危害，并进行系列超声检查来评估羊膜内的情况。

2. 药师建议

该处方属于用药不适宜中的"遴选的药品不适宜"，建议患者立即停用奥美沙坦酯片。

【处方案例三】

处方3：　　　　　××××医院医疗保险处方　　　　医保内处方
定点医疗机构编码：××××
科室名称：内科　　　　　　　　　日期：2015-10　　　　药物金额：
姓名：李××　　性别：女　　　　年龄：55 岁　　　　　病历号：

临床诊断	R:药品名称和规格	用量	用法	频率	数量
高血压	奥美沙坦酯片				
	（20 mg×7 片/盒）	60 mg	口服	Qd	6 盒
				医生签名：	

审核/调配签名：　　　　　　　　　　　　　　核对/发药签名：

1. 请遵医嘱服药；2. 请在窗口点清药品；3. 处方当日有效；4. 发出药品不予退换。

1. 处方分析

奥美沙坦酯片用于治疗高血压时，剂量应个体化。通常推荐起始剂量为 20 mg，每日 1 次。如果治疗 2 周后患者血压仍不达标，可增至 40 mg。当剂量大于 40 mg 时未显示出更大的降压效果。

2. 药师建议

该处方属于用药不适宜中的"用法用量不适宜"，建议患者减少奥美沙坦酯片的用量，如果血压仍不达标，可以联合应用其他降压药物。

六、坎地沙坦酯

坎地沙坦酯在体内迅速被水解成活性代谢物坎地沙坦。坎地沙坦酯为坎地沙坦的前体药，在经胃肠道吸收期间即迅速、完全地水解为坎地沙坦，坎地沙坦的绝对生物利用度约为 15%，血浆坎地沙坦浓度的达峰时间为 3~4 h。坎地沙坦与血浆蛋白的结合率大于 99%，表观分布容积为 0.13 L/kg。坎地沙坦主要以原形经尿、粪排泄，极少部分在肝经 O-去乙基化反应生成无活性代谢产物。高血压患者口服本品 2~16 mg/d，连续用药 4 周，坎地沙坦的血浆清除率为 14.07 L/h，消除半衰期为 9~13 h。

【处方案例一】

处方1：　　　　　××××医院医疗保险处方　　　　医保内处方
定点医疗机构编码：××××
科室名称：内科　　　　　　　　　日期：2015-8　　　　药物金额：
姓名：侯××　　性别：女　　　　年龄：75 岁　　　　　病历号：

临床诊断	R:药品名称和规格	用量	用法	频率	数量
高血压	坎地沙坦酯片				
糖尿病	（4 mg×14 片/盒）	8 mg	口服	Qd	4 盒
慢性肾功能不全	二甲双胍肠溶片				
高血钾	（250 mg×20 片/盒）	250 mg	口服	Tid	4 盒
				医生签名：	

审核/调配签名：　　　　　　　　　　　　　　核对/发药签名：

1. 请遵医嘱服药；2. 请在窗口点清药品；3. 处方当日有效；4. 发出药品不予退换。

1. 处方分析

（1）由于血管紧张素Ⅱ受体拮抗剂可能加重高血钾，除非被认为治疗必需，有高血钾的患者，尽量避免服用坎地沙坦。另外，有肾功能障碍和糖尿病的患者易发展为高血钾，应密切注意血钾水平。

（2）有研究对坎地沙坦的安全性进行了综合分析，发现随着年龄增大，坎地沙坦不良反应发生率逐步增高。小于 50 岁的患者坎地沙坦不良反应发生率仅为 8.87%，超过 50 岁后不良反应发生率陡然增高到 30% 左右，70 岁以上患者服用坎地沙坦治疗高血压发生不良反应的概率最大，达到 48.54%。整体数据说明年龄是坎地沙坦不良反应发生率的影响因素之一，老年患者使用坎地沙坦时需防止不良反应的发生。

2. 药师建议

该处方属于用药不适宜中的"遴选的药品不适宜"，建议 70 岁以上有高血钾合并糖尿病的高血压患者，尽量避免服用坎地沙坦酯。

【处方案例二】

处方 2： ××××医院医疗保险处方 医保内处方

定点医疗机构编码：××××

科室名称：内科　　　　　　　　　　日期：2015-6　　　　　　　　药物金额：

姓名：赵×　　　性别：女　　　　年龄：75 岁　　　　　　　病历号：

临床诊断	R: 药品名称和规格	用量	用法	频率	数量
高血压 尿毒症（血液透析期）	坎地沙坦酯片 （4 mg×14 片/盒）	12 mg	口服	Qd	2 盒
				医生签名：	

审核/调配签名：　　　　　　　　　　　　　　核对/发药签名：

1. 请遵医嘱服药；2. 请在窗口点清药品；3. 处方当日有效；4. 发出药品不予退换。

1. 处方分析

由于服用坎地沙坦酯片，有时会引起血压急剧下降，特别对进行血液透析的患者在服用时，应从小剂量开始，增加剂量时，应仔细观察患者的状况，缓慢进行。

2. 药师建议

该处方属于用药不适宜中的"用法用量不适宜"，对于维持血液透析的高龄患者在使用大剂量坎地沙坦酯时，有可能使肾功能恶化，因此服药剂量从 2 mg 开始服用，每日 1 次，慎重用药，同时监测患者的血压变化。

七、缬沙坦氨氯地平

缬沙坦/氨氯地平片包括缬沙坦与氨氯地平两种降压活性成分，二者作用机制互补，具有协同作用，联合应用可提高血压达标率。由缬沙坦与氨氯地平组成的单片复方制剂可同时作用于血压调节的两个主要环节，作用机制互补，并且可减少不良反应发生率。氨氯地平在扩张外周血管降低血压的同时代偿性地激活交感神经系统，从而导致肾素-血管紧张素-醛固酮系统活化，联用缬沙坦能阻断该系统而抵消由其引起的不良反应。氨氯地平有利尿和排钠作用，可以诱导血钠负平衡，而这种排钠利尿作用可加强缬沙坦的降压作用。氨氯地平和缬沙坦均能扩张血管，但氨氯地平以扩张动脉为主，而缬沙坦则对动脉和静脉均有舒张作用，可明显减少氨氯地平引起的水肿。研究表明，缬沙坦/氨氯地平片各种不良反应发生率低于缬沙坦或氨氯地平单用。相比利尿剂的组合，可显著降低心血管事件发生率20％。

【处方案例一】

处方1：　　　　　　××××医院医疗保险处方　　　　　医保内处方
定点医疗机构编码：××××
科室名称：内科　　　　　　　　日期：2015-9　　　　　药物金额：
姓名：李×　　　性别：男　　　年龄：48岁　　　　　病历号：

临床诊断	R:药品名称和规格	用量	用法	频率	数量
高血压3级极高危 肥厚梗阻型心肌病 肝损害	缬沙坦氨氯地平片 （85 mg×7片/盒）	127.5 mg	口服	Bid	6盒
	酒石酸美托洛尔片 （25 mg×20片/盒）	25 mg	口服	Bid	3盒
	医生签名：				

审核/调配签名：　　　　　　　　　　　　　核对/发药签名：

1.请遵医嘱服药；2.请在窗口点清药品；3.处方当日有效；4.发出药品不予退换。

1. 处方分析

（1）缬沙坦及氨氯地平分别为ARB、CCB类代表降压药物，在降压、心肾保护方面循证证据充分，缬沙坦氨氯地平适用于原发性高血压治疗，特别是可用于单药治疗不能充分控制血压的患者。D-CCB＋ARB为2010年高血压防治指南优选组合，单片复方制剂可增强降压疗效，提高血压达标率，提高依从性和安全性。缬沙坦氨氯地平耐受性良好，低血压发生率低，与氨氯地平相比，外周水肿显著减少。

（2）对于高血压合并主动脉瓣、二尖瓣狭窄及阻塞性心肌肥厚患者，应慎用缬沙坦氨氯地平，与其他所有扩血管药物一样，谨慎降压，血压降低可能进一步减少心排血量，诱发心脑血管事件。本患者患有肥厚梗阻型心肌病，本处方降压药物用量过大，应从小剂量起始用药，且该药为长效剂型，应每天1次用药，注意血压及病情变化，如患者出现心绞痛、头晕、黑矇等症状，应立即减量或停药。

（3）本患者肝功能异常，而氨氯地平经肝广泛代谢，缬沙坦主要由胆汁清除，在肝功能损伤患者中，血浆清除半衰期均延长。因此严重肝功能损伤患者应慎用缬沙坦氨氯地平，用药中监测血压及肝功能水平。

（4）如果缬沙坦和氨氯地平过量，因蛋白结合率高均不可通过血液透析治疗。

2. 药师建议

该处方属于"遴选的药品不适宜"，缬沙坦氨氯地平慎用于主动脉瓣、二尖瓣狭窄及阻塞性心肌肥厚患者；慎用于严重肝功能异常及胆道梗阻患者。

【处方案例二】

处方2：　　　　　　××××医院医疗保险处方　　　　　医保内处方
定点医疗机构编码：××××
科室名称：内科　　　　　　　　　　日期：2015-7　　　　　药物金额：
姓名：王××　　性别：男　　　　　年龄：86 岁　　　　　　病历号：

临床诊断	R:药品名称和规格	用量	用法	频率	数量
冠心病	缬沙坦氨氯地平片				
心功能不全	（85 mg×7 片/盒）	85 mg	口服	Qd	4 盒
高血压	螺内酯片				
慢性肾功能不全	（20 mg×100 片/盒）	20 mg	口服	Qd	1 盒
高钾血症	托拉塞米片				
	（10 mg×12 片/盒）	10 mg	口服	Qd	1 盒
				医生签名：	

审核/调配签名：　　　　　　　　　　　　　　　　核对/发药签名：

1. 请遵医嘱服药；2. 请在窗口点清药品；3. 处方当日有效；4. 发出药品不予退换。

1. 处方分析

（1）缬沙坦主要以原形排泄，70%从粪便排出，30%从尿排出。轻中度肾功能损伤患者可以按照常规起始剂量治疗，但重度肾损伤患者应慎用缬沙坦。

（2）本患者慢性肾功能不全、高钾血症，同时服用保钾利尿剂及缬沙坦，可导致肾功能恶化及严重高钾血症，甚至诱发恶性心律失常，应停用螺内酯、缬沙坦氨氯地平，换用CCB＋袢利尿剂组合降压降钾，并严密监测肾功能及血钾水平。

2. 药师建议

该处方属于"遴选的药品不适宜"，缬沙坦主要经肝排泄，轻中度肾功能损伤患者可按常规用量服药，对于重度肾损伤患者应慎用缬沙坦，注意监测肾功能及血钾水平。

第四节　肾上腺素 β 受体阻滞剂

β 受体阻滞剂的抗高血压作用与其抑制心肌收缩、减慢心率、降低心输出量、减轻活动后交感反射、减少中枢肾上腺素物质释放、抑制外周去甲肾上腺素释放、减少肾素释放等有关。根据其阻断和（或）激活的受体不同，分为 4 种类型：①非选择性 β 受体阻滞剂。能同时竞争性阻断 β_1 和 β_2 受体，相对兴奋 α 受体，增加外周血管阻力，如普萘洛尔（临床已较少使用）。②选择性 β_1 受体阻滞剂。对 β_1 受体有更强的亲和力，如阿替洛尔、美托洛尔、比索洛尔、艾司洛尔等。③具有内在拟交感活性的 β 受体阻滞剂。能同时激活和阻断 β 受体，即具有微弱的 β 受体激活反应，如拉贝洛尔、布新洛尔、吲哚洛尔、醋丁洛尔等。④具有外周扩血管活性的兼性 β 受体阻滞剂。即能同时阻断 β 受体和 α_1 受体，如卡维地洛、阿罗洛尔、拉贝洛尔等，或激动 β_3 受体，如奈必洛尔。

β 受体阻滞剂常用于治疗心功能不全、急性心肌梗死、心绞痛、快速型心律失常、高血压、扩张型心肌病、肥厚型心肌病、心脏神经官能症、甲状腺功能亢进、应激状态等。高血压伴交感活性增高及心率偏快（静息心率≥75 次/分）的中青年患者、高血压伴冠心病或心力衰竭患者、高血压合并心房颤动患者（心室率快者）优先推荐使用 β 受体阻滞剂。老年人、肥胖者、糖代谢异常、卒中、间歇跛行、严重慢性阻塞性肺疾病患者不宜首选 β 受体阻滞剂。

大剂量应用 β 受体阻滞剂可发生心动过缓和房室传导阻滞（主要见于窦房结和房室结功能已受损的患者）、血糖和血脂改变、支气管痉挛、外周动脉疾病加重、胃肠道紊乱、虚弱、失眠、嗜睡等不良反应。长期使用，骤然停药，可发生撤药综合征，表现为高血压、心律失常、心绞痛恶化。

β 受体阻滞剂的处方点评要点：

1. β 受体阻滞剂与其他降压药合用可增强降压效果，与非甾体抗炎药、麻黄等合用，可能减弱降压作用，注意联合用药的适宜性和不良的相互作用。

2. 与肝药酶竞争性底物/调控剂合用时需谨慎，注意不良的相互作用。

3. β 受体阻滞剂禁用于支气管哮喘、二度及二度以上房室传导阻滞、严重心动过缓患者，注意药物的遴选。

4. 老年人、肥胖者、糖代谢异常、卒中、间歇跛行、严重慢性阻塞性肺疾病患者不宜首选 β 受体阻滞剂，注意用法和用量。

一、普萘洛尔

普萘洛尔为非选择性 β 受体阻滞剂，通过阻断心脏上的 β_1、β_2 受体，减慢心率，抑制心脏收缩力与房室传导，从而使得循环血流量减少，心肌氧耗量降低。它可抑制肾素释放，使血浆肾素的浓度下降。可致支气管痉挛。抑制胰岛素分泌，使血糖升高，掩盖低血糖症状，延迟低血糖的恢复。口服后胃肠道吸收较完全，广泛地在肝内代谢，生物利用度约 30%。消除半衰期为 2~3 h，血浆蛋白结合率为 90%~95%。个体血药浓度存在明显差异。不能经透析排出。此药临床已较少使用。

【处方案例一】

处方 1：　　　××××医院医疗保险处方　　　　医保内处方
定点医疗机构编码：××××
科室名称：内科　　　　　　　日期：2015-7　　　　　　药物金额：
姓名：孙××　　性别：男　　　年龄：60 岁　　　　　病历号：

临床诊断	R: 药品名称和规格	用量	用法	频率	数量
高血压	盐酸普萘洛尔片				
冠心病	（10 mg×100 片/瓶）	50 mg	口服	Tid	5 瓶
2 型糖尿病	盐酸二甲双胍片				
慢性阻塞性支气管炎	（0.5 g×20 片/盒）	0.5 g	口服	Tid	5 盒
	氨茶碱片				
	（0.1 g×100 片/瓶）	0.1 g	口服	Tid	1 瓶
				医生签名：	

审核/调配签名：　　　　　　　　　　　　核对/发药签名：

1. 请遵医嘱服药；2. 请在窗口点清药品；3. 处方当日有效；4. 发出药品不予退换。

1. 处方分析

β受体阻滞剂对于血糖的影响已经得到临床试验的证实，甚至有学者认为对于糖尿病患者，β受体阻滞剂应列为相对禁忌使用。原因在于β受体阻滞剂通过阻断$β_2$受体而抑制胰岛素的分泌，促进胰高血糖素释放，使糖原分解而使血糖升高。与降糖药合用还可掩盖降糖药引起的急性低血糖先兆症状。

2. 药师建议

该处方存在"遴选的药品不适宜"的情况。对于长期较大剂量应用β受体阻滞剂的患者，如果发现血糖异常，应考虑药物的影响，根据目前的研究，尽量选择$β_1$受体阻滞剂，或者选择α＋β受体阻滞剂，尽可能减少糖尿病患者的血糖波动。

【处方案例二】

处方2：　　　　　　　　××××医院医疗保险处方　　　　　医保内处方
定点医疗机构编码：××××
科室名称：内科　　　　　　　　　　日期：2015-6　　　　　药物金额：
姓名：杨×　　　性别：女　　　　　年龄：51 岁　　　　病历号：

临床诊断	R： 药品名称和规格	用量	用法	频率	数量
高血压 高脂血症	盐酸普萘洛尔片 （10 mg×100 片/盒）	10 mg	口服	Tid	1 盒
	阿托伐他汀钙片 （20 mg×7 片/盒）	20 mg	口服	QN	1 盒
				医生签名：	

审核/调配签名：　　　　　　　　　　　　　核对/发药签名：

1. 请遵医嘱服药；2. 请在窗口点清药品；3. 处方当日有效；4. 发出药品不予退换。

1. 处方分析

目前临床已经观察到β受体阻滞剂对脂代谢有影响，也注意到非选择性的β受体阻滞剂影响较大，推断$β_2$受体阻断可能是引起脂质谱异常的主要因素。服用普萘洛尔时，测定脂蛋白、肌酐、钾、三酰甘油（甘油三酯）、尿酸等都有可能提高。

2. 药师建议

此处方存在"遴选的药品不适宜"的情况。对于存在脂代谢异常的患者，应酌情优选$β_1$受体阻滞剂，或者选择α＋β受体阻滞剂，可能对血脂影响较小。对于一些长期较大剂量应用β受体阻滞剂的患者，如果发现血脂代谢异常，也应坚持服用β受体阻滞剂，以利于改善临床状况，必要时进行调脂治疗。

【处方案例三】

处方 3：　　　　×××医院医疗保险处方　　　　医保内处方
定点医疗机构编码：×××
科室名称：内科　　　　　　　　日期：2015-9　　　　　　药物金额：
姓名：王××　　性别：女　　　年龄：44 岁　　　　　　病历号：

临床诊断	R: 药品名称和规格	用量	用法	频率	数量
高血压 血小板减少伴出血	盐酸普萘洛尔片 （10 mg×100 片/盒）	10 mg	口服	Tid	1 盒
	利可君片 （20 mg×48 片/盒）	20 mg	口服	Tid	1 盒
				医生签名：	

审核/调配签名：　　　　　　　　　　　　　　　核对/发药签名：

1. 请遵医嘱服药；2. 请在窗口点清药品；3. 处方当日有效；4. 发出药品不予退换。

1. 处方分析

β 受体阻滞剂中普萘洛尔有独特的抗血小板聚集作用，在使用时可能出现发热和咽痛（粒细胞缺乏）、皮疹（过敏反应）、出血倾向（血小板减小）等不良反应。

2. 药师建议

此处方可能存在"遴选的药品不适宜"的情况。建议合并血小板减少伴出血的患者更换普萘洛尔为其他的 β 受体阻滞剂，并注意监测血常规。

二、阿替洛尔

阿替洛尔为心脏选择性 β 受体阻滞剂，无膜稳定作用，无内源性拟交感活性。一般用于窦性心动过速及早搏等，也可用于高血压、心绞痛及青光眼。在以往治疗高血压的研究中，阿替洛尔并未显示出对心血管保护的优势作用，尤其是脑卒中。从药代动力学上讲，阿替洛尔属水溶性 β 受体阻滞剂，组织穿透力较弱，血浆半衰期为 6～7 h，不能维持 24 h 的稳定降压作用。与其他选择性 β_1 受体阻滞剂相比，阿替洛尔对 β_1 受体的选择性并不高，影响糖脂代谢。

【处方案例一】

处方 1：　　　　×××医院医疗保险处方　　　　医保内处方
定点医疗机构编码：×××
科室名称：内科　　　　　　　　日期：2015-8　　　　　　药物金额：
姓名：刘××　　性别：女　　　年龄：70 岁　　　　　　病历号：

临床诊断	R: 药品名称和规格	用量	用法	频率	数量
高血压 冠心病 慢性心力衰竭	阿替洛尔片 （25 mg×20 片/盒）	25 mg	口服	Bid	3 盒
	盐酸维拉帕米片 （40 mg×24 片/盒）	120 mg	口服	Tid	5 盒
	厄贝沙坦片 （0.15 g×7 片/盒）	0.15 g	口服	Qd	4 盒
				医生签名：	

审核/调配签名：　　　　　　　　　　　　　　　核对/发药签名：

1. 请遵医嘱服药；2. 请在窗口点清药品；3. 处方当日有效；4. 发出药品不予退换。

1. 处方分析

（1）阿替洛尔与维拉帕米（特别是静脉给予维拉帕米）同用时，尤其当患者存在严重心肌病、心力衰竭或新近心肌梗死，要十分警惕对心肌和房室传导的抑制作用；

（2）严重左心室功能不全（肺楔压大于 20 mmHg 或射血分数小于 30%）、中-重度心力衰竭、已接受 β 受体阻滞剂治疗的任何程度心室功能障碍的患者，应避免使用维拉帕米。必须使用维拉帕米的轻度心功能不全患者，治疗之前需已用洋地黄类或利尿剂控制临床症状。

2. 药师建议

该处方存在"联合用药不适宜"的情况。根据 2015 AHA/ACC/ASH 冠心病患者高血压治疗联合声明，缺血性心力衰竭的高血压患者可选 ACEI 或 ARB、利尿剂、β 受体阻滞剂及醛固酮受体拮抗剂；如果患者射血分数正常，联用 CCB 可能减轻心力衰竭症状（Ⅱ b 类推荐，证据水平 C 级），如果射血分数降低，则避免使用非二氢吡啶类 CCB，如维拉帕米、地尔硫䓬等。无论该患者射血分数如何，维拉帕米均不是优选，况且存在潜在的药物相互作用，因此建议根据病情需要换用利尿剂或醛固酮受体拮抗剂。

【处方案例二】

处方 2：　　　　　　××××医院医疗保险处方　　　　医保内处方

定点医疗机构编码：××××

科室名称：内科　　　　　　　　　日期：2015-8　　　　　　药物金额：

姓名：周×　　性别：男　　　　　年龄：39 岁　　　　　　病历号：

临床诊断	R: 药品名称和规格	用量	用法	频率	数量
高血压心动过速 糖尿病 高胆固醇血症	阿替洛尔片 （25 mg×100 片/盒）	25 mg	口服	Bid	1 盒
	盐酸二甲双胍片 （0.5 g×30 片/盒）	0.5 g	口服	Tid	1 盒
	阿托伐他汀钙片 （20 mg×7 片/盒）	20 mg	口服	QN	4 盒
	医生签名：				

审核/调配签名：　　　　　　　　　　　　　　核对/发药签名：

1. 请遵医嘱服药；2. 请在窗口点清药品；3. 处方当日有效；4. 发出药品不予退换。

1. 处方分析

目前认为不同类型的 β 受体阻滞剂对糖脂代谢的影响不同。总体来说，高选择性的 β_1 受体阻滞剂或兼具 α_1 受体阻断作用的 β 受体阻滞剂优于非选择性的或 β_1 受体亲和力低的 β 受体阻滞剂。阿替洛尔 β_1 受体亲和力较低。

2. 药师建议

该处方存在"遴选的药品不适宜"的情况。对于高血压合并糖尿病和血脂异常的患者，可以考虑将阿替洛尔换为比索洛尔等心脏选择性高的 β_1 受体阻滞剂或卡维地洛等兼具 α_1 受体阻断作用的 β 受体阻滞剂。

三、美托洛尔

美托洛尔是选择性较高的 β_1 受体阻滞剂，有较弱的膜稳定作用，无内在拟交感活性。对心脏有较大的选择作用，但较大剂量时对血管及支气管平滑肌也有作用。口服吸收迅速、完全，首过代谢约 50%。大部分在肝代谢，70% 由肝药酶 CYP2D6 介导，CYP2D6 的基因多态性是决定美托洛尔药代动力学参数的关键因素，所以其个体间血药浓度、临床疗效和不良反应差异较大。美托洛尔的半衰期短，为 3~4 h，常以每日 2 次的方式服用。琥珀酸美托洛尔为其缓释片，血药浓度在 24 h 内相对平稳，可每日 1 次服用。由于美托洛尔大部分由肝药酶 CYP2D6 代谢，所以要注意 CYP2D6 介导的具有显著临床意义的药物相互作用，如与抗抑郁药和西咪替丁等药物的相互作用。

【处方案例一】

处方 1：　　　　　××××医院医疗保险处方　　　　　　医保内处方
定点医疗机构编码：××××
科室名称：内科/精神科　　　　　　日期：2015-3　　　　药物金额：
姓名：王××　　性别：女　　　　　年龄：65 岁　　　　病历号：

临床诊断	R: 药品名称和规格	用量	用法	频率	数量
高血压	琥珀酸美托洛尔缓释片				
稳定型心绞痛	（47.5 mg×7 片/盒）	95 mg	口服	Bid	8 盒
抑郁症	盐酸帕罗西汀片				
骨关节病	（20 mg×20 片/盒）	20 mg	口服	Qd	3 盒
	氨糖美辛肠溶片				
	（1 片×20 片/盒）	2 片	口服	Bid	2 盒
				医生签名：	

审核/调配签名：　　　　　　　　　　　　　核对/发药签名：

1. 请遵医嘱服药；2. 请在窗口点清药品；3. 处方当日有效；4. 发出药品不予退换。

1. 处方分析

（1）琥珀酸美托洛尔缓释片采用了各自均能作为独立恒速释放单元的多微囊技术，每个微囊由不被蛋白酶水解的乙基纤维素多聚体外膜包裹。将这些微囊和无活性的赋形剂压缩在一起，形成了可掰开服用的缓释片。药片接触液体后快速崩解，颗粒分散于胃肠道巨大的表面上，药物的释放不受周围液体 pH 的影响，以几乎恒定的速度释放约 20 h。该剂型的血药浓度平稳，作用超过 24 h。这一药物释放过程十分稳定，不受进食、体液 pH、肠蠕动等生理因素影响。因此每日 1 次给药即可维持 24 h 平稳均衡的血药浓度。

（2）美托洛尔是 CYP2D6 的代谢底物，而帕罗西汀是此酶的抑制剂，两药合用时可致美托洛尔的血药浓度升高，不良反应的发生率增加。CYP2D6 的代谢底物还包括：三环类抗抑郁药（如阿米替林、去甲替林、丙米嗪和地昔帕明）、吩噻嗪类精神安定药物（如奋乃静、硫利达嗪、利培酮、托莫西汀）、某些 Ic 类抗心律失常药（如普罗帕酮和氟卡尼）。CYP2D6 酶抑制剂还包括：其他 5-羟色胺再摄取抑制剂（SSRI）药物，如氟西汀、舍曲林、西酞普兰等。

（3）非甾体抗炎药可以抵消 β 受体阻滞剂的抗高血压作用，经过研究的药物主要是吲哚美辛。处方中的氨糖美辛是一种复方制剂，每片药物中含吲哚美辛 25 mg、氨基葡萄糖 75 mg。笔者就曾见过高血压患者服用氨糖美辛使得血压骤然升高的病例。

2. 药师建议

该处方存在"用法用量不适宜"及"有不良相互作用"的情况。

（1）琥珀酸美托洛尔缓释片应采用每日 1 次的给药频率。

（2）根据中国高血压基层管理指南（2014 年修订版），高血压的药物治疗原则采用小剂量开始，逐渐增加剂量或联合用药；2 种或多种不同作用机制的降压药联合治疗可使降压效果增大而不良反应减少。此患者美托洛尔的用量达到 190 mg/d，用量较大，同时与帕罗西汀存在相互作用，建议有条件的医院监测血药浓度，观察毒性反应，必要时减少药量。

（3）根据 2015 AHA/ACC/ASH 冠心病患者高血压治疗联合声明，慢性稳定型心绞痛患者高血压的治疗方案如下：

①既往有心肌梗死病史、左心室功能障碍、糖尿病、慢性肾病：可联合 β 受体阻滞剂、ACEI 或 ARB、噻嗪类利尿剂（Ⅰ类推荐，证据水平 A 级）。

②既往无心肌梗死病史、左心室功能障碍、糖尿病、慢性肾病：可联合 β 受体阻滞剂、ACEI 或 ARB、噻嗪类利尿剂（Ⅱa 类推荐，证据水平 B 级）。

③若心绞痛或高血压难以控制，可在上述联合用药的基础上加用长效二氢吡啶类 CCB（Ⅱa 类推荐，证据水平 B 级）。

④若存在 β 受体阻滞剂的禁忌证或难以耐受的副作用，可以考虑非二氢吡啶类 CCB（维拉帕米或地尔硫䓬）替代 β 受体阻滞剂，但前提是无左心室功能障碍或心力衰竭（Ⅱa 类推荐，证据水平 B 级）。

根据该患者的诊断，可以选择 ACEI/ARB 或噻嗪类利尿剂联合治疗。

（4）在使用 β 受体阻滞剂和非甾体抗炎药的高血压患者中，医生应使用非甾体抗炎药的最小有效剂量，且避免长期应用，同时注意监测血压、肾功能等。必要时可以调整降压药物的用量，或者试着换用另一种非甾体抗炎药如双氯芬酸（在一项双氯芬酸的研究中，未发现 β 受体阻滞剂与其有相互作用）。

【处方案例二】

处方 2：　　　　　　××××医院医疗保险处方　　　　　　医保内处方
定点医疗机构编码：××××
科室名称：内科　　　　　　　　日期：2015-6　　　　　　药物金额：
姓名：刘××　　　性别：男　　　年龄：69 岁　　　　　病历号：

临床诊断	R:				
	药品名称和规格	用量	用法	频率	数量
高血压	酒石酸美托洛尔片				
心绞痛	（25 mg×20 片/盒）	25 mg	口服	Qd	2 盒
	盐酸维拉帕米片				
	（40 mg×30 粒/盒）	80 mg	口服	Tid	1 盒
				医生签名：	

审核/调配签名：　　　　　　　　　　　　核对/发药签名：

1. 请遵医嘱服药；2. 请在窗口点清药品；3. 处方当日有效；4. 发出药品不予退换。

1. 处方分析

（1）美托洛尔与维拉帕米在药效学上存在相互作用，可引起心动过缓、低血压和心脏停搏。

（2）国内外冠心病指南均指出β受体阻滞剂是治疗冠心病的推荐药物，尤其合并心绞痛、心肌梗死和心力衰竭患者。2015 AHA/ACC/ASH 冠心病患者高血压治疗联合声明也表示，在高血压伴稳定型心绞痛患者中，β受体阻滞剂可以联合 ACEI/ARB、噻嗪类利尿剂，若心绞痛或高血压难以控制，可在上述联合用药的基础上加用长效二氢吡啶类 CCB（Ⅱa 类推荐，证据水平 B 级）；只有患者存在β受体阻滞剂的禁忌证或难以耐受的副作用时，才考虑非二氢吡啶类 CCB（维拉帕米或地尔硫䓬）替代β受体阻滞剂，但前提是无左心室功能障碍或心力衰竭（Ⅱa 类推荐，证据水平 B 级）。

2. 药师建议

此处方存在"联合用药不适宜"的情况。美托洛尔不宜与维拉帕米同时使用。建议停用维拉帕米，换用 ACEI 或 ARB，或者它们与氢氯噻嗪的复方制剂，若效果仍不满意，可增加长效二氢吡啶类 CCB，如氨氯地平控释片。

四、比索洛尔

比索洛尔是目前国内上市的β受体阻滞剂中对 β_1 受体选择性最高的药物，无内在拟交感活性和膜稳定活性，通常不会影响呼吸道阻力和 β_2 受体调节的代谢效应，是β受体阻滞剂中的代表性药物。口服比索洛尔 3～4 h 后达到最大效应。由于半衰期较长，为 10～12 h，比索洛尔的效应可以持续 24 h。比索洛尔通常在 2 周后达到最大抗高血压效应。比索洛尔具有水脂双溶解性，可通过肝肾双通道代谢，轻中度的肝肾功能障碍不需调整剂量，肝药酶介导的药物相互作用和基因多态性对比索洛尔的影响也相对较小，个体间血药浓度差异较小。

【处方案例一】

处方 1：　　　　　××××医院医疗保险处方　　　　　医保内处方
定点医疗机构编码：××××
科室名称：内科　　　　　　　　日期：2015-4　　　　　　药物金额：
姓名：叶××　　性别：男　　　年龄：56 岁　　　　　　病历号：

临床诊断	R: 药品名称和规格	用量	用法	频率	数量
高血压 肝损伤	富马酸比索洛尔片 （5 mg×10 片/盒）	10 mg	口服	Bid	2 盒
				医生签名：	

审核/调配签名：　　　　　　　　　　　　　　　核对/发药签名：

1. 请遵医嘱服药；2. 请在窗口点清药品；3. 处方当日有效；4. 发出药品不予退换。

1. 处方分析

（1）比索洛尔与 β_1 受体的亲和力比 β_2 受体大 11～34 倍，对 β_1 受体的选择性是同类药物阿替洛尔的 4 倍。作用时间长（24 h 以上），连续服用控制症状好且无耐受现象，对呼吸系统副作用极小，未见对脂肪分解代谢的影响。

（2）比索洛尔起始剂量 2.5 mg，一日 1 次，最大剂量每日不超过 10 mg，对有轻微或中度肝肾功能不全者剂量不需调整，晚期肾功能不全（肌酐清除率＜20 ml/min）及严重肝功能不全者，每日剂量不宜超过 10 mg。

2. 药师建议

该处方存在"用法用量不适宜"的情况。比索洛尔体内半衰期长（$t_{1/2}$ 为 10 h），效应可以持续 24 h，用法为 10 mg 每日 1 次。万一过量而引起心动过慢或血压过低时，需停药。必要时，可单独或连续使用阿托品 0.5～2.0 mg 静注，奥西那林缓慢静注适量，及高血糖素 1～5 mg（或 1～10 mg）。

【处方案例二】

处方 2：　　　　　　××××医院医疗保险处方　　　　　　医保内处方
定点医疗机构编码：××××
科室名称：内科　　　　　　　　日期：2015-5　　　　　　药物金额：
姓名：谢××　　　性别：男　　　年龄：76 岁　　　　　病历号：

临床诊断	R: 药品名称和规格	用量	用法	频率	数量
高血压	富马酸比索洛尔片				
糖尿病	（5 mg×10 片/盒）	5 mg	口服	Qd	2 盒
	盐酸二甲双胍片				
	（0.5 g×30 片/盒）	0.5 g	口服	Tid	1 盒
				医生签名：	

　　　　　　　　　审核/调配签名：　　　　　　　　　　　核对/发药签名：

1. 请遵医嘱服药；2. 请在窗口点清药品；3. 处方当日有效；4. 发出药品不予退换。

1. 处方分析

（1）中国高血压基层管理指南（2014 年修订版）推荐高血压合并糖尿病首选 ACEI 或 ARB；由于高血压合并糖尿病患者的目标血压控制要低于一般高血压患者，所以为达到目标血压，常需加 CCB 或小剂量噻嗪类利尿剂或小剂量 β 受体阻滞剂，同时要平稳控制血糖。

（2）对不适宜首选 β 受体阻滞剂的人群，但临床存在交感激活以及心率≥75 次/分（合并严重肥胖的代谢综合征或糖尿病）的高血压患者，需评估后使用 β 受体阻滞剂，并监测血糖、血脂的变化。建议使用比索洛尔、卡维地洛、阿罗洛尔或奈必洛尔。

（3）虽然比索洛尔对糖脂代谢影响较小，但是长期服用也可能会使患者糖耐量降低，并掩盖低血糖表现（如心跳加快）。

2. 药师建议

该处方存在"遴选的药品不适宜"的情况。若患者为高血压合并糖尿病患者，不存在临床交感激活以及心率增快，建议更换降压药，并监测血压、心率、血糖等。若患者存在临床交感激活以及心率≥75 次/分，可不更换降压药，注意监测患者的血糖、血脂变化，定期评估血压和心率。

五、卡维地洛

卡维地洛在治疗剂量范围内，兼有 α_1 和非选择性 β 受体阻滞作用，无内在拟交感活性，通过阻滞突触后膜 α_1 受体，从而扩张血管、降低外周血管阻力；阻滞 β 受体，抑制肾分泌肾素，阻断肾素-血管紧张素-醛固酮系统，产生降压作用。卡维地洛降压迅速，可长时间维持降压作用。对左心室射血分数、心功能、肾功能、肾血流灌注、外周血流量、血浆电解质和血脂水平没有影响，不影响心率，极少产生水钠潴留。卡维地洛口服后易于吸收，绝对生物利用度为 $25\%\sim35\%$，有明显的首过效应，消除相半衰期为 $7\sim10\ h$。与食物一起服用时，其吸收减慢，但对生物利用度没有明显影响，且可减少引起体位性低血压的危险性。卡维地洛为碱性亲脂化合物，与血浆蛋白结合率大于 98%。卡维地洛同样存在肝代谢酶基因多态性的问题，个体间药物浓度差异较大。

【处方案例一】

处方1：　　　　　×××× 医院医疗保险处方　　　·　　医保内处方
定点医疗机构编码：××××
科室名称：内科　　　　　　　　日期：2015-11　　　　　药物金额：
姓名：罗××　　　性别：女　　　年龄：70 岁　　　　　　病历号：

临床诊断	R:药品名称和规格	用量	用法	频率	数量
心绞痛	卡维地洛片				
高血压	（10 mg×16 片/盒）	5 mg	口服	Bid	1 盒
	盐酸地尔硫䓬缓释胶囊				
	（90 mg×10 粒/盒）	180 mg	口服	Qd	2 盒
				医生签名：	

审核/调配签名：　　　　　　　　　　　　　　核对/发药签名：

1. 请遵医嘱服药；2. 请在窗口点清药品；3. 处方当日有效；4. 发出药品不予退换。

1. 处方分析

卡维地洛与地尔硫䓬在药效学上存在相互作用，可引起心动过缓、低血压和传导障碍。

2. 药师建议

该处方存在"有不良相互作用"的情况。与其他 β 受体阻滞剂一样，不推荐与维拉帕米或地尔硫䓬非二氢吡啶类钙通道阻滞剂合用。高血压合并心绞痛的患者，治疗原则可以参考上述处方点评案例中的药师建议。

【处方案例二】

处方2：　　　　　×××× 医院医疗保险处方　　　　　医保内处方
定点医疗机构编码：××××
科室名称：内科　　　　　　　　日期：2015-8　　　　　　药物金额：
姓名：张×　　　性别：女　　　年龄：72 岁　　　　　　病历号：

临床诊断	R:药品名称和规格	用量	用法	频率	数量
高血压	卡维地洛片				
慢性心功能不全	（10 mg×16 片/盒）	5 mg	口服	Bid	1 盒
心律失常	地高辛片				
	（0.25 g×100 片/盒）	0.125 g	口服	Qd	1 盒
				医生签名：	

审核/调配签名：　　　　　　　　　　　　　　核对/发药签名：

1. 请遵医嘱服药；2. 请在窗口点清药品；3. 处方当日有效；4. 发出药品不予退换。

1. 处方分析

卡维地洛和地高辛同时服用，可增加地高辛血浆浓度 15％。

2. 药师建议

该处方存在"有不良相互作用"的情况。用药期间应注意随访以下检查：血压、心率及心律；心电图；心功能监测；电解质尤其钾、钙、镁；肾功能；疑有洋地黄中毒时，应进行地高辛血药浓度测定。过量时，由于蓄积性小，一般于停药后 1～2 天中毒表现可以消退。

六、阿罗洛尔

阿罗洛尔为兼性 β 受体阻滞剂，可阻断 α_1 及 β_1、β_2 受体，但阻断 α 受体的作用较弱，阻断 α 受体与 β 受体之比为 1∶8，故其体位性低血压作用甚弱。其阻断 β 受体的作用比普萘洛尔强，对 β 受体无选择性。无膜稳定作用，亦无内在拟交感活性。阿罗洛尔阻滞 α_1 受体，从而产生周围血管扩张作用，抵消阻滞 β_2 受体对血糖、血脂的影响及冠状动脉痉挛的不良反应。阿罗洛尔还具有原发性震颤的独特适应证。阿罗洛尔为水脂双溶性药物，口服吸收较完全，在肝无首过效应，血浆蛋白结合率为 91％，血浆半衰期为 10～12 h，经肝、肾双通道代谢。

【处方案例一】

处方 1：　　　　　　　××××医院医疗保险处方　　　　　医保内处方
定点医疗机构编码：××××
科室名称：内科　　　　　　　　日期：2015-6　　　　　　　药物金额：
姓名：张××　　　性别：女　　　年龄：63 岁　　　　　　　病历号：

临床诊断	R: 药品名称和规格	用量	用法	频率	数量
高血压	盐酸阿罗洛尔片				
风湿性心脏病	（10 mg×10 片/盒）	10 mg	口服	Qd	1 盒
心房颤动	盐酸胺碘酮片				
	（0.2 g×10 片/盒）	0.2 g	口服	Qd	1 盒
	地高辛片				
	（0.25 mg×30 片/盒）	0.125 mg	口服	Qd	1 盒
				医生签名：	

　　审核/调配签名：　　　　　　　　　　　　核对/发药签名：

1. 请遵医嘱服药；2. 请在窗口点清药品；3. 处方当日有效；4. 发出药品不予退换。

1. 处方分析

患者因风湿性心脏病、心房颤动、原发性高血压服用地高辛（0.125 mg，Qd）、酒石酸美托洛尔（12.5 mg，Bid）、盐酸胺碘酮（0.2 g，Qd）治疗。由于患者血压控制不好，血压 160/90 mmHg、心率 80 次/分，给予盐酸阿罗洛尔每晚 10 mg，替代酒石酸美托洛尔片，次日出现心悸、四肢颤抖，心电图示三度房室传导阻滞，换用琥珀酸美托洛尔缓释片（47.5 mg，Qd）后好转。

患者出现的三度房室传导阻滞可能与以下因素有关：盐酸阿罗洛尔与地高辛合用，两药均有抑制心脏传导的作用，可使作用相加而增强，有可能出现心脏传导阻滞；胺碘酮还可以从组织结合部位将地高辛置换出来，使地高辛血药浓度增加，导致地高辛中毒，甚至造成房室结传导阻滞。

2. 药师建议

该处方存在"有不良相互作用"的情况。建议监测心率，换用选择性 $β_1$ 受体阻滞剂，减少因阻断 $α_1$ 受体带来的其他作用。

【处方案例二】

处方2：　　　　　　××××医院医疗保险处方　　　　医保内处方

定点医疗机构编码：××××

科室名称：内科　　　　　　　　　日期：2015-7　　　　　药物金额：

姓名：高××　　性别：女　　　　年龄：62 岁　　　　　病历号：

临床诊断	R: 药品名称和规格	用量	用法	频率	数量
高血压 高尿酸血症	盐酸阿罗洛尔片 　（10 mg×10 片/盒）	10 mg	口服	Bid	1 盒
	别嘌醇缓释胶囊 　（250 mg×10 粒/盒）	250 mg	口服	Qd	1 盒
				医生签名：	

　　　　　　　审核/调配签名：　　　　　　　　　　核对/发药签名：

1. 请遵医嘱服药；2. 请在窗口点清药品；3. 处方当日有效；4. 发出药品不予退换。

1. 处方分析

阿罗洛尔可使实验室检查值有所异常，能使谷草转氨酶（AST）升高（0.3%），谷丙转氨酶（ALT）升高（0.3%），甘油三酯升高（0.2%），尿酸升高（0.1%）。

2. 药师建议

该处方存在"遴选的药品不适宜"的情况。当患者已经出现药物可能导致的疾病症状时，宜首先排除药物不良反应，停用阿罗洛尔后复查尿酸。

七、拉贝洛尔

拉贝洛尔为兼性 β 受体阻滞剂，兼有 α 受体及 β 受体的阻滞作用。对 $β_1$ 及 $β_2$ 无选择作用，其阻断 α 受体和 β 受体的相对强度，口服时为 1：3，静脉注射时为 1：7。与单纯 β 受体阻滞剂不同，拉贝洛尔能降低卧位血压和周围血管阻力，一般不降低心输出量或每次心搏出量。对卧位患者心率无明显影响，立位及运动时则心率减慢。其降压效果比单纯 β 受体阻滞剂为优。拉贝洛尔口服后 60%～90% 可迅速从胃肠道吸收，绝对生物利用度为 25%，长期用药生物利用度可逐渐增加至 70%。半衰期为 6～8 h，55%～60% 的原形药物和代谢产物由尿排出。血液透析和腹膜透析均不易清除。口服后 2～4 h 达到峰值，作用可持续 8～12 h，每日 2～3 次服药。治疗效应与血药浓度明显相关。本品可安全有效地用于妊娠高血压，不影响胎儿生长发育。乳汁中的浓度为母体血液的 22%～45%，哺乳期女性慎用。

【处方案例一】

处方1：　　　　　　　××××医院医疗保险处方　　　　　医保内处方
定点医疗机构编码：××××
科室名称：内科　　　　　　　　　　　　日期：2015-6　　　　　药物金额：
姓名：林××　　　性别：女　　　年龄：45岁　　　　病历号：

临床诊断	R: 药品名称和规格	用量	用法	频率	数量
高血压	盐酸拉贝洛尔片				
抑郁症	（50 mg×30 片/盒）	100 mg	口服	Bid	1盒
	盐酸阿米替林片				
	（25 mg×100 片/瓶）	25 mg	口服	Tid	1瓶
				医生签名：	

审核/调配签名：　　　　　　　　　　　　　核对/发药签名：

1. 请遵医嘱服药；2. 请在窗口点清药品；3. 处方当日有效；4. 发出药品不予退换。

1. 处方分析

阿米替林为三环类抗抑郁药，其作用在于抑制 5-羟色胺和去甲肾上腺素的再摄取，主要在肝中代谢，为肝酶 CYP2D6 的底物兼抑制剂。拉贝洛尔为肝酶 CYP2D6 的底物。两种药物同时应用可产生震颤。

2. 药师建议

该处方存在"有不良相互作用"的情况。同时使用拉贝洛尔和阿米替林的患者，一旦出现不能耐受的不良反应，应立即更换药物。

【处方案例二】

处方2：　　　　　　　××××医院医疗保险处方　　　　　医保内处方
定点医疗机构编码：××××
科室名称：内科　　　　　　　　　　　　日期：2015-2　　　　　药物金额：
姓名：章××　　　性别：男　　　年龄：45岁　　　　病历号：

临床诊断	R: 药品名称和规格	用量	用法	频率	数量
高血压	盐酸拉贝洛尔片				
十二指肠溃疡	（50 mg×30 片/盒）	100 mg	口服	Bid	1盒
	西咪替丁片				
	（0.4 g×10 片/盒）	0.4 g	口服	Tid	2盒
				医生签名：	

审核/调配签名：　　　　　　　　　　　　　核对/发药签名：

1. 请遵医嘱服药；2. 请在窗口点清药品；3. 处方当日有效；4. 发出药品不予退换。

1. 处方分析

拉贝洛尔为肝酶 CYP2D6 的底物，西咪替丁为 CYP2D6 的抑制剂。两种药物合用会使拉贝洛尔的血药浓度升高，毒性增加，尤其在快代谢患者中存在高风险。

2. 药师建议

该处方存在"有不良相互作用"的情况。监测患者血压变化及不良反应，必要时减少拉贝洛尔的用量。

八、索他洛尔

索他洛尔是唯一兼具有Ⅱ类和Ⅲ类抗心律失常药物电生理活性，属非心脏选择性、也无内源拟交感活性或膜稳定活性的Ⅲ类非选择性β受体阻滞剂。可延长复极、动作电位时程，及心房、心室、房室结和旁路的有效不应期。有明显的抗心肌缺血、提高致室颤阈值作用，并具有抗颤动和抗交感作用。对室上性、室性心律失常均有较好的疗效。口服吸收完全，几乎达100%，口服后2~3 h达血浆峰值，肝首过效应很小，生物利用度为95%，表观分布容积为1.6~2.4 L/kg。在肝内几乎不被代谢，血浆蛋白结合率为50%。长期口服血浆半衰期为14~20 h。肾衰竭时，其半衰期可长达42 h。约75%经尿排出，其余经胆汁排泄。其用量通常为80~160 mg/d，分2次口服，从小剂量开始，逐渐加量。肾功能不全时，需慎用或减量。用药前及用药过程要检查电解质，注意有无低钾、低镁，需及时纠正。用药过程需注意心率及血压变化，应监测心电图Q-T变化，药物加量中如Q-Tc超过500 ms应停药，以防发生严重的致心律失常事件。

【处方案例一】

处方1：　　　　　××××医院医疗保险处方　　　　医保内处方
定点医疗机构编码：××××
科室名称：内科　　　　　　　　　日期：2015-8　　　　　　药物金额：
姓名：朱××　　性别：女　　　年龄：77 岁　　　　　　病历号：

临床诊断	R:药品名称和规格	用量	用法	频率	数量
心律失常	盐酸索他洛尔片				
高血压	（80 mg×28 片/盒）	80 mg	口服	Bid	1盒
支气管炎	吲达帕胺片				
	（2.5 mg×100 片/瓶）	2.5 mg	口服	Qd	1瓶
	阿奇霉素片				
	（0.25 g×6 片/盒）	0.5 g	口服	Qd	1盒
				医生签名：	

审核/调配签名：　　　　　　　　　　　　核对/发药签名：

1. 请遵医嘱服药；2. 请在窗口点清药品；3. 处方当日有效；4. 发出药品不予退换。

1. 处方分析

（1）索他洛尔最严重的不良反应为与Q-T间期延长相关的尖端扭转型室性心动过速甚至心室颤动，多在用药7天内出现，常见于存在缓慢型心律失常、低血钾以及同时服用其他延长Q-T间期药物的患者。

（2）延长Q-T间期的药物包括Ⅲ类抗心律失常药和奎尼丁等，以及砷剂、大环内酯类抗生素、三环类抗抑郁药、多潘立酮、氟哌利多和美沙酮等。

（3）吲达帕胺是一种磺胺类利尿剂，具有钙拮抗作用，常用于治疗轻、中度原发性高血压，是基层社区广泛使用的降压药。长期服用该药可引起低钾血症，尤其在老年患者中。

（4）阿奇霉素为第二代大环内酯药物，主要用于治疗呼吸道及生殖道感染。有报道称大环内酯类抗生素可引起心脏 Q-T 间期延长，从而有发生心律失常和尖端扭转型室性心动过速的危险。

2. 药师建议

此处方存在"有不良相互作用"的情况。临床上应注意患者的选择，在与其他具有减慢心率、延长 Q-T 间期及降血钾的药物合用时应十分谨慎。在使用中应严密监测心率、血压、Q-T 间期、血钾、血镁等指标。当 Q-Tc 超过 500 ms 时应停药；血钾、镁电解质紊乱时要先予以纠正，再使用索他洛尔。

【处方案例二】

处方 2：　　　　　××××医院医疗保险处方　　　　医保内处方
定点医疗机构编码：××××
科室名称：内科　　　　　　　　日期：2015-7　　　　　药物金额：
姓名：王×× 　性别：男　　　　年龄：86 岁　　　　　病历号：

临床诊断	R：药品名称和规格	用量	用法	频率	数量
冠心病	酒石酸美托洛尔片				
心律失常	（25 mg×20 片/盒）	25 mg	口服	Bid	3 盒
－阵发心房颤动	盐酸索他洛尔片				
－心动过缓	（80 mg×24 片/盒）	160 mg	口服	Bid	3 盒
慢性肾功能不全					
				医生签名：	

审核/调配签名：　　　　　　　　　　　　　　核对/发药签名：

1. 请遵医嘱服药；2. 请在窗口点清药品；3. 处方当日有效；4. 发出药品不予退换。

1. 处方分析

（1）索他洛尔为一种非心脏选择性、无内在拟交感活性的 β-受体阻滞剂，最初用于心绞痛、高血压的治疗，20 世纪 70 年代发现其抗心律失常作用，将其列为Ⅲ类抗心律失常药物，兼有第Ⅱ类和第Ⅲ类抗心律失常药物特性，还有轻度正性肌力作用。适用于以下情况：预防及治疗室上性心动过速，特别是预激综合征伴室上性心动过速；心房扑动和心房颤动；各种室性心律失常；急性心肌梗死并发严重心律失常。抗室上性心律失常效果优于Ⅰ类药物，但弱于胺碘酮。一般口服用药，80～160 mg/d，分 2 次服用，室性心动过速可以加量至 160～480 mg/d，必须从小剂量开始，逐渐加量，每次加量时间间隔应至少 2～3 天，严密观察心电图 Q-Tc 变化。

（2）本患者阵发心房颤动，可以应用索他洛尔治疗，但索他洛尔主要由肾排泄，肾功能不全患者 $t_{1/2\beta}$ 明显延长。本患者索他洛尔用量过大，且与酒石酸美托洛尔（Ⅱ类）合用，更易出现严重心动过缓、低血压、尖端扭转型室性心动过速等不良反应，建议停用酒石酸美托洛尔，减量索他洛尔，严密监测血压及心电图变化，预防不良反应发生。

（3）索他洛尔禁用于严重心动过缓、心率＜60 次/分的病态窦房结综合征、二度或三度房室传导阻滞及室内传导阻滞患者。如本患者应用抗心律失常药物前存在心动过缓及慢快综合征，应禁用索他洛尔。

2. 药师建议

该处方属于用药不适宜中的"用法用量不适宜"。索他洛尔兼有第Ⅱ类和第Ⅲ类抗心律失常作用，适用于预防及治疗室上性心动过速及各种室性心律失常。服药从小剂量开始，逐渐加量，用药期间严密观察 Q-Tc 变化，尤其是肾功能不全患者。

该处方属于用药不适宜中的"联合用药不适宜"。因为索他洛尔与Ⅰa、Ⅱ、Ⅲ类抗心律失常药同用时有协同作用，一般不建议联合用药。

β 受体阻滞剂药物总结

β受体阻滞剂	药剂学	药物相互作用		药物不良反应
阿替洛尔		①与其他降压药合用增强降压效果。	利多卡因、苯妥英钠、美西律、普罗帕酮	循环系统：心动过缓、低血压、心力衰竭（恶化）神经系统：疲劳、头痛 消化系统：恶心、呕吐、腹痛、腹泻、便秘、胃肠不适
比索洛尔		②不宜与CCB联用，特别是非二氢吡啶类CCB，如维拉帕米、地尔硫䓬等。	硝苯地平胺碘酮	
美托洛尔	缓释剂型由微囊化的颗粒组成，每个颗粒是一个独立的贮库单位，几乎以恒定速度释放约 20 h。可掰开服用，但不能嚼服。缓释剂 47.5 mg 相当于普通片剂 50 mg	③与抗心律失常药联用要谨慎。④与降糖药联用需调整剂量，可能掩盖低血糖症状。	是 CYP2D6 的作用底物，抑制 CYP2D6 的药物可影响其血浆浓度，如帕罗西汀、氟西汀、塞来昔布、苯海拉明等	
普萘洛尔		⑤与非甾体抗炎药联用，减弱降压作用。	与洋地黄类药物联用需谨慎；与茶碱合用，清除率下降	
索他洛尔		⑥与西咪替丁联用，升高血药浓度		
卡维地洛			与洋地黄类药物联用需谨慎	
拉贝洛尔			甲氧氯普胺可增强降压作用	

第五节　利尿药

利尿药主要通过影响肾小管的重吸收和分泌，促进体内电解质和水的排出而达到利尿的作用。按照其作用强弱可分为强效利尿药（如呋塞米、托拉塞米、布美他尼、阿米洛利）、中效利尿药（如氢氯噻嗪、吲达帕胺）和低效利尿药（如螺内酯、氨苯蝶啶）；按照是否保钾可分为排钾利尿药和保钾利尿药，前者包括呋塞米、托拉塞米、布美他尼、氢氯噻嗪、吲达帕胺等，后者包括阿米洛利、螺内酯、氨苯蝶啶。目前临床上强效利尿药主要用于治疗严重肾功能不全、高血压危象和水肿性疾病等，中效利尿药最常用于治疗高血压，低效利尿药常作为高血压、水肿性疾病的联合用药等。从药代动力学方面看，多数利尿药的起效时间、作用维持时间与利尿药的作用强弱相关。利尿药的药效越强，上述指标越快、长、强；利尿药的药效越弱，上述指标越慢、短、弱，但除外吲达帕胺（其多次给药后作用维持时间可达8周）。例如，口服呋塞米片的起效时间为 $20\sim60$ min，作用维持时间为 $6\sim8$ h；口服螺内酯片的起效时间为1天左右，作用维持时间为停药后仍可维持 $2\sim3$ 天。强效排钾利尿药和螺内酯的蛋白结合率均高，都超过 90%，中效利尿药则较低。长期大剂量使用利尿药可引起电解质（如钾、钠、氯等）和代谢（如尿酸、血脂、血糖等）紊乱，大剂量使用强效利尿药还可发生耳鸣、听力下降等耳毒性。

利尿药的处方点评要点：

1. 与非甾体抗炎药、影响血钾浓度的药物（如糖皮质激素、ACEI/ARB 等）、在低钾状态下易发生严重不良反应的药物（如地高辛及胺碘酮、索他洛尔等抗心律失常药物）和同样具有耳、肾毒性的药物（如氨基糖苷类药物）联用时，注意不良的相互作用。

2. 对于肝肾功能不全和电解质紊乱的患者，注意药物的遴选和用法、用量的适宜性。

3. 对于起效较慢而作用维持时间较长的利尿药，要注意剂量的适宜性。

一、氢氯噻嗪

氢氯噻嗪为中效利尿药，作用机制主要是抑制远端小管前段和近端小管（作用较轻）对氯化钠的重吸收，从而增加远端小管和集合管的 Na^+-K^+ 交换，K^+ 分泌增多，尿钠、钾、氯、磷和镁等离子排泄增加，而对尿钙排泄减少。除利尿排钠作用外，可能还有肾外作用机制参与降压，例如增加胃肠道对 Na^+ 的排泄。口服吸收迅速但不完全，生物利用度为 $60\%\sim80\%$，进食能增加吸收量，可能与药物在小肠的滞留时间延长有关。口服 2 h 后产生利尿作用，达峰时间为 4 h，$3\sim6$ h 产生降压作用，作用持续时间为 $6\sim12$ h。本药部分与血浆蛋白结合，蛋白结合率为 40%。氢氯噻嗪不经肝代谢，原形经肾排泄。血浆半衰期为 15 h。氢氯噻嗪主要的适应证为高血压、水肿性疾病等。大多数不良反应与剂量和疗程有关。水、电解质紊乱所致的副作用较为常见。临床上用于抗高血压的剂量都较小（$12.5\sim25$ mg/d，1 次/日），一般无明显不良反应。与磺胺类药物、呋塞米、布美他尼、碳酸酐酶抑制剂有交叉过敏反应。用药过程中应随访检查血电解质、血糖、血尿酸、血清肌酶、尿素氮、血压。

【处方案例一】

处方1：　　　　　××××医院医疗保险处方　　　　　　医保内处方
定点医疗机构编码：××××
科室名称：内科　　　　　　　　　日期：2015-8　　　　　　　药物金额：
姓名：顾××　　　性别：男　　　年龄：58 岁　　　　　　　病历号：

临床诊断	R:				
	药品名称和规格	用量	用法	频率	数量
冠心病	氢氯噻嗪片				
高血压	（25 mg×100 片/盒）	25 mg	口服	Bid	1 盒
慢性肾功能不全					
低钾血症					
糖尿病					
				医生签名：	

审核/调配签名：　　　　　　　　　　　　　　核对/发药签名：

1. 请遵医嘱服药；2. 请在窗口点清药品；3. 处方当日有效；4. 发出药品不予退换。

1. 处方分析

氢氯噻嗪可用于水肿性疾病、高血压、中枢性或肾性尿崩症及肾结石预防。

（1）水、电解质紊乱为常见不良反应，低钾血症较易发生，与噻嗪类利尿药排钾作用有关。长期缺钾可损伤肾小管，可引起严重快速型心律失常。也可出现低氯低钠性碱中毒或低氯低钾性碱中毒，临床常表现为口干、烦渴、肌肉痉挛、恶心、呕吐和极度疲乏无力等。本患者存在低钾血症，注意补充电解质，定期监测电解质水平。

（2）大剂量氢氯噻嗪可使糖耐量降低，血糖升高，可能与抑制胰岛素释放相关。避免大剂量长时间应用，每日剂量 12.5～25 mg 对血糖及血脂无不利影响，而每日用量超过 25 mg 可能增加不良反应，应适当减量。

（3）氢氯噻嗪在剂量超过 25 mg/d 时效应不再增加，当肌酐清除率（Ccr）＜30 ml/min 无利尿效果。本患者药物用量较大，且合并肾功能不全，注意监测肾功能水平，如 Ccr＜30 ml/min 或利尿无效时应换用袢利尿剂。

2. 药师建议

该处方属于用药不适宜中的"用法用量不适宜"，氢氯噻嗪适用于水肿性疾病、高血压、中枢性或肾性尿崩症及肾结石预防。长期大量口服可出现低钾低钠低氯性碱中毒，注意监测电解质水平。保持水电解质平衡。大剂量氢氯噻嗪可使血糖升高，避免大量用药，每日用量应不超过 25 mg。如患者 Ccr＜30 ml/min 或利尿无效时，应停用氢氯噻嗪，换用袢利尿剂。

【处方案例二】

处方 2：　　　　　　　××××医院医疗保险处方　　　　　医保内处方
定点医疗机构编码：××××
科室名称：内科　　　　　　　　　日期：2015-8　　　　　　药物金额：
姓名：郭××　　　性别：女　　　年龄：89 岁　　　　　病历号：

临床诊断	R: 药品名称和规格	用量	用法	频率	数量
高血压	盐酸胺碘酮片				
冠心病	（200 mg×10 片/盒）	200 mg	口服	Bid	3 盒
阵发心房颤动	氢氯噻嗪片				
心功能不全	（25 mg×100 片/盒）	25 mg	口服	Qd	1 盒
痛风	地高辛片				
磺胺过敏	（0.25 mg×30 片/盒）	0.25 mg	口服	Qd	1 盒
				医生签名：	

审核/调配签名：　　　　　　　　　　　　　　核对/发药签名：

1. 请遵医嘱服药；2. 请在窗口点清药品；3. 处方当日有效；4. 发出药品不予退换。

1. 处方分析

（1）氢氯噻嗪可干扰肾小管排泄尿酸，可使血尿酸升高，诱发痛风发作。本患者慎用氢氯噻嗪，注意监测尿酸水平。

（2）氢氯噻嗪与磺胺类药物、呋塞米、布美他尼、碳酸酐酶抑制剂有交叉过敏反应，故应慎用。

（3）洋地黄类药物、胺碘酮等与氢氯噻嗪合用时，应警惕因低钾血症引起的药物副作用，如心律失常等。

（4）老年人应用氢氯噻嗪较易发生低血压、电解质紊乱和肾功能损害，应小剂量用药，注意监测血压、肾功能及电解质变化。

2. 药师建议

该处方属于用药不适宜中的"遴选的药品不适宜"。高尿酸血症和有磺胺过敏史的患者慎用氢氯噻嗪，注意监测尿酸水平。

【处方案例三】

处方3：　　　　　××××医院医疗保险处方　　　　　医保内处方
定点医疗机构编码：××××
科室名称：内科　　　　　　　　　　日期：2015-7　　　　　药物金额：
姓名：赵×　　　性别：女　　　年龄：68 岁　　　　　　病历号：

临床诊断	R:　药品名称和规格	用量	用法	频率	数量
高血压	琥珀酸美托洛尔片				
冠心病	（25 mg×20 片/盒）	25 mg	口服	Bid	3 盒
骨关节病	氢氯噻嗪片				
	（25 mg×100 片/瓶）	25 mg	口服	Qd	1 瓶
	氨糖美辛肠溶片				
	（1 片×20 片/盒）	1 片	口服	Bid	2 盒
				医生签名：	

审核/调配签名：　　　　　　　　　　　　　　　　　核对/发药签名：

1. 请遵医嘱服药；2. 请在窗口点清药品；3. 处方当日有效；4. 发出药品不予退换。

1. 处方分析

非甾体类消炎镇痛药尤其是吲哚美辛，能降低氢氯噻嗪的利尿作用，与前者抑制前列腺素合成有关；还可以抵消 β 受体阻滞剂的抗高血压作用。

2. 药师建议

该处方属于用药不适宜中的"有不良相互作用"，确需联合用药时，注意监测血压，如果血压增高，可以尝试更换另一种非甾体抗炎药如双氯芬酸。

二、呋塞米

呋塞米为强效利尿药，主要通过抑制肾小管髓袢厚壁段对 NaCl 的主动重吸收，从而导致水、Na^+、Cl^- 排泄增多。由于 Na^+ 重吸收减少，远端小管 Na^+ 浓度升高，促进 Na^+-K^+ 和 Na^+-H^+ 交换增加，K^+ 和 H^+ 排出增多。呋塞米通过抑制髓袢对 Ca^{2+}、Mg^{2+} 的重吸收而增加 Ca^{2+}、Mg^{2+} 排泄。短期用药能增加尿酸排泄，而长期用药则可引起高尿酸血症。另外，呋塞米能抑制前列腺素分解酶的活性，使前列腺素 E_2 含量升高，从而具有扩张血管作用。与噻嗪类利尿药不同，呋塞米等袢利尿药存在明显的剂量-效应关系。随着剂量加大，利尿效果明显增强，且药物剂量范围较大，个体差异也比较明显。临床上主要用于治疗水肿性疾病，包括充血性心力衰竭、肝硬化、肾病（肾炎，及各种原因所致的急、慢性肾衰竭），与其他药物合用治疗急性肺水肿和急性脑水肿等，预防急性肾衰竭、高钾血症及高钙血症等；一般不作为治疗原发性高血压的首选药物，但当噻嗪类药物疗效不佳，尤其当伴有肾功能不全或出现高血压危象时，本类药物尤为适用。呋塞米生物利用度为 60%～70%，进食能减慢吸收，但不影响吸收率及其疗效。静脉给药起效迅速，2～5 min 起效，达峰时间为 0.33～1 h，作用维持时间约 2 h。血浆蛋白结合率为 91%～97%。大部分以原形经肾排泄。血浆半衰期根据肝肾功能而差异较大，在 30 min～20 h 之间。本药能通过胎盘屏障，并可泌入乳汁中。本药不被透析清除。对磺胺药和噻嗪类利尿药过敏者，对本药可能亦过敏。

【处方案例一】

处方1：　　　　　　　×××医院医疗保险处方　　　　　医保内处方

定点医疗机构编码：××××

科室名称：内科　　　　　　　　日期：2015-8　　　　　　　药物金额：

姓名：郑×　　性别：女　　　　年龄：66岁　　　　　　　病历号：

临床诊断	R:				
	药品名称和规格	用量	用法	频率	数量
心功能不全	呋塞米注射液				
慢性肾功能不全	（200 mg×10 支/盒）	100 mg	静脉注射	ST	5 支
神经性耳聋					
磺胺过敏					
				医生签名：	

　　　　　　审核/调配签名：　　　　　　　　　　　核对/发药签名：

1. 请遵医嘱服药；2. 请在窗口点清药品；3. 处方当日有效；4. 发出药品不予退换。

1. 处方分析

（1）呋塞米为强效袢利尿剂，可增加水和电解质的排泄作用，能增加水、钠、氯、钾、钙、镁、磷等的排泄，可导致低钾低钠低钙低氯血症及碱中毒，心肾功能不全患者注意监测电解质及酸碱平衡变化。

（2）呋塞米与噻嗪类利尿药不同，呋塞米等袢利尿药存在明显的剂量-效应关系，即随着剂量加大，利尿效果明显增强，且药物剂量范围较大。对老年人、初始治疗患者应从最小有效剂量开始，然后根据利尿反应逐渐调整剂量，以减少低血压及水、电解质紊乱等副作用发生。少尿或无尿患者应用最大剂量后 24 h 仍无效时应停药。

（3）耳鸣、听力障碍多见于大剂量静脉快速注射呋塞米时（每分钟剂量大于 4～15 mg），多为暂时性，少数为不可逆性，尤其当与其他有耳毒性的药物同时应用时，注意呋塞米用药不宜过快、量不宜过大，用药间隔时间应延长，以免出现耳毒性等副作用。

（4）对磺胺药和噻嗪类利尿药过敏者，对呋塞米亦可能交叉过敏，应慎用。

（5）糖尿病、高尿酸血症或有痛风患者，应用呋塞米时注意监测血糖及尿酸水平。

2. 药师建议

该处方属于用药不适宜中的"用法用量不适宜"，呋塞米为强效袢利尿药，大剂量静脉快速注射呋塞米时可出现耳鸣、听力障碍，注意避免大量快速用药。

【处方案例二】

处方2：　　　　　×××× 医院医疗保险处方　　　　医保内处方
定点医疗机构编码：××××
科室名称：内科　　　　　　　　日期：2015-8　　　　　　药物金额：
姓名：成×　　性别：男　　　　年龄：80 岁　　　　　　　病历号：

临床诊断	R：药品名称和规格	用量	用法	频率	数量
冠心病	呋塞米片				
陈旧心肌梗死	（20 mg×100 片/盒）	60 mg	口服	Bid	1 盒
心律失常	布洛芬缓释胶囊				
心功能不全	（0.3 g×20 片/盒）	0.3 g	口服	Bid	1 盒
低钾血症	别嘌醇片				
骨关节病	（100 mg×100 片/盒）	100 mg	口服	Bid	1 盒
糖尿病	格列喹酮片				
高尿酸血症	（30 mg×30 片/盒）	30 mg	餐前口服	Tid	3 盒
肾病综合征					

医生签名：

审核/调配签名：　　　　　　　　　　　　　　核对/发药签名：

1. 请遵医嘱服药；2. 请在窗口点清药品；3. 处方当日有效；4. 发出药品不予退换。

1. 处方分析

（1）呋塞米大剂量或长期应用时，易发生体位性低血压、休克、低钾血症、低氯血症、低氯性碱中毒、低钠血症、低钙血症，以及与此有关的口渴、乏力、肌肉酸痛、心律失常等不良反应。故口服起始用量不宜过大，注意监测血压、尿量、肾功能及电解质水平。

（2）非甾体类消炎镇痛药能降低呋塞米的利尿作用，增加肾损害风险，这与非甾体抗炎药抑制前列腺素合成，减少肾血流量相关。

（3）呋塞米短期用药能增加尿酸排泄，而长期用药则可使尿酸排泄减少，血尿酸升高，如与治疗痛风的药物合用时，后者的剂量应进行适当调整，注意监测血尿酸水平。

（4）呋塞米可降低降血糖药的疗效，注意监测血糖水平。

（5）充血性心力衰竭和肾病综合征等水肿性疾病，由于肠壁水肿，口服吸收率也下降，故在上述情况应静脉途径用药。

2. 药师建议

该处方属于用药不适宜中的"给药途径不适宜"，治疗充血性心力衰竭和肾病综合征等水肿性疾病时，建议呋塞米起始治疗应静脉途径用药。

【处方案例三】

处方3：　　　　　　　×××××医院医疗保险处方　　　　　医保内处方

定点医疗机构编码：××××

科室名称：内科　　　　　　　　　日期：2015-8　　　　　　　药物金额：

姓名：高××　　性别：女　　　　年龄：79 岁　　　　　　　病历号：

临床诊断	R: 药品名称和规格	用量	用法	频率	数量
慢性心力衰竭（LVEF 　≥45%）	盐酸胺碘酮胶囊 　（0.2 g×30 粒/瓶）	0.2 g	口服	Tid	1 瓶
心房颤动	富马酸比索洛尔片 　（5 mg×10 片/盒）	5 mg	口服	Qd	3 盒
高血压	福辛普利钠片 　（10 mg×14 片/盒）	10 mg	口服	Qd	2 盒
	呋塞米片 　（20 mg×100 片/瓶）	40 mg	口服	Bid	1 瓶
	地高辛片 　（0.25 g×30 片/盒）	0.125 g	口服	Qd	1 盒
				医生签名：	

审核/调配签名：　　　　　　　　　　　　　　核对/发药签名：

1. 请遵医嘱服药；2. 请在窗口点清药品；3. 处方当日有效；4. 发出药品不予退换。

1. 处方分析

呋塞米为强效利尿药，长期大量应用易致水电解质紊乱，可出现低钾血症；而胺碘酮与排钾利尿药合用，可增加低血钾所致的心律失常。此外，地高辛与排钾利尿药合用，也可增加此种不良反应的发生。

2. 药师建议

该处方属于用药不适宜中的"有不良相互作用"，呋塞米与胺碘酮和地高辛合用时注意心电监测及血电解质监测。

三、布美他尼

布美他尼为强效利尿药，其利尿作用为呋塞米的 20～60 倍，所以对某些呋塞米无效的病例仍可能有效。布美他尼主要抑制肾小管髓袢升支厚壁段对 NaCl 的主动重吸收，对近端小管重吸收 Na^+ 也有抑制作用，但对远端肾小管无作用，故排钾作用小于呋塞米。与呋塞米相同，布美他尼能抑制前列腺素分解酶的活性，使前列腺素 E_2 含量升高，从而具有扩张血管作用。扩张肾血管，降低肾血管阻力，使肾血流量尤其是肾皮质深部血流量增加，在其利尿作用中具有重要意义，也是其用于预防急性肾衰竭的理论基础。口服吸收较呋塞米完全，几乎全部迅速被吸收；充血性心力衰竭和肾病综合征等水肿性疾病时，由于肠道黏膜水肿，口服吸收率下降。该药剂量可控性较差。血浆蛋白结合率为 94%～96%。口服和静脉注射的作用开始时间分别为 30～60 min 和数分钟，作用达峰时间分别为 1～2 h 和 15～30 min，作用持续时间分别为 4 h（应用 1～2 mg 时；大剂量时则为 4～6 h）和

3.5～4 h。$t_{1/2}$ 为 60～90 min，略长于呋塞米，肝肾功能受损时延长。本药不被透析清除。77%～85% 经尿排泄，其中 45% 为原形，15%～23% 由胆汁和粪便排泄。本药经肝代谢者较少。对磺胺药和噻嗪类利尿药过敏者，对本药可能亦过敏。

【处方案例一】

处方 1：　　　　　　　××××医院医疗保险处方　　　　　医保内处方

定点医疗机构编码：××××

科室名称：内科　　　　　　　日期：2015-8　　　　　　　药物金额：

姓名：王××　性别：男　　年龄：79 岁　　　　　病历号：

临床诊断	R:药品名称和规格	用量	用法	频率	数量
慢性肾功能不全	布美他尼片				
高钾血症	（1 mg×10 片/盒）	3 mg	口服	Bid	3 盒
低血压	盐酸西替利嗪片				
过敏性皮炎	（10 mg×10 片/盒）	10 mg	口服	Qd	1 盒
				医生签名：	

审核/调配签名：　　　　　　　　　　　　　　　核对/发药签名：

1. 请遵医嘱服药；2. 请在窗口点清药品；3. 处方当日有效；4. 发出药品不予退换。

1. 处方分析

（1）布美他尼对水和电解质排泄的作用基本同呋塞米，其利尿作用为呋塞米的 20～60 倍。

（2）布美他尼一般口服起始剂量为每日 0.5～2 mg，必要时每隔 4～5 h 重复，最大剂量每日可达 10～20 mg。肾功能不全患者大剂量使用布美他尼可能出现肌痛等副作用。当肾小球滤过率小于 5 ml/min 时布美他尼每日用量应小于 4 mg，本患者单次用药量过大，应适当减量口服。

（3）布美他尼的作用机制主要是抑制肾小管髓袢升支厚壁段对 NaCl 的主动重吸收，对近端小管重吸收 Na^+ 也有抑制作用，但对远端肾小管无作用，故排钾作用小于呋塞米。本患者高钾血症，应首选呋塞米降钾。

（4）本患者低血压状态，应用布美他尼可能诱发血压进一步下降甚至休克，应暂停布美他尼，在改善低血压状态后从小剂量逐渐用药。

（5）布美他尼与抗组胺药物合用时可使耳毒性增加，易出现耳鸣、头晕、眩晕，避免联合用药。

2. 药师建议

该处方属于用药不适宜中的"遴选的药品不适宜"，布美他尼为强效袢利尿药，低血压患者禁用布美他尼。

该处方属于用药不适宜中的"有不良相互作用"，布美他尼避免与抗组胺药物合用。

【处方案例二】

处方 2：　　　　　　××××医院医疗保险处方　　　　　医保内处方
定点医疗机构编码：××××
科室名称：内科　　　　　　　　　日期：2015-7　　　　　药物金额：
姓名：王××　　性别：男　　　年龄：86 岁　　　　　病历号：

临床诊断	R: 药品名称和规格	用量	用法	频率	数量
冠心病	0.9％氯化钠注射液				
心律失常	（100 毫升/袋）	100 ml	/静滴	ST	1 袋
心功能不全	硫酸依替米星注射液				
低钾血症	（0.1 g×6 支/盒）	0.1 g	/	ST	1 支
慢性阻塞性肺疾病急性	布美他尼注射液				
发作	（0.5 mg×2 支/盒）	4 mg	静脉注射	ST	4 盒
				医生签名：	

　　　　　　　　　审核/调配签名：　　　　　　　　　　　核对/发药签名：

1. 请遵医嘱服药；2. 请在窗口点清药品；3. 处方当日有效；4. 发出药品不予退换。

1. 处方分析

（1）布美他尼大剂量静脉快速注射时（每分钟剂量大于 4～15 mg）可出现耳鸣、听力障碍，多为暂时性，但少数为不可逆性，尤其当与其他有耳毒性的药物同时应用时。本患者布美他尼用量较大，同时应用氨基糖苷类抗生素，耳毒性、肾毒性增加，应避免联合应用。

（2）布美他尼为排钾保钠袢利尿剂，易出现水、电解质紊乱，加重低钾血症，在有基础心脏病患者易诱发心律失常，故应用利尿剂同时补钾、监测电解质水平，必要时持续心电监测以预防恶性心律失常发生。

2. 药师建议

该处方属于用药不适宜中的"联合用药不适宜"，建议布美他尼避免与其他有耳毒性的药物同时应用。

【处方案例三】

处方 3：　　　　　　××××医院医疗保险处方　　　　　医保内处方
定点医疗机构编码：××××
科室名称：内科　　　　　　　　　日期：2015-3　　　　　药物金额：
姓名：朱×　　性别：女　　　年龄：80　　　　　　病历号：

临床诊断	R: 药品名称和规格	用量	用法	频率	数量
水肿	布美他尼片				
发热	（1 mg×100 片/盒）	1 mg	口服	Qid	1 盒
	对乙酰氨基酚片				
	（300 mg×12 片/盒）	300 mg	口服	Qid	1 盒
				医生签名：	

　　　　　　　　　审核/调配签名：　　　　　　　　　　　核对/发药签名：

1. 请遵医嘱服药；2. 请在窗口点清药品；3. 处方当日有效；4. 发出药品不予退换。

1. 处方分析

非甾体类消炎镇痛药能降低本药的利尿作用，肾损害风险也增加，这与其抑制前列腺素合成，减少肾血流量有关。

2. 药师建议

该处方存在"有不良相互作用"的情况。建议两种药物使用时，注意患者肾功能变化。

【处方案例四】

处方4：　　　　××××医院医疗保险处方　　　　医保内处方

定点医疗机构编码：××××

科室名称：内科		日期：2015-10		药物金额：	
姓名：刘××	性别：男	年龄：82 岁		病历号：	

临床诊断	R：药品名称和规格	用量	用法	频率	数量
高血压	布美他尼片				
冠状动脉旁路移植术后	（1 mg×10 片/盒）	1 mg	口服	Qd	3 盒
高尿酸血症	别嘌醇缓释胶囊				
	（0.25 g×10 粒/盒）	0.25 g	口服	Qd	2 盒
				医生签名：	

审核/调配签名：　　　　　　　　　　　　　　核对/发药签名：

1. 请遵医嘱服药；2. 请在窗口点清药品；3. 处方当日有效；4. 发出药品不予退换。

1. 处方分析

（1）布美他尼可使尿酸排泄减少，血尿酸升高，故与治疗痛风的药物合用时，后者的剂量应进行适当调整，或者调整患者的用药方案。

（2）别嘌醇缓释胶囊经肾排泄，约 10% 以原形、70% 以活性代谢物随尿排出。布美他尼片可引起水、钠丢失，造成血容量减少，从而减少肾供血，使肾小球滤过率下降，短暂地造成肾功能不足，从而可能导致别嘌醇排泄减少，在体内蓄积，引起不良反应的发生。

2. 药师建议

该处方属于用药不适宜中"有不良相互作用"的情况。建议增加苯溴马隆，减少别嘌醇的用量。

四、托拉塞米

托拉塞米是长效吡啶磺酰脲类强效袢利尿药，主要作用于髓袢升支粗段，抑制 $Na^+/K^+/2Cl^-$ 转运系统。临床药理学研究亦证实这是本药在人体中的作用位点，且对肾的其他部位没有作用。托拉塞米可增加钠、氯和水在尿中的排泄量，但不显著改变肾小球滤过率、肾血流量和酸碱平衡。临床上主要用于原发性高血压、充血性心力衰竭等所致水肿。人体试验证实，10 mg 托拉塞米的利尿作用与 20～40 mg 呋塞米和 1 mg 布美他尼相当，其利尿阈剂量为 2.5 mg。口服后 40 min 至数小时内利尿作用明显，尿量呈剂量依赖性增加，4 h 内达利尿高峰，随后药效减弱，但降压速度明显慢于呋塞米与布美他尼。与静脉用呋塞米和布美他尼相比，静脉用托拉塞米起效稍慢，约 10 min；达峰时间较晚，为 1～2 h；作用维持时间较久，为 5～8 h。药物的吸收受首过代谢影响很小，生物利用度约为 80%，在相当大的剂量范围内可保持良好的量效关系。通过肝肾双通道代谢，80％经肝代谢，20％以原形经肾排泄，有效减轻了肾的负担和药物蓄积。其独特的醛固酮拮抗作用，使 K^+ 等电解质排泄量明显减少，临床上对 Mg^{2+}、尿酸、糖和脂类无明显影响。长期应用不易产生利尿抵抗，患者耐受性好。

【处方案例一】

处方1：　　　　　××××医院医疗保险处方　　　　　医保内处方
定点医疗机构编码：××××
科室名称：内科　　　　　　　　日期：2015-1　　　　　　药物金额：
姓名：孙××　　性别：女　　年龄：88 岁　　　　病历号：

临床诊断	R:药品名称和规格	用量	用法	频率	数量
慢性阻塞性肺气肿 慢性心功能不全	盐酸氨溴索注射液 （每支 15 mg）	15 mg	静脉点滴	Qd	7 支
	0.9％氯化钠注射液 （每袋 100 ml）	100 ml	静脉点滴	Qd	7 袋
	注射用托拉塞米 （每支 10 mg）	10 mg	静脉点滴	Qd	3 支
	0.9％氯化钠注射液 （每袋 100 ml）	100 ml	静脉点滴	Qd	3 袋
				医生签名：	

审核/调配签名：　　　　　　　　　　　　　　核对/发药签名：

1. 请遵医嘱服药；2. 请在窗口点清药品；3. 处方当日有效；4. 发出药品不予退换。

1. 处方分析

有报道称，盐酸氨溴索注射液与托拉塞米注射液混合后出现白色混浊絮状物，存在配伍禁忌，具体反应及生成物质的成分不明。

2. 药师建议

该处方属于用药不适宜中"有配伍禁忌"的情况。氨溴索注射液与托拉塞米注射液不可配伍，含这两种药物的液体最好分开输注；若连续输注，中间需用生理盐水冲管。

【处方案例二】

处方2：　　　　　××××医院医疗保险处方　　　　　医保内处方
定点医疗机构编码：××××
科室名称：内科　　　　　　　　　日期：2015-7　　　　　药物金额：
姓名：高××　　性别：男　　　年龄：66 岁　　　　　病历号：

临床诊断	R: 药品名称和规格	用量	用法	频率	数量
脑梗死 后遗症 慢性心功能不全	长春西汀注射液 （每支 30 mg）	30 mg	静脉点滴	Qd	7 支
	0.9%氯化钠注射液 （每袋 250 ml）	250 ml	静脉点滴	Qd	7 袋
	注射用托拉塞米 （每支 10 mg）	10 mg	静脉点滴	Qd	3 支
	0.9%氯化钠注射液 （每袋 100 ml）	100 ml	静脉点滴	Qd	3 袋
				医生签名：	

审核/调配签名：　　　　　　　　　　　　　　核对/发药签名：

1. 请遵医嘱服药；2. 请在窗口点清药品；3. 处方当日有效；4. 发出药品不予退换。

1. 处方分析

有报道称，长春西汀注射液与托拉塞米注射液混合后出现白色沉淀，存在配伍禁忌。

2. 药师建议

该处方存在"有配伍禁忌"的情况。长春西汀与托拉塞米注射液不可配伍，含这两种药物的液体最好分开输注；若序贯输注，中间需用生理盐水冲管。

【处方案例三】

处方3：　　　　　××××医院医疗保险处方　　　　　医保内处方
定点医疗机构编码：××××
科室名称：内科　　　　　　　　　日期：2015-6　　　　　药物金额：
姓名：魏××　　性别：女　　　年龄：65 岁　　　　　病历号：

临床诊断	R: 药品名称和规格	用量	用法	频率	数量
肺炎 肾病综合征	甲磺酸帕珠沙星注射液 （每瓶 0.5 g/100 ml）	0.5 g	静脉点滴	Qd	3 瓶
	注射用托拉塞米 （每支 10 mg）	10 mg	静脉点滴	Qd	3 支
	0.9%氯化钠注射液 （每袋 100 ml）	100 ml	静脉点滴	Qd	3 袋
				医生签名：	

审核/调配签名：　　　　　　　　　　　　　　核对/发药签名：

1. 请遵医嘱服药；2. 请在窗口点清药品；3. 处方当日有效；4. 发出药品不予退换。

1. 处方分析

有报道称，甲磺酸帕珠沙星注射液与托拉塞米注射液混合后出现白色沉淀，存在配伍禁忌。

2. 药师建议

该处方存在"有配伍禁忌"的情况。甲磺酸帕珠沙星注射液与托拉塞米注射液不可配伍，含这两种药物的液体最好分开输注；若序贯输注，中间需用生理盐水冲管。

五、螺内酯

螺内酯结构与醛固酮相似，为醛固酮的竞争性抑制剂。作用于远曲小管和集合管，阻断 Na^+-K^+ 和 Na^+-H^+ 交换，结果 Na^+、Cl^- 和水排泄增多，K^+、Mg^{2+} 和 H^+ 排泄减少，对 Ca^{2+} 的作用不定。由于本药仅作用于远曲小管和集合管，对肾小管其他各段无作用，故利尿作用较弱。另外，本药对肾小管以外的醛固酮靶器官也有作用。螺内酯口服吸收较好，生物利用度大于 90%，血浆蛋白结合率在 90% 以上，进入体内后 80% 由肝迅速代谢为有活性的坎利酮，口服 1 日左右起效，2～3 日达高峰，停药后作用仍可维持 2～3 日。依服药方式不同 $t_{1/2}$ 有所差异，每日服药 1～2 次时 $t_{1/2}$ 平均 19 h（13～24 h），每日服药 4 次时缩短为 12.5 h（9～16 h）。无活性代谢产物从肾和胆道排泄，约有 10% 以原形从肾排泄。临床主要用于治疗与醛固酮升高有关的顽固性水肿，对肝硬化和肾病综合征的患者较有效，对充血性心力衰竭患者效果一般较差；辅助治疗高血压；用于原发性醛固酮增多症的诊断与治疗；预防低钾血症。由于螺内酯的利尿作用较差，故常与噻嗪类、髓袢利尿药合用，既能增强利尿效果，又可预防低血钾。用药前应了解患者血钾浓度；用药时应注意个体化给药，于进食时或餐后服用；用药期间注意不良反应（如常见的高钾血症、胃肠道反应等），及监测血钾、心电图等。长期服用本品可致男性乳房发育、性功能低下，女性乳房胀痛、月经失调等。

【处方案例一】

处方1：　　　　　××××医院医疗保险处方　　　　　医保内处方
定点医疗机构编码：××××
科室名称：内科　　　　　　　　日期：2015-8　　　　　　药物金额：
姓名：陈××　　性别：性　　　　年龄：77 岁　　　　　　病历号：

临床诊断	R: 药品名称和规格	用量	用法	频率	数量
冠心病	螺内酯片				
陈旧心肌梗死	（20 mg×100 片/盒）	40 mg	口服	Bid	1盒
窦性心动过缓	福辛普利钠片				
心功能不全	（10 mg×14 片/盒）	10 mg	口服	Qd	2盒
慢性肾功能不全	地高辛片				
	（0.25 mg×30 片/盒）	0.125 mg	口服	Qd	1盒
					医生签名：

　　　　　　　审核/调配签名：　　　　　　　　　　　　核对/发药签名：

1. 请遵医嘱服药；2. 请在窗口点清药品；3. 处方当日有效；4. 发出药品不予退换。

1. 处方分析

（1）《中国心力衰竭诊断和治疗指南2014》指出心力衰竭药物治疗的黄金三角为RAAS抑制剂（ACEI/ARB）、β受体阻滞剂和螺内酯。心功能Ⅱ级及以下患者应联合用药。本患者老年女性，有冠心病、陈旧心肌梗死、心功能不全，应考虑应用黄金三角药物。

（2）螺内酯抗心力衰竭治疗的有效剂量为每日20 mg，本处方用量较大。

（3）本患者慢性肾功能不全，联合应用螺内酯与血管紧张素转化酶抑制剂及血管紧张素Ⅱ受体拮抗剂时，发生高钾血症的概率明显增加（8.6%～26%），应严密监测血钾及肾功能变化，如出现高钾血症，应立即停用螺内酯。

（4）患者存在窦性心动过缓，慎用β受体阻滞剂及地高辛。螺内酯可使地高辛半衰期延长，如合并高钾血症，有发生严重缓慢型心律失常等风险，需严密监测地高辛浓度及心电图变化。

2. 药师建议

该处方属于用药不适宜中的"用法用量不适宜"，螺内酯抗心力衰竭治疗有效剂量为每日20 mg，尤其对于慢性肾功能不全患者，联合应用RAAS抑制剂时，必须警惕高钾血症。

【处方案例二】

处方2： ××××医院医疗保险处方 医保内处方
定点医疗机构编码：××××
科室名称：内科 日期：2015-8 药物金额：
姓名：庞×× 性别：男 年龄：80岁 病历号：

临床诊断	R:				
	药品名称和规格	用量	用法	频率	数量
冠心病	螺内酯片				
心功能不全	（20 mg×100片/盒）	20 mg	餐前口服	Qd	1盒
急性气管炎	阿米洛利片				
发热	（2.5 mg×24片/盒）	2.5 mg	口服	Qd	1盒
乳腺增生	小金片				
	（30片/盒）	3片	口服	Bid	2盒
	吲哚美辛片				
	（25 mg×10片/盒）	12.5 mg	口服	Bid	1盒
				医生签名：	

审核/调配签名： 核对/发药签名：

1.请遵医嘱服药；2.请在窗口点清药品；3.处方当日有效；4.发出药品不予退换。

1. 处方分析

（1）螺内酯为醛固酮的竞争性抑制剂。作用于远曲小管和集合管，阻断Na^+-K^+和Na^+-H^+交换，结果Na^+、Cl^-和水排泄增多，K^+、Mg^{2+}和H^+排泄减少，故大剂量用药时可发生高钾低钠低氯血症。本处方联合应用两种保钾利尿剂，发生电解质紊乱特别是高钾血症的风险增加，应停用阿米洛利，联合噻嗪类或袢利尿剂，注意监测电解质及肾功能水平。

（2）螺内酯有抗雄激素样作用，对内分泌系统有一定影响，长期服用本药在男性可致乳房发育、阳萎、性功能低下，在女性可致乳房胀痛、声音变粗、毛发增多、月经失调、性功能下降，一般停药后几个月症状可以缓解。本患者乳腺增生可能与螺内酯相关，可行彩超等检查明确，如可以耐受，应坚持口服螺内酯抗心力衰竭治疗。

（3）螺内酯应于进食时或餐后服药，以减少胃肠道反应，并可能提高本药的生物利用度。

（4）非甾体类消炎镇痛药，尤其是吲哚美辛，能降低螺内酯的利尿作用，且合用时肾毒性增加，避免联合用药。吲哚美辛解热作用强，可迅速大幅度出汗退热，同时口服利尿药物，应注意预防脱水及低血压，应增加饮水，必要时适当补液。吲哚美辛可能导致水钠潴留，故心功能不全及高血压等患者应慎用。

2. 药师建议

该处方属于用药不适宜中的"联合用药不适宜"，螺内酯大剂量应用及联合其他保钾利尿药物时可发生高钾低钠低氯血症，与吲哚美辛联合用药肾毒性增加，注意监测电解质及肾功能水平。

【处方案例三】

处方 3：　　　　××××医院医疗保险处方　　　　医保内处方
定点医疗机构编码：××××
科室名称：内科　　　　　　　　　日期：2015-12　　　　　　　药物金额：
姓名：梁××　　　性别：男　　　　年龄：68 岁　　　　　　　病历号：

临床诊断	R: 药品名称和规格	用量	用法	频率	数量
高血压	卡托普利片				
慢性肾功能不全	（25 mg×50 片/盒）	2 盒	Bid	25 mg	口服
	螺内酯片				
	（20 mg×100 片/瓶）	1 瓶	Qd	20 mg	口服
					医生签名：

　　　　　　　　审核/调配签名：　　　　　　　　　　　核对/发药签名：

1. 请遵医嘱服药；2. 请在窗口点清药品；3. 处方当日有效；4. 发出药品不予退换。

1. 处方分析

（1）卡托普利为竞争性血管紧张素转化酶抑制剂，同时可以抑制醛固酮的分泌，与醛固酮抑制剂如螺内酯合用，可能使血钾水平增高。该患者同时伴有慢性肾功能不全，可导致卡托普利在体内潴留，而致血钾增高。

（2）由于螺内酯利尿降压作用弱，所以在治疗高血压中仅作为辅助用药，尤其是应用于有排钾利尿药时。临床上常与噻嗪类和髓袢利尿药合用，既能增强利尿效果，又可预防低血钾。但是据报道，即使与噻嗪类利尿药合用，高钾血症的发生率仍可达 $8.6\% \sim 26\%$，且以心律失常为首发表现。

2. 药师建议

该处方存在"遴选的药品不适宜"和"有不良相互作用"的情况。《中国高血压基层管理指南（2014 年修订版）》推荐高血压伴慢性肾疾病的患者首选 ACEI 或 ARB，可联用二氢吡啶类 CCB，若有液体潴留可联用袢利尿药如呋塞米。

六、阿米洛利

阿米洛利为强效保钾利尿药，留钾排钠不依赖于醛固酮，它作用于肾小管远端，阻断 $Na^+ - K^+$ 交换机制，促使钠、氯排泄而减少钾、氢离子分泌，其本身促尿钠排泄和抗高血压活性较弱，但与噻嗪类或髓袢类利尿药合用具有协同作用。阿米洛利口服迅速吸收，不经肝代谢，2 h 内起效，3～4 h 血药浓度达峰值，作用时间为 6～10 h，$t_{1/2}$ 为 6～9 h，约 50% 以原形从尿中排泄，40% 在 72 h 内从粪便中排泄，无蓄积现象。临床上主要治疗水肿性疾病，以及肾上腺糖皮质激素治疗过程中发生的水钠潴留，也可用于治疗特发性水肿；与噻嗪类或髓袢类利尿药或抗高血压药合用于治疗心力衰竭、肝硬化等引起的水肿及腹水，以及高血压等；也可单用于低钾血症。阿米洛利的副作用较小，主要是高血钾，个别患者出现口干、恶心、头晕等。由于本药不经脏代谢，故适用于肝病患者。禁用于严重肾功能减退和高钾血症者。少尿、肾功能损害、糖尿病、酸中毒和低钠血症者慎用。可使血糖（尤其是糖尿病患者）、血肌酐、尿酸和尿素氮（尤其是老年人和已有肾功能损害者）、血钾、镁及血浆肾素浓度测定值升高，血钠浓度下降，对诊断造成一定的干扰。

【处方案例一】

处方 1：　　　　　××××医院医疗保险处方　　　　　医保内处方

定点医疗机构编码：××××

科室名称：内科　　　　　　　　　日期：2015-5　　　　　　　药物金额：

姓名：王××　　　性别：女　　　　年龄：84 岁　　　　　病历号：

临床诊断	R: 药品名称和规格	用量	用法	频率	数量
下肢水肿	盐酸阿米洛利片				
高血压	（2.5 mg×12 片/盒）	2.5 mg	口服	Qd	1 盒
冠心病	厄贝沙坦片				
	（0.15 g×7 片/盒）	0.15 g	口服	Qd	4 盒
				医生签名：	

审核/调配签名：　　　　　　　　　　　　　　核对/发药签名：

1. 请遵医嘱服药；2. 请在窗口点清药品；3. 处方当日有效；4. 发出药品不予退换。

1. 处方分析

阿米洛利为强效保钾利尿药，不宜与其他保钾利尿药或钾盐合用。与下列药物合用时，发生高钾血症的风险增加，如含钾药物、库存血（含钾 20 mmol/L，如库存 10 日以上含钾高达 65 mmol/L）、血管紧张素转化酶抑制剂、血管紧张素 II 受体拮抗剂和环孢素 A 等。有文献报道阿米洛利与 ACEI 合用致患者出现高钾血症，并出现胸闷、头晕、乏力、心率减慢等临床表现。

2. 药师建议

该处方存在"有不良相互作用"的情况。可将保钾利尿药换成排钾利尿药，定期监测血压、电解质等。

【处方案例二】

处方2：　　　　　　×××××医院医疗保险处方　　　　　　医保内处方
定点医疗机构编码：××××
科室名称：内科　　　　　　　　　　日期：2015-8　　　　　　药物金额：
姓名：周××　　　　性别：男　　　　年龄：65岁　　　　　　病历号：

临床诊断	R: 药品名称和规格	用量	用法	频率	数量
冠心病 慢性心功能不全 下肢水肿	盐酸阿米洛利片 　(2.5 mg×12 片/盒) 地高辛片 　(0.25 mg×30 片/盒)	5 mg 0.25 mg	口服 口服	Qd Qd	1盒 1盒
				医生签名：	

审核/调配签名：　　　　　　　　　　　　　核对/发药签名：

1.请遵医嘱服药；2.请在窗口点清药品；3.处方当日有效；4.发出药品不予退换。

1.处方分析

阿米洛利可使地高辛半衰期延长。有研究表明阿米洛利的治疗剂量能明显增高血清地高辛，但血清地高辛的增高与阿米洛利的剂量大小无关，而与疗程有关。联用2周后血清地高辛可以达到新的稳态。两药联用后是否要减少地高辛的用量以减少不良反应，还需积累更多的资料。此外，使用阿米洛利后可使患者血尿素氮增高，肌酐清除率减少。

2.药师建议

该处方存在"有不良相互作用"的情况。阿米洛利和地高辛联合使用时，注意监测地高辛浓度，密切观察洋地黄类药物的中毒反应；同时，监测肾功能和血钾。

七、氨苯蝶啶

氨苯蝶啶为低效保钾利尿药，其保钾排钠作用与螺内酯相似，但却不是醛固酮拮抗剂，而是直接抑制肾远曲小管和集合管的 Na^+ 进入上皮细胞，进而改变跨膜电位，而减少 K^+ 的分泌；Na^+ 的重吸收减少，从而使 Na^+、Cl^- 及水排泄增多，而 K^+ 排泄减少。氨苯蝶啶作用较迅速，但较弱，其保钾作用弱于螺内酯。本品口服吸收迅速，但不完全，生物利用度为30%～70%，血浆蛋白结合率为40%～70%。口服后2 h起效，血药浓度达峰时间为6 h，作用持续12～16 h。$t_{1/2}$ 为1.5～2 h，但无尿者的 $t_{1/2}$ 显著延长，可达10 h以上。本品在肝代谢，原形和代谢物主要由肾排泄，少部分经胆道排出。动物实验显示，本品可透过胎盘并分泌到乳汁中。临床主要治疗水肿性疾病，包括充血性心力衰竭、肝硬化腹水、肾病综合征等，以及肾上腺糖皮质激素治疗过程中发生的水钠潴留；也可用于治疗特发性水肿。临床常见不良反应为高钾血症。高钾血症时禁用。无尿、肝/肾功能不全、糖尿病、低钠血症、酸中毒、高尿酸血症或有痛风病史、肾结石或有此病史的患者慎用氨苯蝶啶；服用该药患者可使血糖（尤其是糖尿病）、血肌酐和尿素氮（尤其是有肾功能损害时）、血浆肾素、血钾、血镁、血尿酸的测定值升高，血钠下降。给药应个体化，从最小有效剂量开始使用，以减少电解质紊乱等副作用。如每日给药1次，应于早晨给药，于进食时或餐后服药，以减少胃肠道反应，并可能提高本药的生物利用度。

【处方案例一】

处方1：　　　　　　　××××医院医疗保险处方　　　　医保内处方
定点医疗机构编码：××××
科室名称：内科　　　　　　　　　日期：2015-9　　　　　　药物金额：
姓名：章××　　性别：女　　　　年龄：61岁　　　　　　病历号：

临床诊断	R:药品名称和规格	用量	用法	频率	数量
高血压	氨苯蝶啶片				
冠心病	（50 mg×12片/盒）	100 mg	口服	Tid	7盒
心功能不全					
				医生签名：	

审核/调配签名：　　　　　　　　　　　　　　　核对/发药签名：

1. 请遵医嘱服药；2. 请在窗口点清药品；3. 处方当日有效；4. 发出药品不予退换。

1. 处方分析

长期大量服用氨苯蝶啶可引起高血钾症，高钾对心脏的毒性作用与血钾增加速度有关，即血钾突然升至 6～7 mmol/L 也可出现心脏中毒症状；如果血钾升高缓慢，即使达 8～9 mmol/L，也可不出现或仅有轻度心血管症状。另外细胞外钾浓度不同，症状也不同，当伴有低血钙、低血钠、酸中毒或高血镁时均可加重高血钾的毒性反应。有报道患者服用氨苯蝶啶（300 mg/d）10天左右，即可发生高血钾症及阿斯综合征。

2. 药师建议

该处方存在"遴选的药品不适宜"的情况。服药前需了解患者电解质情况，小剂量开始，服药期间监测电解质及酸碱平衡状况，因为在有低血钙、低血钠、高血镁或酸中毒时可加重高血钾的毒性反应。

【处方案例二】

处方2：　　　　　　　××××医院医疗保险处方　　　　医保内处方
定点医疗机构编码：××××
科室名称：内科　　　　　　　　　日期：2015-10　　　　　药物金额：
姓名：苏××　　性别：男　　　　年龄：55岁　　　　　　病历号：

临床诊断	R:药品名称和规格	用量	用法	频率	数量
心功能不全	氨苯蝶啶片				
下肢水肿	（50 mg×12片/盒）	50 mg	口服	Bid	1盒
肾结石					
				医生签名：	

审核/调配签名：　　　　　　　　　　　　　　　核对/发药签名：

1. 请遵医嘱服药；2. 请在窗口点清药品；3. 处方当日有效；4. 发出药品不予退换。

1. 处方分析

氨苯蝶啶（TA）在人体内可能形成 TA 结石。有报道称，所有 TA 结石患者均用过

TA 制剂，大多数患者每天服用 TA 100 mg，连续数年，但少数患者每天仅服 50 mg，连续 3～6 个月。在混合 TA 结石患者中，35％既往有草酸钙和尿酸结石病史，而纯 TA 结石患者 19％有结石病史。服用 TA 制剂的患者，若有肾绞痛和（或）血尿，或有结石排出，应首先想到可能是 TA 结石。纯 TA 结石 X 线平片上不显影。CT 可用于 TA 结石的诊断。尿结晶分析和结石成分分析可明确诊断。有结石病史及肾结石的患者应慎用 TA。

2. 药师建议

该处方存在"遴选的药品不适宜"的情况。可以考虑将氨苯蝶啶替换为氢氯噻嗪。氢氯噻嗪的利尿作用强于氨苯蝶啶，且对含钙盐成分的肾结石有预防治疗作用。

八、吲达帕胺

吲达帕胺为噻嗪样利尿药，二氢吲哚类衍生物，兼有轻度利尿和钙拮抗作用，为一种新的强效、长效降压药。可通过阻滞钙内流而松弛血管平滑肌，使外周血管阻力下降，产生降压效应。吲达帕胺降压时对心排血量、心率及心律影响小或无。长期用药很少影响肾小球滤过率或肾血流量。吲达帕胺通过抑制远端肾小管皮质稀释段重吸收水和电解质而发挥利尿作用。口服吸收快而完全，1～2 h 血药浓度达高峰，生物利用度达 93％，不受食物影响。口服单剂后约 24 h 达最大降压效应；多次给药后 8～12 周达最大降压效应，作用维持 8 周。本药在肝内代谢，产生 19 种代谢产物。血浆蛋白结合率为 71％～79％。半衰期为 14～18 h。约 70％经肾排泄（其中 7％为原形），23％经胃肠道排出。近期脑血管意外、嗜铬细胞瘤、Conn 综合征、重度肝/肾功能不全、对本药过敏者禁用。因吲达帕胺与磺胺类药物有相似的化学结构氨磺酰基，所以对磺胺过敏者，慎用或禁用吲达帕胺；勿与排钾利尿药合用。副作用很少见。少数会出现胃肠不适、乏力、肌痉挛、高尿酸血症、低血钾等，建议定期监测血钾，但常规剂量下无需另外补钾，除非患者已有或可能有低钾（如接受洋地黄类治疗的心脏病患者、醛固酮增多症老年患者、长期滥用轻泻剂患者）。

【处方案例一】

处方1：　　　　　　××××医院医疗保险处方　　　　　　医保内处方
定点医疗机构编码：××××
科室名称：内科　　　　　　　　日期：2015-8　　　　　　药物金额：
姓名：黄××　　　性别：女　　　年龄：62 岁　　　　　病历号：

临床诊断	R:				
	药品名称和规格	用量	用法	频率	数量
高血压	吲哒帕胺片				
低钾血症	（2.5 mg×30 片/盒）	2.5 mg	口服	Qd	1 盒
冠心病					
心律失常					
高脂血症					
磺胺过敏					
				医生签名：	

审核/调配签名：　　　　　　　　　　　　核对/发药签名：

1. 请遵医嘱服药；2. 请在窗口点清药品；3. 处方当日有效；4. 发出药品不予退换。

1. 处方分析

（1）吲哒帕胺是一种磺胺类利尿药，通过抑制远端肾小管皮质稀释段重吸收水和电解质而发挥利尿作用，可引起低血钠、低血钾、低氯性碱中毒，本患者已出现低钾血症及心律失常，应慎用吲哒帕胺，立即补钾治疗，保持电解质平衡，定期复查心电图。

（2）吲哒帕胺降压机制可能与阻滞血管平滑肌细胞的钙内流、刺激前列腺素 PGE_2 和 PGI_2 的合成，抑制血管收缩相关。降压时对心排血量、心率及心律影响小，对高血压合并冠心病患者影响较小。

（3）吲哒帕胺不影响血脂及碳水化合物的代谢，可安全用于高脂血症患者。

（4）吲哒帕胺禁用于磺胺药物过敏患者。

2. 药师建议

该处方属于用药不适宜中"遴选的药品不适宜"的情况，建议低血钾及磺胺药物过敏患者避免使用吲哒帕胺。

【处方案例二】

处方2：　　　　　　×××× 医院医疗保险处方　　　　医保内处方

定点医疗机构编码：××××

科室名称：内科　　　　　　　　日期：2015-8　　　　　药物金额：

姓名：苏×× 　性别：男　　　年龄：88 岁　　　　　病历号：

临床诊断	R: 药品名称和规格	用量	用法	频率	数量
高血压	胺碘酮片				
心律失常	（200 mg×10 片/盒）	200 mg	口服	Bid	3 盒
－阵发心房颤动	吲哒帕胺片				
慢性肾功能不全	（2.5 mg×30 片/盒）	2.5 mg	口服	QN	1 盒
糖尿病					
高尿酸血症					
				医生签名：	

审核/调配签名：　　　　　　　　　　　　核对/发药签名：

1. 请遵医嘱服药；2. 请在窗口点清药品；3. 处方当日有效；4. 发出药品不予退换。

1. 处方分析

（1）本患者高龄男性，为减少电解质平衡失调的可能，起始量宜用较小剂量，并应定期监测血钾、钠、钙及尿酸等，注意维持水与电解质平衡，一旦发现电解质紊乱，应及时纠正。

（2）吲哒帕胺作为利尿使用时，建议早晨给药一次，避免夜间给药增加起床排尿，影响睡眠。

（3）对痛风或高尿酸血症患者，应用吲哒帕胺可使血尿酸进一步增高，注意监测尿酸水平，必要时联合降尿酸药物治疗。

（4）吲哒帕胺与胺碘酮同用时，由于血钾降低可导致心律失常发生，注意监测血钾及心电图情况。

2. 药师建议

此处方属于用药不适宜中的"用法用量不适宜"，老年人应用吲哒帕胺时起始量宜用较小剂量，并应定期监测血钾、钠、钙及尿酸等指标；建议早晨一次给药，避免夜间给药。

此处方属于用药不适宜中的"联合用药不适宜"，心律失常患者联合应用吲哒帕胺及抗心律失常药时，注意监测血钾及心电图变化；吲哒帕胺可使血尿酸增高，注意监测尿酸水平。

【处方案例三】

处方3：　　　　　　　　××××医院医疗保险处方　　　　　　医保内处方
定点医疗机构编码：××××
科室名称：内科　　　　　　　　日期：2015-11　　　　　　药物金额：
姓名：孟××　　　性别：女　　　年龄：73 岁　　　　　　病历号：

临床诊断	R: 药品名称和规格	用量	用法	频率	数量
高血压	吲达帕胺片				
低血钾	（2.5 mg×30 片/盒）	2.5 mg	口服	Qd	1 盒
				医生签名：	

　　　　　　　审核/调配签名：　　　　　　　　　　　　　核对/发药签名：

1. 请遵医嘱服药；2. 请在窗口点清药品；3. 处方当日有效；4. 发出药品不予退换。

1. 处方分析

虽然吲达帕胺不良反应少，但是低钾血症却是吲达帕胺报道的发生频率最高的不良反应，尤其是在 65 岁以上老年高血压患者中。究其原因可能与其利尿排钾以及老年人的生理改变有关。随着老年人肌肉萎缩、细胞衰老和脂肪增多，体内含钾量减少；由于老年人细胞数量减少，也使体内保钾能力减弱；此外老年人的肝、肾功能减退，药物代谢、排泄减慢，$t_{1/2}$延长，长期用药易导致药物体内蓄积，引起低钾血症。

2. 药师建议

此处方属于用药不适宜中的"遴选的药品不适宜"，有报道称小剂量吲达帕胺（0.625 mg）联合培哚普利（2 mg）比单一疗法及阶梯疗法的有效率明显提高，不良反应发生率明显降低。

【处方案例四】

处方4：　　　　　　　　××××医院医疗保险处方　　　　　　医保内处方
定点医疗机构编码：××××
科室名称：内科　　　　　　　　日期：2015-2　　　　　　药物金额：
姓名：邹××　　　性别：女　　　年龄：69 岁　　　　　　病历号：

临床诊断	R: 药品名称和规格	用量	用法	频率	数量
高血压	吲达帕胺片				
慢性肾功能不全	（2.5 mg×30 片/盒）	2.5 mg	口服	Qd	1 盒
2 型糖尿病	盐酸二甲双胍片				
	（0.5 g×20 片/盒）	0.5 g	口服	Tid	5 盒
				医生签名：	

　　　　　　　审核/调配签名：　　　　　　　　　　　　　核对/发药签名：

1. 请遵医嘱服药；2. 请在窗口点清药品；3. 处方当日有效；4. 发出药品不予退换。

1. 处方分析

吲达帕胺与双胍类降糖药联用易致乳酸酸中毒。糖尿病乳酸酸中毒（diabetic lactic acidosis，DLA）的发病率并不高，为 $0.25\%\sim4\%$，多发生于服用双胍类伴肝肾功能不全、心力衰竭等糖尿病患者，但其病情严重，病死率高，可达 $50\%\sim80\%$，所以预防 DLA 的发生很重要。一般认为，双胍类导致 DLA 的机制包括：①增加糖无氧酵解，使乳酸产生增加；②减少了肝和肌肉对乳酸的摄取；③抑制糖异生作用；④可能减少肾的排酸功能。而吲达帕胺促使乳酸堆积的可能原因有：①吲达帕胺在近曲小管通过阴离子转运系统分泌，可与乳酸发生竞争性转运，使后者排泄减慢，在体内蓄积增多；②服用吲达帕胺后早期，引起的水、钠丢失会造成血容量减少，从而减少肾供血，使肾小球滤过率下降，短暂地造成肾功能不足，对肾功能正常的个体影响不大，但可恶化原已存在的肾功能不全，最终导致双胍类和增多的乳酸排泄减少，进一步在体内蓄积。

2. 药师建议

此处方属于用药不适宜中的"联合用药不适宜"，吲达帕胺与双胍类药物合用时，应该谨慎用药或调整剂量，预防乳酸酸中毒，尤其伴肝肾功能不全和心力衰竭的患者。

利尿药药物总结

利尿药	药剂学	药物相互作用		药物不良反应	
呋塞米	一般口服给药，常用制剂有片剂和针剂。吲达帕胺有缓释片，口服起效较快，并能24h保持平稳血药浓度。	①与其他抗高血压药联用有协同降压作用。②与影响电解质的药物同服，发生电解质紊乱的机会增加。③抑制尿酸排泄，与抗痛风药联合需调整后者剂量。④与洋地黄类药物、胺碘酮合用，需谨慎因低血钾引起的不良反应。⑤与抗凝药合用使抗凝作用减弱。⑥与非甾体抗炎药尤其吲哚美辛合用，使利尿作用减弱。⑦与降糖药合用可使降糖作用减弱。⑧与耳、肾毒性药物合用，增加耳、肾毒性，如氨基糖苷类等	与双胍类药物合用可出现乳酸酸中毒	①电解质紊乱，如低钠血症、低钾血症或高钾血症、低氯性碱中毒等。②多数可抑制尿酸排泄，诱发痛风或导致高尿酸血症	长期大剂量应用可引起代谢异常，如血脂、血糖异常
托拉塞米					
布美他尼					
氢氯噻嗪					
吲达帕胺					
螺内酯		基本同上，除外第4条	与ACEI/ARB、含钾药物联用，易致高血钾；使地高辛半衰期延长		高钾血症，常以心律失常为首发表现

第六节　其他药物

一、复方利血平氨苯蝶啶片

氢氯噻嗪与氨苯蝶啶合用能增强利尿作用，各自剂量减少，并互相拮抗副作用。氢氯噻嗪作用于远曲小管及髓袢升支皮质部，抑制钠离子的重吸收，使大量钠离子到达远曲小管和集合管，而起到利尿作用。氨苯蝶啶为保钾利尿药，有较弱的利尿作用，并可缓解氢氯噻嗪引起的低钾血症。硫酸双肼屈嗪和利血平是降压药，扩张细小动脉而使血压下降。利血平能使交感神经节后纤维末梢贮存的递质去甲肾上腺素减少乃至耗竭，产生抑制去甲肾上腺素能神经作用，血压下降。这两种药物合用，降压效果有协同作用。

【处方案例一】

处方 1：　　　　　××××医院医疗保险处方　　　　医保内处方
定点医疗机构编码：××××
科室名称：内科　　　　　　　　日期：2015-7　　　　　药物金额：
姓名：杨××　　　性别：女　　　年龄：56 岁　　　　　病历号：

临床诊断	R:				
	药品名称和规格	用量	用法	频率	数量
高血压	复方利血平氨苯蝶啶片				
慢性胃溃疡	（30 片/盒）	1 片	口服	Bid	2 盒
抑郁症	法莫替丁片				
	（20 mg×30 片/盒）	20 mg	口服	Bid	2 盒
				医生签名：	

审核/调配签名：　　　　　　　　　　　　　　核对/发药签名：

1. 请遵医嘱服药；2. 请在窗口点清药品；3. 处方当日有效；4. 发出药品不予退换。

1. 处方分析

（1）本药为复方制剂，每片含氢氯噻嗪 12.5 mg、氨苯蝶啶 12.5 mg、硫酸双肼屈嗪 12.5 mg 与利血平 0.1 mg。利血平可增加胃肠动力、胃酸分泌、呕血、腹部痉挛及消化道出血，故禁用于活动性胃溃疡。

（2）利血平大量口服容易出现过度镇静、注意力不集中、焦虑抑郁及精神病，若患者服药前就有抑郁症，用药可加重症状，应立即停药，并警惕自杀的可能性。

（3）复方利血平氨苯蝶啶片用量为：一次 1 片，一日 1 次；维持量：一次 1 片，2～3 日 1 次。本处方超量用药。

2. 药师建议

（1）此处方属于用药不适宜中的"用法用量不适宜"。复方利血平氨苯蝶啶片应一次 1 片，一日 1 次；维持量一次 1 片，2～3 天 1 次。大剂量口服可能出现精神症状。

（2）此处方属于用药不适宜中的"遴选的药品不适宜"。该患者存在慢性胃溃疡、抑郁症，降压不宜选择复方利血平氨苯蝶啶片，可选 CCB 类药物。

【处方案例二】

处方 2：　　　　　　　×××× 医院医疗保险处方　　　　医保内处方
定点医疗机构编码：××××
科室名称：内科　　　　　　　　　日期：2015-7　　　　　药物金额：
姓名：王××　　性别：男　　　　年龄：86 岁　　　　　　病历号：

临床诊断	R: 药品名称和规格	用量	用法	频率	数量
冠心病	酒石酸美托洛尔片				
窦性心动过缓	（25 mg×20 片/盒）	25 mg	口服	Bid	3 盒
慢性肾功能不全	复方利血平氨苯蝶啶片				
高血压	（30 片/盒）	1 片	口服	Qd	1 盒
				医生签名：	

审核/调配签名：　　　　　　　　　　　核对/发药签名：

1. 请遵医嘱服药；2. 请在窗口点清药品；3. 处方当日有效；4. 发出药品不予退换。

1. 处方分析

（1）利血平可诱发心绞痛、室性期前收缩、心动过缓及支气管痉挛等，不适合应用于冠心病、心动过缓及哮喘患者。

（2）氢氯噻嗪和氨苯蝶啶为利尿药，虽可减少水钠潴留，但对于慢性肾功能不全患者疗效下降，硫酸双肼屈嗪及利血平均禁用于严重肾功能不全，故本患者根据肾功能指标，慎用复方利血平氨苯蝶啶片，用药期间应严密监测肾功能及电解质水平。

2. 药师建议

此处方属于用药不适宜中的"遴选的药品不适宜"，复方利血平氨苯蝶啶片不适合应用于冠心病、心动过缓及哮喘患者；肾功能不全患者慎用复方利血平氨苯蝶啶片，用药期间应严密监测肾功能及电解质水平。

二、硝普钠

硝普钠为一种速效和短时作用的血管扩张药。通过血管内皮细胞产生 NO，对动脉和静脉平滑肌均有直接扩张作用，但不影响子宫、十二指肠或心肌的收缩。血管扩张使周围血管阻力减低，因而有降压作用。血管扩张使心脏前、后负荷均减低，心排血量改善，故对心力衰竭有益。后负荷减低可减少瓣膜关闭不全时主动脉和左心室的阻抗而减轻反流。静滴后立即达血药浓度峰值，其水平随剂量而定。硝普钠由红细胞代谢为氰化物，在肝内氰化物代谢为硫氰酸盐，代谢物无扩张血管活性；氰化物也可参与维生素 B_{12} 的代谢。本品给药后几乎立即起作用并达到作用高峰，静滴停止后维持 1～10 min。本品经肾排泄，肾功能正常者半衰期为 7 天（由硫氰酸盐测定），肾功能不良或血钠过低时半衰期延长。

【处方案例一】

处方1：　　　　××××医院医疗保险处方　　　　医保内处方

定点医疗机构编码：××××

科室名称：内科　　　　　　　日期：2015-7　　　　　　药物金额：

姓名：张×　　性别：男　　　年龄：73岁　　　　　　病历号：

临床诊断	R:				
	药品名称和规格	用量	用法	频率	数量
冠心病	5%葡萄糖注射液				
心功能不全	（250毫升/袋）	250 ml	/静脉滴注	20滴/分	1袋
高血压亚急症	注射用硝普钠				
慢性肾功能不全	（50毫克/支）	50 mg	/		1支
	15%氯化钾溶液				
	（10毫升：1.5克/支）	5 ml	/	ST	1支
				医生签名：	

审核/调配签名：　　　　　　　　　　　　　　　　核对/发药签名：

1. 请遵医嘱服药；2. 请在窗口点清药品；3. 处方当日有效；4. 发出药品不予退换。

1. 处方分析

（1）硝普钠为一种速效和短时作用的血管扩张药，对动脉和静脉平滑肌均有直接扩张作用，血管扩张使心脏前、后负荷均减低，心排血量改善，故对心力衰竭有益。适用于：①高血压急症的紧急降压，如高血压危象、高血压脑病、恶性高血压、嗜铬细胞瘤手术前后阵发性高血压等，也可用于外科麻醉期间进行控制性降压。②急性心力衰竭，包括急性肺水肿，亦用于急性心肌梗死或瓣膜（二尖瓣或主动脉瓣）关闭不全时的急性心力衰竭。

（2）硝普钠对光敏感，溶液稳定性较差，滴注溶液应新鲜配制，并迅速将输液瓶用黑纸或铝箔包裹避光。溶液的保存与应用不应超过24 h。溶液内不宜加入氯化钾等其他药品。

（3）本品经肾排泄，肾正常者半衰期为7天，肾衰竭或血钠过低时半衰期延长，注意减量应用，严密监测血压变化。

2. 药师建议

此处方属于用药不适宜中的"有配伍禁忌"，硝普钠溶液稳定性较差，与氯化钾不宜配伍使用。

【处方案例二】

处方2：　　　　××××医院医疗保险处方　　　　医保内处方

定点医疗机构编码：××××

科室名称：内科　　　　　　　日期：2015-7　　　　　　药物金额：

姓名：王××　　性别：男　　年龄：86岁　　　　　　病历号：

临床诊断	R:				
	药品名称和规格	用量	用法	频率	数量
脑梗死	硝苯地平控释片				
风湿性心脏瓣膜病	（30 mg×7片/盒）	60 mg	口服	Qd	盒
主动脉瓣狭窄	5%葡萄糖注射液				
心功能不全	（250毫升/袋）	250 ml	/静脉滴注	40滴/分	1袋
高血压	注射用硝普钠				
	（50毫克/支）	50 mg	/	ST	1支
				医生签名：	

审核/调配签名：　　　　　　　　　　　　　　　　核对/发药签名：

1. 请遵医嘱服药；2. 请在窗口点清药品；3. 处方当日有效；4. 发出药品不予退换。

1. 处方分析

（1）硝普钠同时扩张动静脉，使心脏前、后负荷均减低。对于代偿性高血压如动静脉分流或主动脉缩窄患者，禁用本品。

（2）硝普钠静滴后立即达血药浓度峰值，降压迅速，特别对于老年人、存在缺血性脑血管病患者，血压降低过快过剧，可出现眩晕、大汗、头痛、肌肉颤搐、神经紧张或焦虑、烦躁、胃痛、反射性心动过速等。必须从小剂量（每分钟 $0.5\ \mu g/kg$）开始用药，根据治疗反应以每分钟 $0.5\ \mu g/kg$ 递增，逐渐调整剂量，常用剂量为每分钟 $3\ \mu g/kg$，极量为每分钟 $10\ \mu g/kg$。

（3）硝普钠与其他降压药同用可使血压剧降，故一般不同时联用降压药物。

2. 药师建议

此处方属于用药不适宜中的"遴选的药品不适宜"，硝普钠禁用于代偿性高血压如动静脉分流或主动脉缩窄。

此处方属于用药不适宜中的"联合用药不适宜"，硝普钠一般不同时联合其他降压药物，避免低血压发生。

【处方案例三】

处方3：　　　　　　　××××医院医疗保险处方　　　　　医保内处方
定点医疗机构编码：××××
科室名称：内科　　　　　　　日期：2015-7　　　　　　药物金额：
姓名：李×　　性别：女　　　年龄：81 岁　　　　　　病历号：

临床诊断	R：药品名称和规格	用量	用法	频率	数量
高血压危象 贫血 －维生素 B_{12} 缺乏	注射用硝普钠 （50 mg×1 支）	50 mg	静滴	ST	1 支
				医生签名：	

审核/调配签名：　　　　　　　　　　　　　　核对/发药签名：

1. 请遵医嘱服药；2. 请在窗口点清药品；3. 处方当日有效；4. 发出药品不予退换。

1. 处方分析

硝普钠由红细胞代谢为氰化物，在肝内氰化物代谢为硫氰酸盐，硫氰酸盐中毒或超量时，可出现运动失调、视物模糊、谵妄、眩晕、头痛、意识丧失、恶心、呕吐、耳鸣、气短、皮肤粉红色、呼吸浅、瞳孔散大。当硝普钠用药时间较长、用量较大时，发生上述症状要警惕药物中毒，应立即停药。静滴停止后药效维持 $1\sim 10$ min。

维生素 B_{12} 缺乏性贫血使用本药，可能使病情加重。

2. 药师建议

此处方属于用药不适宜中"遴选的药品不适宜"，对于维生素 B_{12} 缺乏性贫血患者，在使用硝普钠时应谨慎。

三、硫酸镁

硫酸镁可作为抗惊厥药。常用于妊娠高血压，治疗先兆子痫和子痫，也用于治疗早产。

硫酸镁中的镁离子可抑制中枢神经系统活动，抑制运动神经-肌肉接头乙酰胆碱的释放，阻断神经肌肉接头处的传导，降低或解除肌肉收缩作用，同时对血管平滑肌有舒张作用，使痉挛的外周血管扩张，降低血压，因而对子痫有预防和治疗作用，对子宫平滑肌收缩也有抑制作用。肌内注射后 20 min 起效，静脉注射几乎立即起作用，作用持续 30 min。治疗先兆子痫和子痫的有效血镁浓度为 2～3.5 mmol/L，治疗早产的有效血镁浓度为 2.1～2.9 mmol/L，个体差异较大。肌内注射和静脉注射，药物均由肾排出，排出的速度与血镁浓度和肾小球滤过率相关。

【处方案例一】

处方1：　　　　　　××××医院医疗保险处方　　　　　　医保内处方
定点医疗机构编码：××××
科室名称：妇产科　　　　　　日期：2015-12　　　　　　药物金额：
姓名：王×　　　性别：女　　　　年龄：40 岁　　　　病历号：

临床诊断	R: 药品名称和规格	用量	用法	频率	数量
孕 29 周	25％葡萄糖注射液				
妊娠高血压	（20 ml：5 克/支）	20 ml	静脉注射		1 支
低钙血症	硫酸镁注射液				
甲状腺功能减退症	（10 ml：2.5 克/支）	5 g		ST	2 支
	5％葡萄糖注射液				
	（250 毫升/袋）	250 ml	静滴		1 袋
	10％葡萄糖酸钙				
	（10 ml：1 克/支）	20 ml		ST	2 支
				医生签名：	

审核/调配签名：　　　　　　　　　　　　　　核对/发药签名：

1. 请遵医嘱服药；2. 请在窗口点清药品；3. 处方当日有效；4. 发出药品不予退换。

1. 处方分析

（1）硫酸镁对子痫有预防和治疗作用，一般治疗中重度妊娠高血压、先兆子痫和子痫。首剂硫酸镁为 2.5～4 g，用 25％葡萄糖注射液 20 ml 稀释后，5 min 内缓慢静脉注射，以后每小时 1～2 g 静脉滴注维持，24 h 总量为 30 g。

（2）高镁血症指血 Mg^{2+} ＞1.25 mmol/L，如血镁浓度达 5 mmol/L 时，可出现肌肉兴奋性抑制，感觉反应迟钝，膝腱反射消失，呼吸开始受抑制，血镁浓度达 6 mmol/L 时可发生呼吸停止和心律失常，心脏传导阻滞，浓度进一步升高，可使心跳停止。故用药期间应定时做膝腱反射检查，测定呼吸次数，观察排尿量，抽血查血镁浓度，如出现膝腱反射明显减弱或消失，或呼吸次数每分钟少于 14～16 次，每小时尿量少于 25～30 ml 或 24 h 少于 600 ml，应及时停药。

（3）极少数患者应用硫酸镁可出现血钙降低，注意监测血钙浓度，鉴别低钙原因。

（4）由于钙对镁有拮抗作用，故硫酸镁与葡萄糖酸钙有配伍禁忌，不应同时应用。

（5）甲状腺素可抑制肾小管镁重吸收，促进尿镁排出，故某些甲状腺功能减退黏液性水肿的患者可发生高镁血症。因此本患者应减量应用硫酸镁，严密监测血镁浓度。

2. 药师建议

该处方属于用药不适宜中的"用法用量不适宜"，硫酸镁治疗早产时注意静脉用药剂量及速度，用药期间注意膝腱反射、呼吸次数、尿量及血镁浓度监测。

该处方属于用药不适宜中的"联合用药不适宜"，硫酸镁禁与钙剂合用。对甲状腺功能减退患者应用硫酸镁可能导致血镁浓度升高，注意监测血镁水平。

【处方案例二】

处方2：　　　　　×××× 医院医疗保险处方　　　　医保内处方
定点医疗机构编码：××××
科室名称：内科　　　　　　　日期：2015-12　　　　　药物金额：
姓名：李××　　性别：男　　年龄：77 岁　　　　　　病历号：

临床诊断	R:				
	药品名称和规格	用量	用法	频率	数量
冠心病	25％葡萄糖注射液				
陈旧前壁心肌梗死	（20 ml：5 克/支）	20 ml	静脉注射		1 支
心律失常	硫酸镁注射液				
- 短阵室性心动过速	（10 ml：2.5 克/支）	7.5 g		ST	3 支
肾功能不全					
低钾低镁血症					
				医生签名：	

审核/调配签名：　　　　　　　　　　　　　核对/发药签名：

1. 请遵医嘱服药；2. 请在窗口点清药品；3. 处方当日有效；4. 发出药品不予退换。

1. 处方分析

本患者有冠心病、陈旧心肌梗死、短阵室性心动过速，用药一般首选静脉应用胺碘酮及β受体阻滞剂，硫酸镁仅对部分尖端扭转型室性心动过速（TdP）有一定效果，且本处方硫酸镁用法用量不适宜。2013 年我国《心律失常紧急处理专家共识》指出，硫酸镁是细胞钠钾转运的辅助因子，适用于获得性 QT 间期延长的 TdP 治疗，对于 TdP 发作频繁且不易自行转复的患者可予硫酸镁 1～2 g 稀释后 15～20 min 静注，对于发作不严重的 TdP 患者可以 0.5～1.0 g/h 静脉持续输注，直至 TdP 减少和 QT 间期缩短至 500 ms 以内。

肌内注射和静脉注射硫酸镁，药物均由肾排出，排出的速度与血镁浓度和肾小球滤过率相关。故反复或长时间应用硫酸镁要监测血镁水平，用药前需检查肾功能，如肾功能不全应慎用，用药量应减少，避免高镁血症引起低血压、中枢神经系统毒性及呼吸抑制等不良反应。

硫酸镁药物过量发生急性镁中毒时可引起呼吸抑制，可很快达到致死的呼吸麻痹，此时应立即停药，进行人工呼吸，并予 10％葡萄糖酸钙注射液 10 ml 缓慢注射解救。

2. 药师建议

该处方属于用药不适宜中的"遴选的药品不适宜"，硫酸镁适用于获得性 QT 间期延长的 TdP 治疗，注意肾功能不全患者应用硫酸镁易发生高镁血症，如发生急性镁中毒，在维持呼吸功能基础上予葡萄糖酸钙解救。

第三章　血脂调节药物的处方点评

血脂异常除了少数是由于全身性疾病所致，绝大多数是因为遗传基因缺陷引起，称为原发性高脂血症。由基因缺陷所致的高脂血症多有家族聚集性，有明显的遗传倾向，临床称为家族性高脂血症，目前临床研究较多的有家族性高胆固醇血症、家族性载脂蛋白 B 缺陷症、家族性混合型高脂血症和家族性异常 β 脂蛋白血症，在临床上表现为胆固醇明显升高或胆固醇和甘油三酯均升高。血脂异常的处理以降低胆固醇为第一要务，调脂治疗的首要目标是降低低密度脂蛋白胆固醇（LDL-C），在积极调整生活方式的基础上，选用他汀类药物。次要目标是降低非高密度脂蛋白胆固醇（HDL-C），包括极低密度脂蛋白胆固醇（VLDL-C）、中间密度脂蛋白胆固醇（IDL-C）、LDL-C 和脂蛋白，可强化他汀治疗或使用贝特类、烟酸类药物；其次是降低甘油三酯（TG），当 TG 重度升高时（>5.65 mmol/L）时，首先应降低TG，以防止急性胰腺炎的发生。

第一节　羟甲基戊二酰辅酶 A 还原酶抑制剂

羟甲基戊二酰辅酶 A（HMG-CoA）还原酶抑制剂，俗称他汀类药物，能抑制胆固醇合成途径中的关键酶 HMG-CoA 还原酶的活性，上调 LDL 受体，增加 LDL 的清除，从而有效地降低 LDL 水平和心血管病死亡率。它们能使 LDL 下降达 60%，小幅增高 HDL，中等程度地降低 TG。他汀类药物通过刺激内皮细胞中 NO 的合成来减轻动脉内和（或）全身炎症；还能减少 LDL 在内皮巨噬细胞中的沉积，降低胆固醇在炎性细胞细胞膜中的含量。即使在 LDL 没有升高的情况下，这种抗炎作用仍能对抗动脉粥样硬化。他汀类药物的副作用不常见，可能有肝酶活性上升、肌炎和横纹肌溶解。也有出现肌肉毒性但酶活性不高的报道。副作用多见于老年人，及患有多种疾病或同时服用多种药物者。某些他汀类药物和细胞色素 P3A4 抑制剂（如大环内酯类抗生素、吡咯类抗真菌药、环孢素）及贝特类（特别是吉非贝齐）等药物同用时，肌肉毒性比较常见。不同的他汀类药物性质略有差异，应根据患者特点及 LDL 水平进行选择。

服用他汀类药物出现肝酶异常如何处理呢？一般认为，ALT/AST 升高正常值 3 倍以上需停药，必要时可予保肝药物；ALT/AST 升高正常值 3 倍以下可继续用药治疗，但需密切监测肝功能，或减少剂量后常可使转氨酶下降，当再次增加剂量或换用另一种他汀类药物时，转氨酶往往不再升高。美国国家脂质协会（NLA）专家建议，对于单纯转氨酶升高的无症状患者，不需改变或中止治疗，除非同时伴有肝大、黄疸、直接胆红素升高、凝血酶原时间延长。

目前国内使用的 5 种他汀类药物（mg/d）调脂疗效比较

阿托伐他汀	辛伐他汀	洛伐他汀	普伐他汀	氟伐他汀	降脂效果（%）			
					总胆固醇	LDL-C	HDL-C	甘油三酯
/	10	20	20	40	−22	−27	4～8	−（10～15）
10	20	40	40	80	−27	−34	4～8	−（10～20）
20	40	80	/	/	−32	−41	4～8	−（15～25）
40	80	/	/	/	−37	−48	4～8	−（20～30）
80	/	/	/	/	−42	−55	4～8	−（25～35）

现有的他汀类药物降低 LDL-C 水平 30%～40%所需剂量

药物	剂量（mg/d）	LDL-C 降低（%）
阿托伐他汀	10⁺	39
洛伐他汀	40	31
普伐他汀	40	34
辛伐他汀	20～40	35～41
氟伐他汀	40～80	25～35
瑞舒伐他汀	5～10	39～45

他汀类药物的处方点评要点：

1. 他汀类药物与细胞色素 P450 酶抑制剂或底物合用，可能导致肌肉毒性，注意不良的相互作用。

2. 他汀类药物与贝特类药物同用，特别是吉非贝齐，肌肉毒性较常见，注意联合用药。

3. 70 岁以上老年人、肝肾功能损害、长期大剂量使用，导致肝酶活性上升，导致肌炎和横纹肌溶解，关注用法和用量。

一、辛伐他汀

辛伐他汀经口服后对肝有高度的选择性，其在肝中的浓度明显高于其他非靶向组织，主要作用在肝发挥，随后从胆汁中排泄。只有低于 5% 口服剂量的辛伐他汀活性结构在外周血中发现，而其中 95% 可与血浆蛋白结合。辛伐他汀半衰期为 15.6 h，细胞色素 P450 3A4（CYP3A4）酶起主要作用，因此辛伐他汀和许多药物同时使用会存在相互作用。

【处方案例一】

处方1： ××××医院医疗保险处方　　　　医保内处方

定点医疗机构编码：××××

科室名称：内科　　　　　　　　日期：2015-8　　　　　药物金额：

姓名：张××　　性别：女　　　年龄：71岁　　　　　病历号：

临床诊断	R：药品名称和规格	用量	用法	频率	数量
高脂血症	辛伐他汀片				
肺部感染	（20 mg×7 片/盒）	10 mg	口服	QN	2盒
	克拉霉素片				
	（125 mg×24 片/盒）	250 mg	口服	Bid	1盒
				医生签名：	

审核/调配签名：　　　　　　　　　　　　核对/发药签名：

1. 请遵医嘱服药；2. 请在窗口点清药品；3. 处方当日有效；4. 发出药品不予退换。

1. 处方分析

辛伐他汀与其他在治疗剂量下对 CYP3A4 有明显抑制作用的药物（如环孢素、米贝地尔、伊曲康唑、酮康唑、红霉素、克拉霉素和奈法唑酮）或纤维酸类衍生物或烟酸合用时，导致横纹肌溶解的危险性增高。

2. 药师建议

该处方属于用药不适宜中的"有不良相互作用"，建议提醒患者如有肌肉疼痛或突发乏力，注意调整药物剂量或停药。如果短期内不可避免地需要应用克拉霉素进行治疗，在此治疗期间要暂停辛伐他汀治疗；或者将辛伐他汀更换为其他降脂药物，如普伐他汀（不经细胞色素 P450 同工酶代谢）、匹伐他汀（主要经 CYP2C9 代谢）、氟伐他汀（主要经 CYP2C9 代谢）、瑞舒伐他汀钙（细胞色素 P450 同工酶的弱底物），但剂量不得超过 20 mg/d。

【处方案例二】

处方2： ××××医院医疗保险处方　　　　医保内处方

定点医疗机构编码：××××

科室名称：内科　　　　　　　　日期：2015-9　　　　　药物金额：

姓名：赵××　　性别：女　　　年龄：65岁　　　　　病历号：

临床诊断	R：药品名称和规格	用量	用法	频率	数量
高脂血症	辛伐他汀片				
	（20 mg×7 片/盒）	10 mg	口服	QN	2盒
	吉非罗齐片				
	（300 mg×30 片/盒）	300 mg	口服	Bid	1盒
				医生签名：	

审核/调配签名：　　　　　　　　　　　　核对/发药签名：

1. 请遵医嘱服药；2. 请在窗口点清药品；3. 处方当日有效；4. 发出药品不予退换。

1. 处方分析

（1）联合使用 HMG-CoA 还原酶抑制剂与贝特类调脂药物可能增加肌病的发生率和严重程度。

（2）他汀类药物治疗期间，大多数肌酸激酶（creatine kinase，CK）升高属于良性，具有重要临床意义的 CK 增高罕见。对于联合应用贝特类药物的患者强烈建议测定基线 CK，但不提倡对于无症状患者常规监测 CK。对有症状患者测定 CK，有助于判定肌损害严重程度及是否停用他汀类药物。

（3）CK 增加但不伴随肌无力等其他肌损害证据并不能说明他汀类药物引起了肌损害。而出现肌无力或肌痛即便 CK 正常也提示肌损伤。发生上述情况时建议处理程序如下：停止他汀类药物治疗，观察症状变化及 CK 变化，再次应用他汀类药物以判定症状是否出现。理论上，亲水性他汀类药物（瑞舒伐他汀）肌肉毒性小于亲脂性他汀类药物，但缺乏证据。

2. 药师建议

该处方属于用药不适宜中的"联合用药不适宜"，建议提醒患者如有肌肉疼痛或突发乏力，则停药观察症状变化及 CK 变化。

【处方案例三】

处方3：　　　　××××医院医疗保险处方　　　　医保内处方
定点医疗机构编码：××××
科室名称：内科　　　　日期：2015-7　　　　药物金额：
姓名：李××　　性别：男　　年龄：73 岁　　病历号：

临床诊断	R:药品名称和规格	用量	用法	频率	数量
高脂血症	辛伐他汀片				
冠心病	（20 mg×7 片/盒）	40 mg	口服	Qd	4 盒
心房颤动	苯磺酸氨氯地平片				
高血压	（5 mg×7 片/盒）	10 mg	口服	Qd	4 盒
	盐酸胺碘酮胶囊				
	（0.2 g×30 粒/瓶）	0.2 g	口服	Tid	1 瓶
				医生签名：	

审核/调配签名：　　　　　　　　核对/发药签名：

1. 请遵医嘱服药；2. 请在窗口点清药品；3. 处方当日有效；4. 发出药品不予退换。

1. 处方分析

（1）辛伐他汀与胺碘酮、氨氯地平（CYP3A4 底物）联合应用时，发生肌病的风险增加。与胺碘酮联合应用，辛伐他汀的剂量不应超过每天 20 mg；与氨氯地平联合应用时，辛伐他汀的剂量不应超过每天 40 mg。

（2）非二氢吡啶类 CCB 如维拉帕米、地尔硫䓬均为 CYP3A4 底物，与辛伐他汀联合应用时导致肌病风险增加，故联合应用时辛伐他汀的每日剂量不应超过 20 mg。

2. 药师建议

该处方属于用药不适宜中的"有不良相互作用"，此患者服用辛伐他汀的日剂量不应超过 20 mg。推荐选择不经 CYP3A4 代谢的降脂药，如普伐他汀、匹伐他汀、氟伐他汀。

【处方案例四】

处方4： ××××医院医疗保险处方　　　　医保内处方
定点医疗机构编码：××××
科室名称：内科　　　　　　　　日期：2015-7　　　　　药物金额：
姓名：严×　　性别：女　　　年龄：69 岁　　　　病历号：

临床诊断	R: 药品名称和规格	用量	用法	频率	数量
高脂血症	辛伐他汀片				
冠心病	（20 mg×7 片/盒）	40 mg	口服	Qd	4 盒
痛风	秋水仙碱片				
糖尿病肾病	（0.5 mg×100 片/盒）	0.5 mg	口服	Bid	1 瓶
				医生签名：	

审核/调配签名：　　　　　　　　　　　核对/发药签名：

1. 请遵医嘱服药；2. 请在窗口点清药品；3. 处方当日有效；4. 发出药品不予退换。

1. 处方分析

有报告显示，在肾功能不全的患者中，联合应用秋水仙碱和辛伐他汀会引起肌病和横纹肌溶解。其他他汀类药物如瑞舒伐他汀、阿托伐他汀、普伐他汀等与秋水仙碱联合应用时均需谨慎。

2. 药师建议

该处方属于用药不适宜中的"有不良相互作用"，建议密切监测肾功能、肝功能、肌酶以及有无肌痛、肌肉压痛、肌无力、乏力等不良反应。

【处方案例五】

处方5： ××××医院医疗保险处方　　　　医保内处方
定点医疗机构编码：××××
科室名称：内科　　　　　　　　日期：2015-8　　　　　药物金额：
姓名：刘××　　性别：男　　年龄：79 岁　　　　病历号：

临床诊断	R: 药品名称和规格	用量	用法	频率	数量
高脂血症	辛伐他汀片				
冠心病	（20 mg×7 片/盒）	40 mg	口服	Qd	4 盒
心房颤动	美托洛尔片				
	（25 mg×20 片/盒）	25 mg	口服	Bid	3 盒
	华法林钠片				
	（3 mg×100 片/盒）	3 mg	口服	Qd	1 盒
				医生签名：	

审核/调配签名：　　　　　　　　　　　核对/发药签名：

1. 请遵医嘱服药；2. 请在窗口点清药品；3. 处方当日有效；4. 发出药品不予退换。

1. 处方分析

在一项健康志愿者和高胆固醇血症患者参加的临床研究中，每天服用辛伐他汀

$20\sim40$ mg，能中度提高香豆素类抗凝剂的抗凝效果，以凝血酶原时间国际标准化比值（INR）计，健康志愿者组的凝血酶原时间从基线的 1.7 s 延长到 1.8 s，高胆固醇血症患者组从 2.6 s 延长到 3.4 s。对于使用香豆素类抗凝剂的患者，应在使用辛伐他汀之前测定其凝血酶原时间，并在治疗初期经常测量，以保证凝血酶原时间无明显变化。一旦记录下稳定的凝血酶原时间，应建议患者在服用香豆素类抗凝剂期间定期监测凝血酶原时间，如有变化需调整辛伐他汀剂量或停药。

2. 药师建议

该处方属于用药不适宜中的"有不良相互作用"，建议选用与华法林无明显相互作用的降脂药，如普伐他汀、阿托伐他汀。

二、阿托伐他汀

阿托伐他汀为他汀类血脂调节药，属 HMG-CoA 还原酶抑制剂。本身无活性，口服吸收后的水解产物在体内竞争性抑制胆固醇合成过程中的限速酶 HMG-CoA 还原酶，使胆固醇的合成减少，也使 LDL 受体合成增加，主要作用部位在肝，结果使血胆固醇和 LDL-C 水平降低，中度降低血清 TG 水平和增高血 HDL 水平。由此对动脉粥样硬化和冠心病的防治产生作用。

阿托伐他汀口服后吸收迅速，$1\sim2$ h 内血浆浓度达峰。吸收程度随阿托伐他汀的剂量成比例增加。全身利用度约为 30%。全身利用度较低的原因在于进入人体循环前胃黏膜清除和（或）肝首过效应。阿托伐他汀主要经肝和（或）肝外代谢后经胆汁清除，平均血浆消除半衰期约为 14 h。因其活性代谢产物的作用，半衰期为 $20\sim30$ h。阿托伐他汀的禁忌证为有活动性肝病或不明原因血转氨酶持续升高的患者。

【处方案例一】

处方 1：　　　　　××××医院医疗保险处方　　　　　医保内处方

定点医疗机构编码：××××

科室名称：内科　　　　　　　　日期：2015-7　　　　　　药物金额：

姓名：薛××　　性别：男　　年龄：73 岁　　　　　　病历号：

临床诊断	R: 药品名称和规格	用量	用法	频率	数量
冠心病	阿托伐他汀				
不稳定型心绞痛	（20 mg×7 片/盒）	40 mg	口服	QN	4 盒
混合型血脂异常	左甲状腺素片				
慢性肾功能不全	（50 μg×100 片/盒）	75 μg	口服	Qd	1 盒
甲状腺功能减低	非诺贝特片				
急性咽炎	（200 mg×10 片/盒）	200 mg	口服	Qd	2 盒
	克林霉素分散片				
	（125 mg×8 片/盒）	250 mg	口服	Bid	1 盒
				医生签名：	

审核/调配签名：　　　　　　　　　　　　　　核对/发药签名：

1. 请遵医嘱服药；2. 请在窗口点清药品；3. 处方当日有效；4. 发出药品不予退换。

1. 处方分析

（1）阿托伐他汀通过抑制 HMG-CoA 还原酶，使胆固醇的合成减少，降低血总胆固醇和 LDL-C 水平，还可中度降低血清 TG 水平和增高血 HDL 水平。适用于治疗高胆固醇血症、混合型高脂血症，及冠心病和脑卒中的防治。对于急性冠状动脉综合征（ACS）或急性脑梗死患者应强化调脂，起始剂量 20～40 mg/d，病情稳定后根据血脂情况调整阿托伐他汀用量。

（2）阿托伐他汀偶可引起肌病，表现为肌肉疼痛或肌肉无力，同时伴有肌酸磷酸激酶（creatine phosphokinase，CPK）升高，一般超过正常值上限 10 倍以上可以诊断。横纹肌溶解可引起肌红蛋白尿继发急性肾衰竭的病例报告，故慢性肾病可能是横纹肌溶解的一个危险因素，这类患者需密切监测 CPK 水平。如果出现 CPK 水平显著升高或确诊/疑诊肌病，应停止阿托伐他汀治疗。

（3）高剂量阿托伐他汀与 CYP3A4 强抑制剂（如克拉霉素、伊曲康唑）合用可增加肌病或横纹肌溶解症的风险，故应避免合用。

（4）肾疾病对阿托伐他汀的血药浓度和降 LDL-C 作用无影响，因此，肾功能不全的患者无需调整剂量。

（5）阿托伐他汀与非诺贝特联用可增加横纹肌溶解症的发生率，尽量单独用药。如果患者胆固醇及甘油三酯同时严重升高，尽量选择小剂量非诺贝特及非 CYP3A4 代谢途径的他汀类药物，并分开服药，避免发生肌肉及肝不良反应。

（6）甲状腺功能减低症可出现肌肉软弱无力、疼痛、强直，可出现血脂、CPK 增高，注意服阿托伐他汀前后症状及 CPK 变化，鉴别肌肉损伤原因。

（7）联合多种经肝代谢药物，注意监测肝功能指标，避免肝功能受损。

2. 药师建议

该处方属于用药不适宜中的"有不良相互作用"，建议高剂量阿托伐他汀避免与 CYP3A4 强抑制剂（如克拉霉素、伊曲康唑）、非诺贝特合用。

【处方案例二】

处方2：　　　　　　××××医院医疗保险处方　　　　　　医保内处方
定点医疗机构编码：××××
科室名称：内科　　　　　　　　　日期：2015-7　　　　　　药物金额：
姓名：章××　　　性别：男　　　年龄：80 岁　　　　病历号：

临床诊断	R:				
	药品名称和规格	用量	用法	频率	数量
冠心病	地高辛片				
心功能不全	（0.25 mg×30 片/盒）	0.25 mg	口服	Qd	1盒
高胆固醇血症	阿托伐他汀				
脂肪肝	（20 mg×7 片/盒）	40 mg	口服	Qd	4盒
				医生签名：	

　　　　　　审核/调配签名：　　　　　　　　　　　　核对/发药签名：

1. 请遵医嘱服药；2. 请在窗口点清药品；3. 处方当日有效；4. 发出药品不予退换。

1. 处方分析

（1）服用他汀类药物可引起肝功能指标异常，如血清转氨酶持续升高（2 次或 2 次以上超过正常值上限 3 倍）需考虑药物性肝损害，肝功能损害发生率与他汀类药物的用药量成正相关。本患者脂肪肝，应用阿托伐他汀用量较大，应监测肝功能水平。治疗前、治疗开始后 12 周及剂量增加后 12 周应检查肝功能，此后应定期（如每半年）检查。如果 ALT 或 AST 持续升高超过正常值上限 3 倍以上，建议减低本药的用药剂量或停止用药。

（2）阿托伐他汀与地高辛合用时，地高辛的稳态血药浓度增加约 20%，故患者应当监测地高辛浓度，避免地高辛中毒。

2. 药师建议

该处方属于用药不适宜中的"有不良相互作用"，阿托伐他汀与地高辛合用时，建议监测地高辛浓度，避免地高辛中毒。

该处方属于用药不适宜中的"用法用量不适宜"，阿托伐他汀不经肾排泄，半衰期长，使 LDL 降低 30%～40% 所需剂量为 10 mg。患者脂肪肝，每日 40 mg 阿托伐他汀可能引起肝功能异常，如血清转氨酶持续升高（2 次或 2 次以上超过正常值上限 3 倍）需考虑药物性肝损害，建议减停药物，保肝治疗，监测肝功能变化。

三、瑞舒伐他汀

瑞舒伐他汀是一种选择性、竞争性的 HMG-CoA 还原酶抑制剂。口服 5 h 后血药浓度达到峰值。绝对生物利用度为 20%。瑞舒伐他汀的血浆蛋白结合率（主要是白蛋白）约为 90%。它是细胞色素 P450 代谢的弱底物，参与代谢的主要同工酶是 CYP2C9 和 CYP2C19，而 CYP3A4 和 CYP2D6 参与代谢的程度较低。已知的代谢产物为 N 位去甲基代谢物和内酯代谢物。N 位去甲基代谢物的活性比瑞舒伐他汀低 50%，而内酯代谢物被认为在临床上无活性。约 90% 剂量的瑞舒伐他汀以原形随粪便排出，其余部分通过尿液排出。尿中约 5% 为原形。

【处方案例一】

处方1：　　　　　　××××医院医疗保险处方　　　　　医保内处方
定点医疗机构编码：××××
科室名称：内科　　　　　　　　日期：2015-8　　　　　　药物金额：
姓名：孙××　　性别：男　　　年龄：78 岁　　　　　　病历号：

临床诊断	R: 药品名称和规格	用量	用法	频率	数量
高血压	瑞舒伐他汀片				
高胆固醇血症	（10 mg×7 片/盒）	20 mg	口服	Qd	2 盒
高甘油三酯血症	非诺贝特片				
甲状腺功能减低	（200 mg×10 片/盒）	200 mg	口服	Qd	2 盒
				医生签名：	

审核/调配签名：　　　　　　　　　　　　　　　核对/发药签名：

1. 请遵医嘱服药；2. 请在窗口点清药品；3. 处方当日有效；4. 发出药品不予退换。

1. 处方分析

（1）瑞舒伐他汀与非诺贝特无药代动力学相互作用，但可能发生药效学相互作用。吉非贝齐、非诺贝特、其他贝特类药物和降脂剂量（≥1 g/d）的烟酸与 HMG-CoA 还原酶抑制剂合用时肌病发生的危险增加，这可能是由于它们单独给药时均能引起肌病。

（2）应用瑞舒伐他汀调脂治疗前，应注意识别有肌病/横纹肌溶解症易患因素的患者。这些易患因素包括：肾功能损害、甲状腺功能减退、本人或家族史中有遗传性肌肉疾病、既往有其他 HMG-CoA 还原酶抑制剂或贝特类药物的肌肉毒性史、乙醇滥用、年龄＞70 岁、可能发生血药浓度升高的情况、同时使用贝特类药物。

（3）本患者高龄，甲状腺功能减低、合用贝特类降脂药物，为骨骼肌及肝不良反应的易发患者，尽量避免应用大剂量他汀类药物，避免合用非诺贝特。如患者合并严重的高甘油三酯血症，必须他汀类与贝特类药物合用，非诺贝特应选用小剂型（150 mg/d），且两药需分开时间段口服，严密监测肝功能及 CK 指标。

2. 药师建议

该处方属于用药不适宜中的"用法用量不适宜"，建议老年人、体重指数低、亚洲女性、甲状腺功能减低、合用贝特类降脂药物的患者，尽量避免应用大剂量他汀类药物，贝特类药物也应选用小剂量。

【处方案例二】

处方2： ××××医院医疗保险处方 医保内处方

定点医疗机构编码：××××

科室名称：内科 日期：2015-8 药物金额：

姓名：雷×× 性别：女 年龄：82 岁 病历号：

临床诊断	R:药品名称和规格	用量	用法	频率	数量
冠心病	瑞舒伐他汀片				
慢性肾功能不全（尿毒症期）	（10 mg×7 片/盒）	20 mg	口服	Qd	4盒
	单硝酸异山梨酯片				
糖尿病	（20 mg×48 片/盒）	20 mg	口服	Bid	1盒
乏力					
				医生签名：	

审核/调配签名： 核对/发药签名：

1. 请遵医嘱服药；2. 请在窗口点清药品；3. 处方当日有效；4. 发出药品不予退换。

1. 处方分析

（1）瑞舒伐他汀与其他 HMG-CoA 还原酶抑制剂一样，不良反应发生率与剂量增加呈正相关。本患者高龄、亚洲女性，慢性肾功能不全，起始大剂量易发生不良反应，应自小剂量开始，逐渐增加药物用量直至血脂达标。

（2）有研究表明，服用瑞舒伐他汀 20～40 mg/d，可发现蛋白尿从无或微量升高至＋＋或更多，在接受 40 mg 治疗的患者中，这个比例约为 3%，对大多数病例，继续治疗后蛋白尿虽可自动减少或消失，仍应定期复查尿蛋白及肾功能。轻度和中度肾功能损害的患者无需调整剂量，严重肾功能损害的患者（肌酐清除率＜30 ml/min）禁用瑞舒伐他汀，可应用小剂量阿托伐他汀治疗。

（3）服用瑞舒伐他汀各种剂量，特别是大于 20 mg 的患者中均有对骨骼肌产生影响的报道，注意观察患者肌痛、乏力症状，监测肌酸激酶（CK）水平，若 CK 水平升高（超过正常值上限 5 倍），应中止治疗。

（4）服用瑞舒伐他汀的患者可出现 HbA1c 和血糖浓度的升高，故对于糖尿病及糖尿病高风险因素的患者在使用瑞舒伐他汀之后，注意监测血糖变化，必要时调整药物治疗。

2. 药师建议

该处方属于用药不适宜中的"用法用量不适宜"，建议高龄、亚洲女性、慢性肾功能不全患者应自小剂量开始服药，严重的肾功能损害患者（肌酐清除率＜30 ml/min）禁用瑞舒伐他汀。服用瑞舒伐他汀可能导致尿蛋白增多、血糖升高，注意定期监测相关化验指标。

【处方案例三】

处方 3：　　　　××××医院医疗保险处方　　　　医保内处方
定点医疗机构编码：××××
科室名称：内科　　　　　　　　日期：2015-9　　　　　　药物金额：
姓名：李××　　　性别：女　　　年龄：70 岁　　　　　病历号：

临床诊断	R:				
	药品名称和规格	用量	用法	频率	数量
高脂血症	瑞舒伐他汀钙片				
肺部感染	（10 mg×6 片/盒）	10 mg	口服	QN	3 盒
	红霉素肠溶胶囊				
	（0.125 g×100 片/盒）	0.25 g	口服	Qid	1 盒
				医生签名：	

审核/调配签名：　　　　　　　　　　　　　核对/发药签名：

1. 请遵医嘱服药；2. 请在窗口点清药品；3. 处方当日有效；4. 发出药品不予退换。

1. 处方分析

瑞舒伐他汀与红霉素合用导致瑞舒伐他汀的药时曲线下面积下降 20%，最高峰浓度下降 30%。这种相互作用可能是由红霉素引起的胃肠运动增加所致。

2. 药师建议

该处方属于用药不适宜中的"有不良相互作用"，建议换用阿奇霉素或其他对社区获得性肺炎敏感的抗菌药物。

【处方案例四】

处方 4：　　　　××××医院医疗保险处方　　　　医保内处方
定点医疗机构编码：××××
科室名称：内科　　　　　　　　日期：2015-7　　　　　　药物金额：
姓名：张××　　　性别：女　　　年龄：50 岁　　　　　病历号：

临床诊断	R:				
	药品名称和规格	用量	用法	频率	数量
高脂血症	瑞舒伐他汀钙片				
慢性胃炎	（10 mg×6 片/盒）	10 mg	口服	QN	3 盒
	铝碳酸镁片				
	（500 mg×20 片/盒）	500 mg	口服	Tid	1 盒
				医生签名：	

审核/调配签名：　　　　　　　　　　　　　核对/发药签名：

1. 请遵医嘱服药；2. 请在窗口点清药品；3. 处方当日有效；4. 发出药品不予退换。

1. 处方分析

同时给予瑞舒伐他汀和含氢氧化铝镁的抗酸药混悬液，可使瑞舒伐他汀的血药浓度降低约 50%。

2. 药师建议

该处方属于用药不适宜中的"联合用药不适宜"，两种药物分开 2 h 服用可以减小药效学方面的影响。

四、普伐他汀

普伐他汀口服后吸收迅速，吸收率 34%，经首过效应到达肝，血中药物约 50% 与血浆蛋白结合，本品通过肝、肾两条途径进行清除。所以肾或肝功能不全患者可通过代偿性改变排泄途径而清除，血浆清除半衰期为 1.5～2 h。普伐他汀的代谢是通过多代谢途径而不需要细胞色素 P450，提示该药与依赖细胞色素 P450 代谢的药物之间相互作用少。普伐他汀具有高度肝选择性，肝内浓度是其他组织的 200～500 倍，这种高度肝选择性与亲水性有关。

【处方案例一】

处方 1：　　　　　××××医院医疗保险处方　　　　　医保内处方
定点医疗机构编码：××××
科室名称：内科　　　　　　　　日期：2015-7　　　　　药物金额：
姓名：胡××　　性别：女　　　年龄：50 岁　　　　　　病历号：

临床诊断	R: 药品名称和规格	用量	用法	频率	数量
高脂血症 活动性肝炎	普伐他汀片 （20 mg×5 片/盒）	20 mg	口服	QN	2 盒
				医生签名：	

　　　　　　审核/调配签名：　　　　　　　　　　　　核对/发药签名：

1. 请遵医嘱服药；2. 请在窗口点清药品；3. 处方当日有效；4. 发出药品不予退换。

1. 处方分析

普伐他汀肝毒性的主要表现是转氨酶升高，且与药物剂量有关。肝毒性主要是由于抑制 HMG-CoA 还原酶的药理作用主要发生在肝有关，因此服用普伐他汀者需常规监测肝功能，转氨酶超过正常 3 倍时慎用，活动性肝炎患者禁用。

2. 药师建议

该处方属于用药不适宜中的"遴选的药品不适宜"，建议在肝炎活动期的患者禁用普伐他汀。

【处方案例二】

处方2：　　　　　××××医院医疗保险处方　　　　医保内处方
定点医疗机构编码：××××
科室名称：内科　　　　　　　　　日期：2015-8　　　　药物金额：
姓名：赵×　　　性别：男　　　　年龄：30 岁　　　　病历号：

临床诊断	R：药品名称和规格	用量	用法	频率	数量
高脂血症	普伐他汀片				
肌肉疼痛	（20 mg×5 片/盒）	80 mg	口服	QN	2 盒
	双氯芬酸二乙胺凝胶				
	（20 g×1 支/盒）	0.2 g	外涂	Bid	1 支
				医生签名：	

　　　　　　　审核/调配签名：　　　　　　　　　　核对/发药签名：
1. 请遵医嘱服药；2. 请在窗口点清药品；3. 处方当日有效；4. 发出药品不予退换。

1. 处方分析

服用普伐他汀的患者偶见肌无力，甚至不能站立，CK 可明显升高至正常的 10 倍，也有严重的骨骼肌溶解和免疫性肌病的报道。

2. 药师建议

该处方属于用药不适宜中的"遴选的药品不适宜"，建议服用普伐他汀的患者出现肌肉疼痛期间检查 CK，警惕肌肉毒性的发生。

五、匹伐他汀

匹伐他汀是 2003 年上市的新的他汀类药物。匹伐他汀的主要吸收部位是十二指肠和大肠，血浆蛋白结合率为 96% 以上，选择性分布在肝。生物利用度大于 80%，明显高于普伐他汀（37%）、氟伐他汀（41%）、辛伐他汀 67%。半衰期为 10 h，主要在肝、肾、肺、心脏、肌肉中代谢，代谢物浓度比药物原型浓度低，经粪便排泄，总排泄率 100%。

【处方案例一】

处方1：　　　　　××××医院医疗保险处方　　　　医保内处方
定点医疗机构编码：××××
科室名称：内科　　　　　　　　　日期：2015-7　　　　药物金额：
姓名：李××　　　性别：男　　　　年龄：60 岁　　　　病历号：

临床诊断	R：药品名称和规格	用量	用法	频率	数量
高脂血症	匹伐他汀钙片				
肝功能不全	（2 mg×7 片/盒）	4 mg	口服	QN	2 盒
甲状腺功能低下					
				医生签名：	

　　　　　　　审核/调配签名：　　　　　　　　　　核对/发药签名：
1. 请遵医嘱服药；2. 请在窗口点清药品；3. 处方当日有效；4. 发出药品不予退换。

1. 处方分析

（1）肝功能障碍患者首次服药剂量由 1 mg/d 开始，每天最大药量为 2 mg。通常接受起始剂量和中等剂量的他汀类药物治疗，肝酶（ALT 或 AST）升高超过正常上限（ULN）3 倍者<1%，但使用高剂量（4 mg/d）时则达 2%～3%。转氨酶的升高多为一过性，一般发生于用药后 1～3 个月，即使继续使用原剂量他汀类药物治疗，70%患者转氨酶将自然恢复。持续性升高者不超过 1.2%，导致停药者为 0.7%。他汀类药物引起肝衰竭非常罕见，更未见因肝衰竭死亡的病例报道。使用他汀类药物的过程中，出现肝转氨酶升高并非一定发生肝毒性。美国国家脂质协会（NLA）专家指出，肝转氨酶升高如果同时伴有肝大、黄疸、直接胆红素升高、凝血酶原时间延长，提示肝毒性发生。单纯 ALT/AST 升高并非表明发生肝损伤或肝功能不全，也不是急、慢性肝损伤临床或组织学上的证据。

（2）严重的肝功能障碍或胆管闭塞患者禁用匹伐他汀，这些患者服用本药，血药浓度会上升，出现不良反应的概率增大，而且可能会加重肝病变。

（3）对于甲状腺功能低下或有遗传性肌肉障碍的患者，也应慎用匹伐他汀。

2. 药师建议

该处方属于用药不适宜中的"用法用量不适宜"，建议患者服药从小剂量开始，在使用期间注意肝功能和甲状腺功能，同时注意是否伴有肝大、黄疸、直接胆红素升高、凝血酶原时间延长，避免加重肝病变，必要时停用匹伐他汀。

【处方案例二】

处方 2：　　　　　××××医院医疗保险处方　　　　　医保内处方
定点医疗机构编码：××××
科室名称：内科　　　　　日期：2015-8　　　　　药物金额：
姓名：李×　　性别：女　　年龄：70 岁　　　　病历号：

临床诊断	R： 药品名称和规格	用量	用法	频率	数量
高脂血症 慢性肾功能不全	匹伐他汀钙片 （2 mg×7 片/盒）	4 mg	口服	QN	2 盒
	复方 α-酮酸片 （0.63 g×100 片/盒）	3.15 g	口服	Tid	3 盒
				医生签名：	

审核/调配签名：　　　　　　　　　　　　　核对/发药签名：

1. 请遵医嘱服药；2. 请在窗口点清药品；3. 处方当日有效；4. 发出药品不予退换。

1. 处方分析

（1）慢性肾疾病（CKD）患者不管是否进行血液透析，使用他汀类药时应根据肾小球滤过率调整剂量。对于心血管病合并 CKD 患者，应行基线尿白蛋白/肌酐比值和血清肌酐测定。对有潜在可能发生横纹肌溶解症的患者，应常规测定肌酐或肾小球滤过率。CKD 不是他汀类药的禁忌证，如果无横纹肌溶解症的证据，不必中止他汀类药治疗。他汀类药治疗期间肾功能变化时，不必更换他汀类药物种类。

（2）对于严重肾功能不全患者使用他汀类药物治疗时，他汀类药物的血浆浓度增加，发生肌病和横纹肌溶解症的危险性增加。所以应慎用他汀类药物。

2. 药师建议

该处方属于用药不适宜中的"用法用量不适宜"，由于随着给药量增加，可能会出现横纹肌溶解症，因此在增大给药量时，要注意观察 CK 值是否上升，尿中是否出现肌红蛋白，是否有肌肉痛或乏力感等横纹肌溶解的前期症状，必要时停用匹伐他汀。

六、氟伐他汀

氟伐他汀是一种全合成的降胆固醇药物。口服后吸收迅速而完全（98%），进食则吸收减慢。肝是氟伐他汀的主要作用部位，也是其代谢的主要器官。从体循环血测得的绝对生物利用度为 24%，表观分布容积为 330 L，血浆蛋白结合率为 98% 以上，该结合不受药物浓度的影响。循环血液中的主要成分为氟伐他汀，以及无药理活性的 N-去异丙基丙酸代谢物。经羟化的代谢产物有药理活性，但不进入血液循环。氟伐他汀的血浆清除率为 (1.8 ± 0.8) L/min。给予本药 40 mg/d 后，稳态血药浓度未显示蓄积证据，消除半衰期为 (2.3 ± 0.9) h。

【处方案例一】

处方1：　　　　　　××××医院医疗保险处方　　　　医保内处方
定点医疗机构编码：××××
科室名称：内科　　　　　　　　日期：2015-8　　　　　药物金额：
姓名：××　　　性别：女　　　　年龄：59 岁　　　　　病历号：

临床诊断	R:				
	药品名称和规格	用量	用法	频率	数量
高脂血症	氟伐他汀钠胶囊				
	（40 mg×7 粒/盒）	80 mg	口服	QN	2盒
	苯扎贝特片				
	（0.2 g×20 片/盒）	0.2 g	口服	Tid	1盒
				医生签名：	

审核/调配签名：　　　　　　　　　　　　　核对/发药签名：

1. 请遵医嘱服药；2. 请在窗口点清药品；3. 处方当日有效；4. 发出药品不予退换。

1. 处方分析

氟伐他汀分别和苯扎贝特、吉非罗齐、环丙贝特或烟酸联合使用时，发生肌病的风险增加，因此联合应用时需慎重。

2. 药师建议

该处方属于用药不适宜中的"联合用药不适宜"，必要时氟伐他汀可减量使用。

【处方案例二】

处方2：　　　　　　　××××医院医疗保险处方　　　　　医保内处方
定点医疗机构编码：××××
科室名称：内科　　　　　　　　日期：2015-8　　　　　药物金额：
姓名：王××　　　性别：女　　　年龄：58 岁　　　　　病历号：

临床诊断	R: 药品名称和规格	用量	用法	频率	数量
高脂血症	氟伐他汀钠胶囊				
咽炎	（40 mg×7 粒/盒）	40 mg	口服	QN	2 盒
急性下壁心肌梗死	红霉素肠溶胶囊				
	（0.125 g×100 粒/盒）	0.25 g	口服	Qid	1 盒
	华法林钠片				
	（2.5 mg×30 片/盒）	2.5 mg	口服	Qd	1 盒
				医生签名：	

审核/调配签名：　　　　　　　　　　　　　　　核对/发药签名：

1. 请遵医嘱服药；2. 请在窗口点清药品；3. 处方当日有效；4. 发出药品不予退换。

1. 处方分析

（1）CYP2C9 同工酶在氟伐他汀的代谢过程中起主要作用（约 75％），而 CYP2C8 和 CYP3A4 起到的作用较小。

（2）健康志愿者服用氟伐他汀和华法林（单剂），与单独服用华法林相比，对华法林的血浆浓度或凝血酶原时间无不良影响。但是，有同时服用本品和华法林或其他香豆素类衍生物的患者发生出血和（或）凝血酶原时间延长的个例报告。

2. 药师建议

该处方属于用药不适宜中的"有不良相互作用"，建议在使用华法林和其他香豆素类衍生物的患者中，在使用氟伐他汀开始、结束和调整剂量的时候，密切监测凝血酶原时间。

第二节　氯贝丁酸衍生物类药物

一、非诺贝特

非诺贝特为氯贝丁酸衍生物类血脂调节药，通过抑制合成并促进分解，降低 VLDL-C、LDL-C、TG 和总胆固醇；还使载脂蛋白 A1 和 A11 生成增加，从而增高 HDL-C。本药尚有降低正常人及高尿酸血症患者的血尿酸作用。

非诺贝特口服后，胃肠道吸收良好，与食物同服可使非诺贝特的吸收增加。口服后 4~7 h 血药浓度达峰值。单剂量口服后半衰期 α 与半衰期 β 分别为 4.9 h 与 26.6 h，表观分布容积为 0.9 L/kg；持续治疗后半衰期 β 为 21.7 h。血浆蛋白结合率大约为 99％，多剂量给药后未发现蓄积。吸收后在肝、肾、肠道中分布多，其次为肺、心和肾上腺，在睾丸、脾、皮肤内少量分布。在肝内和肾组织内代谢，经羧基还原与葡糖醛酸化，代谢产物以葡糖醛酸化产物占大多数。大约60%的代谢产物经肾排泄，25%的代谢产物经大便排出。本药的消除半衰期为20 h，因此可以每天1次给药。

【处方案例一】

临床诊断	R: 药品名称和规格	用量	用法	频率	数量
混合型血脂异常	阿托伐他汀				
急性胰腺炎	（20 mg×7片/盒）	20 mg	口服	QN	2盒
脂肪肝	非诺贝特胶囊				
慢性肾功能不全	（200 mg×10片/盒）	200 mg	餐后口服	Bid	2盒
				医生签名：	

审核/调配签名：　　　　　　　　　　　　　　核对/发药签名：

1. 请遵医嘱服药；2. 请在窗口点清药品；3. 处方当日有效；4. 发出药品不予退换。

1. 处方分析

（1）非诺贝特通过激活过氧化物酶体增殖物激活受体 α（PPARα），激活脂解酶和减少载脂蛋白 CⅢ 合成，使 TG、VLDL 和 LDL 降代。非诺贝特可降低血清总胆固醇20%～25%，降低甘油三酯40%～50%。非诺贝特还有利尿酸的作用，可使血浆中尿酸平均降低25%。适用于治疗成人饮食控制疗法不理想的高胆固醇血症（Ⅱa 型）、内源性高甘油三酯血症，特别适用于以 HDL 降低和 LDL 中度升高为特征的血脂异常患者，及2型糖尿病合并高脂血症的患者。

（2）2011年《甘油三酯增高的血脂异常防治中国专家共识》指出了治疗性生活方式改善在降 TG 治疗中的基石地位，高 TG 血症患者的治疗策略主要取决于 TG 升高的程度和心血管整体危险水平。TG 轻中度升高（2.26～5.64 mmol/L）时 LDL-C 达标仍为主要目标，非 HDL-C 达标（LDL-C 的目标值＋0.78 mmol/L）为次要目标；TG 严重升高时（≥5.65 mmol/L）应立即启动降低 TG 的药物治疗，以预防急性胰腺炎。本患者混合型血脂异常，合并急性胰腺炎，如甘油三酯≥5.65 mmol/L，应以非诺贝特降低甘油三酯治疗为主，而贝特类联合 HMG-CoA 还原酶抑制剂（他汀）可增加肌肉不良反应（如横纹肌溶解症）的发生率。

（3）非诺贝特主要从尿中排泄，大剂量用药可能导致肝功能异常，故禁用于严重肝肾功能不全患者，药物中毒需对症治疗，血液透析无效。

2. 药师建议

该处方属于用药不适宜中的"联合用药不适宜"，非诺贝特可同时降低甘油三酯、血清总胆固醇及血尿酸水平，该患者不建议联合阿托伐他汀治疗。

该处方属于用药不适宜中的"用法用量不适宜"，非诺贝特用法用量不适宜，应每日1次，一次200 mg，与餐同服。

【处方案例二】

处方2：　　　　　　××××医院医疗保险处方　　　　医保内处方
定点医疗机构编码：××××
科室名称：内科　　　　　　　　　　日期：2015-9　　　　　药物金额：
姓名：王××　　性别：男　　　年龄：79 岁　　　　　病历号：

临床诊断	R: 药品名称和规格	用量	用法	频率	数量
冠心病	华法林				
永久性心房颤动	（2.5 mg×80 片/盒）	2.5 mg	口服	Qd	3 盒
高甘油三酯血症	非诺贝特胶囊				
低白蛋白血症	（200 mg×10 片/盒）	200 mg	餐中口服	Qd	2 盒
肌痛					
慢性乙型肝炎				医生签名：	

审核/调配签名：　　　　　　　　　　　　　　　　核对/发药签名：

1. 请遵医嘱服药；2. 请在窗口点清药品；3. 处方当日有效；4. 发出药品不予退换。

1. 处方分析

（1）非诺贝特与口服抗凝药（华法林）合用后，可增加出血的危险性，在非诺贝特治疗期间和停药 8 天后，注意对 INR 进行严密监测，及时调节口服抗凝剂的剂量。

（2）非诺贝特在低血浆白蛋白患者更易发生横纹肌溶解，本患者低白蛋白血症，出现肌肉疼痛，应监测肌酸激酶（CK）指标变化，如超过正常浓度 5 倍以上，应立即停用非诺贝特。

（3）服用非诺贝特患者可能出现转氨酶升高，本患者有慢性肝炎，应在治疗的最初 12 个月，每隔 3 个月检查转氨酶水平，当 AST 和 ALT 升高至正常值的 3 倍以上时，应停止治疗。

2. 药师建议

该处方属于用药不适宜中的"有不良相互作用"，非诺贝特与华法林合用时可增加华法林抗凝作用，增加出血风险，应严密监控 INR 指标。

该处方属于用药不适宜中的"遴选的药品不适宜"，对于低血浆白蛋白患者应用非诺贝特更易发生横纹肌溶解，注意监测 CK 指标；应用非诺贝特可能出现肝功能异常，特别对于慢性肝病患者，注意监测肝功能变化。

【处方案例三】

处方3：　　　　　　××××医院医疗保险处方　　　　医保内处方
定点医疗机构编码：××××
科室名称：内科　　　　　　　　　　日期：2015-8　　　　　药物金额：
姓名：黄××　　性别：女　　　年龄：66 岁　　　　　病历号：

临床诊断	R: 药品名称和规格	用量	用法	频率	数量
高脂血症	非诺贝特胶囊				
冠心病	（0.2 g×10 粒/盒）	0.2 g	口服	Qd	3 盒
癫痫	苯扎贝特片				
	（0.2 g×20 片/盒）	0.4 g	口服	Qd	1 盒
	苯妥英钠片				
	（0.1 g×100 片/盒）	0.1 g	口服	Tid	1 盒
				医生签名：	

审核/调配签名：　　　　　　　　　　　　　　　　核对/发药签名：

1. 请遵医嘱服药；2. 请在窗口点清药品；3. 处方当日有效；4. 发出药品不予退换。

1. 处方分析

（1）非诺贝特与其他贝特类药物合用时，有报道出现肌肉功能失调（弥散性疼痛、触痛感、肌无力）和少见的严重横纹肌溶解症。因此，禁止与其他贝特类药物合用。

（2）《血脂异常老年人使用他汀类药物中国专家共识》指出，他汀类药物是唯一大规模随机对照试验（RCT）证据支持改善动脉粥样硬化性心血管疾病（ASCVD）预后终点的药物。对于 ASCVD 二级预防，在强调生活方式改变的同时应及早使用他汀类药物治疗。当 LDL-C 达标、非 HDL-C 或 TG 升高时，可加用贝特类、烟酸类药物或 ω-3 多不饱和脂肪酸。

2. 药师建议

该处方属于用药不适宜中的"联合用药不适宜"，建议停用两种贝特类药物的一种，如果血脂控制不好，可以加用他汀类药物如阿托伐他汀钙、瑞舒伐他汀、辛伐他汀等治疗；若血脂仍控制不良，可参考以上共识增加胆酸螯合剂、依折麦布、烟酸类药物或 ω-3 多不饱和脂肪酸。同时注意，在使用降脂药物或联合应用 2 种以上降脂药物之前，应认真评估患者的 ASCVD 危险因素，充分权衡降脂药物治疗的获益/风险，密切监测患者的血脂、肝酶、肌酶、肾功能及有无肌痛、肌肉压痛、肌无力、乏力和消化道症状等不良反应。根据上述共识，若实验室检查发现血 ALT、AST 超过正常上限 3 倍或 CK 升高超过正常上限 5 倍，应停用他汀类药物并复查，直至恢复正常。若以上检查未恢复正常，应排除其他原因。对于发生实验室检查异常的患者，应再次评估降脂类药物的获益/风险，决定是否继续应用。若需继续应用，可更换药物种类或减少剂量后密切观察。

【处方案例四】

处方 4：　　　　　××××医院医疗保险处方　　　　医保内处方
定点医疗机构编码：××××
科室名称：内科　　　　　　　日期：2015-7　　　　　　药物金额：
姓名：张××　　性别：女　　　年龄：58 岁　　　　　病历号：

临床诊断	R:　药品名称和规格	用量	用法	频率	数量
高脂血症	非诺贝特片				
水肿	（0.1 g×20 片/盒）	0.1 g	口服	Tid	2 盒
	呋塞米片				
	（20 mg×100 片/瓶）	20 mg	口服	Tid	1 瓶
				医生签名：	

审核/调配签名：　　　　　　　　　　　　核对/发药签名：

1. 请遵医嘱服药；2. 请在窗口点清药品；3. 处方当日有效；4. 发出药品不予退换。

1. 处方分析

非诺贝特与其他高蛋白结合率的药物合用时，可使它们的游离型增加，药效增强，如甲苯磺丁脲及其他磺脲类降糖药、苯妥英、呋塞米等。

2. 药师建议

该处方属于用药不适宜中的"有不良相互作用"，在非诺贝特和呋塞米合用时，建议减少呋塞米的用量。

二、苯扎贝特

苯扎贝特为氯贝丁酸衍生物类血脂调节药。它增高脂蛋白脂酶和肝脂酶活性，促进 VLDL-C 的分解代谢，加强与受体结合的 LDL 的清除，降低血甘油三酯与胆固醇水平，也使 HDL-C 水平升高。苯扎贝特降低血甘油三酯的作用比降低血胆固醇为强。此外，苯扎贝特还可降低血纤维蛋白原。苯扎贝特口服后吸收迅速，几乎完全吸收。口服后 2 h 血药浓度达峰值。血浆蛋白结合率为 95%。主要经肾排出，50% 为原型，其余为代谢产物；少量经粪便排出。$t_{1/2}$ 为 1.5～2 h，在肾病腹膜透析患者可长达 20 h。

【处方案例一】

处方1：　　　　　　××××医院医疗保险处方　　　　医保内处方
定点医疗机构编码：××××
科室名称：内科　　　　　　　　　日期：2015-8　　　　　药物金额：
姓名：张××　　　性别：女　　　年龄：66 岁　　　　　病历号：

临床诊断	R: 药品名称和规格	用量	用法	频率	数量
高脂血症 脑血栓	苯扎贝特片 （0.2 g×20 片/盒）	0.2 g	口服	Tid	1盒
	华法林钠片 （3 mg×100 片/盒）	1.5 mg	口服	Qd	1盒
				医生签名：	

审核/调配签名：　　　　　　　　　　　　　核对/发药签名：

1. 请遵医嘱服药；2. 请在窗口点清药品；3. 处方当日有效；4. 发出药品不予退换。

1. 处方分析

苯扎贝特可明显增强口服抗凝药的作用，与其同用时应注意降低口服抗凝药的剂量，经常监测凝血酶原时间以调整抗凝药剂量。

2. 药师建议

该处方属于用药不适宜中的"有不良相互作用"，注意华法林钠片的用量，必要时减量使用。

【处方案例二】

处方2：　　　　　　××××医院医疗保险处方　　　　医保内处方
定点医疗机构编码：××××
科室名称：内科　　　　　　　　　日期：2015-7　　　　　药物金额：
姓名：沈××　　　性别：男　　　年龄：72 岁　　　　　病历号：

临床诊断	R: 药品名称和规格	用量	用法	频率	数量
高脂血症 肝损伤 肾衰竭	苯扎贝特片 （0.2 g×20 片/盒）	0.4 g	口服	Tid	1盒
				医生签名：	

审核/调配签名：　　　　　　　　　　　　　核对/发药签名：

1. 请遵医嘱服药；2. 请在窗口点清药品；3. 处方当日有效；4. 发出药品不予退换。

1. 处方分析

（1）苯扎贝特片用于治疗高甘油三酯血症、高胆固醇血症、混合型高脂血症。口服每日 3 次，每次 200~400 mg。可在饭后或与饭同服。疗效佳者维持量可为每日 2 次，每次 400 mg。肾功能障碍时按肌酐清除率调整剂量：40~60 ml/min 时，每日 2 次，每次 400 mg；15~40 ml/min 时，每日或隔日 1 次，每次 400 mg；低于 15 ml/min 时，每 3 日 1 次，每次 400 mg。严重肾功能不全患者禁用，因为肾功能不全的患者服用本药有可能导致横纹肌溶解和严重高血钾；肾病综合征引起血白蛋白减少的患者禁用，因其发生肌病的危险性增加。

（2）对苯扎贝特过敏者及患胆囊疾病、胆石症、肝功能不全或原发性胆汁性肝硬化的患者禁用。

2. 药师建议

该处方属于用药不适宜中的"用法用量不适宜"，建议肾功能障碍时按肌酐清除率调整给药剂量。

三、吉非罗齐

吉非罗齐为氯贝丁酸衍生物类血脂调节药，其降血脂的作用机制尚未完全明了。本药可降低血甘油三酯而增高血 HDL 浓度，虽可轻度降低血 LDL-C 浓度，但在 Ⅳ 型高脂蛋白血症可能使 LDL 有所增高。5 年安慰剂对照研究显示本药能减低严重冠心病猝死、心肌梗死的发生。吉非罗齐从胃肠道吸收完全，血药浓度峰值出现于口服后 1~2 h；$t_{1/2}$ 为 1.5 h，血浆蛋白结合率大约为 98%。降血脂作用于服药后 2~5 天开始出现，高峰作用出现于第 4 周。在肝内代谢，大约 70% 的药物经肾排泄，以原型为主，6% 由粪便排出。

【处方案例一】

处方 1：　　　　　××××医院医疗保险处方　　　　　医保内处方
定点医疗机构编码：××××
科室名称：内科　　　　　　　日期：2015-8　　　　　　药物金额：
姓名：盖××　　　性别：女　　　年龄：68 岁　　　　病历号：

临床诊断	R:				
	药品名称和规格	用量	用法	频率	数量
高脂血症	吉非罗齐胶囊				
2 型糖尿病	（0.15 g×24 粒/盒）	0.3 g	口服	Bid	1 盒
	洛伐他汀				
	（20 mg×7 片/盒）	20 mg	口服	Qd	4 盒
	格列吡嗪分散片				
	（2.5 mg×20 粒/盒）	5 mg	餐前	Tid	2 盒
				医生签名：	

审核/调配签名：　　　　　　　　　　　　核对/发药签名：

1. 请遵医嘱服药；2. 请在窗口点清药品；3. 处方当日有效；4. 发出药品不予退换。

1. 处方分析

（1）吉非罗齐与其他高蛋白结合率的药物合用时，可将它们从蛋白结合位点上替换下来，导致其作用加强，如磺脲类降糖药、苯妥英、呋塞米等。在降血脂治疗期间服用上述药物，应调整降糖药及其他药的剂量。

（2）吉非罗齐与 HMG-CoA 还原酶抑制剂（如洛伐他汀）等合用治疗高脂血症，将增加严重肌肉毒性发生的危险，可引起肌痛、横纹肌溶解、血 CPK 增高等，应尽量避免联合使用。

2. 药师建议

该处方属于用药不适宜中的"有不良相互作用"，当糖尿病患者合并血脂异常服用吉非罗齐时，需要注意调整药物剂量。

【处方案例二】

处方2：　　　　　×××× 医院医疗保险处方　　　　医保内处方
定点医疗机构编码：××××
科室名称：内科　　　　　　　日期：2015-7　　　　药物金额：
姓名：王××　　性别：女　　年龄：32 岁　　　　病历号：

临床诊断	R:药品名称和规格	用量	用法	频率	数量
高脂血症	吉非罗齐胶囊				
尿路感染	（0.15 g×24 粒/盒）	0.3 g	口服	Bid	1盒
肾功能不全	呋喃妥因肠溶胶囊				
	（50 mg×20 粒/盒）	50 mg	口服	Tid	1盒
				医生签名：	

审核/调配签名：　　　　　　　　　　　　　核对/发药签名：

1.请遵医嘱服药；2.请在窗口点清药品；3.处方当日有效；4.发出药品不予退换。

1. 处方分析

（1）吉非罗齐与其他有肾毒性的药物合用时应谨慎。吉非罗齐主要经肾排泄，呋喃妥因以肾小球滤过为主要排泄途径，少量自肾小管分泌和重吸收。因此两者合用时应注意肾毒性。

（2）严重肾功能不全患者禁用吉非罗齐，因为肾功能不全患者服用本药有可能导致横纹肌溶解和严重高血钾；肾病综合征引起血清蛋白减少的患者禁用，因其发生肌病的危险性增加。

2. 药师建议

该处方属于用药不适宜中的"联合用药不适宜"，当高脂血症患者合并尿路感染服用有肾毒性的药物时，建议减少吉非罗齐的剂量或暂时停用。

第三节　其他

一、普罗布考

普罗布考为血脂调节药，并具有抗动脉粥样硬化作用。其降脂作用是通过降低胆固醇合成与促进胆固醇分解，使血胆固醇和 LDL-C 降低。普罗布考还使血 HDL-C 减低，它对血甘油三酯的影响小。普罗布考有显著的抗氧化作用，能抑制泡沫细胞的形成，延缓动脉粥样硬化斑块的形成，消退已形成的动脉粥样硬化斑块。经胃肠道吸收有限且不规则，如与食物同服可使其吸收达最大。一次口服后 18 h 达血药浓度峰值，$t_{1/2}$ 为 52～60 h。每天服药，血药浓度逐渐增高，3～4 个月达稳态水平。本品在体内产生代谢产物。口服剂量的 84% 从粪便排出，1‰～2‰从尿中排出，粪便中以原型为主，尿中以代谢产物为主。65岁以上老年人，其降胆固醇和LDL-C的效果较年轻患者更为显著。

【处方案例一】

处方1：　　　　　　　××××医院医疗保险处方　　　　医保内处方
定点医疗机构编码：××××
科室名称：内科　　　　　　　　　日期：2015-7　　　　　　药物金额：
姓名：张××　　　性别：女　　　年龄：63岁　　　　　病历号：

临床诊断	R:药品名称和规格	用量	用法	频率	数量
高脂血症	普罗布考片				
抑郁症	（0.125 g×8 片/盒）	0.5 g	口服	Bid	2盒
	盐酸阿米替林片				
	（25 mg×100 片/瓶）	25 mg	口服	Tid	1瓶
				医生签名：	

审核/调配签名：　　　　　　　　　　　　　核对/发药签名：

1. 请遵医嘱服药；2. 请在窗口点清药品；3. 处方当日有效；4. 发出药品不予退换。

1. 处方分析

普罗布考可引起心电图Q-T间期延长和严重室性心律失常，故在下列情况禁用：①近期心肌损害，如新近心肌梗死者；②严重室性心律失常，如心动过缓者；③有心源性晕厥或有不明原因晕厥者；④有Q-T间期延长者；⑤正在使用延长Q-T间期的药物；⑥血钾或血镁过低者。普罗布考与阿米替林合用，两者致QT间期延长的效应叠加，故发生心律失常的危险性升高，不推荐合用。

2. 药师建议

该处方属于用药不适宜中的"联合用药不适宜"，普罗布考与可导致心律失常的药物，如三环类抗抑郁药、Ⅰ类及Ⅲ类抗心律失常药和吩噻嗪类药物合用时，应注意发生不良反应的危险增加。

【处方案例二】

处方2：　　　　　　　××××医院医疗保险处方　　　　医保内处方
定点医疗机构编码：××××
科室名称：内科　　　　　　　　　日期：2015-7　　　　　　药物金额：
姓名：李××　　　性别：女　　　年龄：69岁　　　　　病历号：

临床诊断	R:药品名称和规格	用量	用法	频率	数量
高脂血症	普罗布考片				
2型糖尿病	（0.125 g×32 片/盒）	0.5 g	口服	Tid	5盒
冠心病	盐酸二甲双胍片				
	（0.5 g×20 片/盒）	0.5 g	口服	Tid	5盒
	格列吡嗪分散片				
	（2.5 mg×40 片/盒）	5 mg	口服	Tid	2盒
				医生签名：	

审核/调配签名：　　　　　　　　　　　　　核对/发药签名：

1. 请遵医嘱服药；2. 请在窗口点清药品；3. 处方当日有效；4. 发出药品不予退换。

1. 处方分析

普罗布考的成人常用量为每次 0.5 g，每日 2 次，早、晚餐时服用。普罗布考能加强降糖药的作用，如果每日 3 次，每次 0.5 g，长期服药势必造成普罗布考的蓄积，进而增强降糖药的降糖效果，使患者易于发生低血糖风险。

2. 药师建议

该处方属于用药不适宜中的"用法用量不适宜"，普罗布考按照说明书的用法每日 2 次服用，同时监测患者血糖、血脂。

【处方案例三】

处方 3：　　　　　××××医院医疗保险处方　　　　医保内处方
定点医疗机构编码：××××
科室名称：内科　　　　　　　日期：2015-7　　　　　药物金额：
姓名：赵××　　性别：女　　年龄：72 岁　　　　　病历号：

临床诊断	R:　药品名称和规格	用量	用法	频率	数量
高脂血症	普罗布考片				
心房颤动	（0.125 g×32 片/盒）	0.5 g	口服	Bid	2 盒
高血压	酒石酸美托洛尔片				
冠心病	（25 mg×20 片/盒）	25 mg	口服	Bid	3 盒
	华法林钠片				
	（3 mg×100 片/瓶）	3 mg	口服	Qd	1 瓶
				医生签名：	

审核/调配签名：　　　　　　　　　　　　　核对/发药签名：

1. 请遵医嘱服药；2. 请在窗口点清药品；3. 处方当日有效；4. 发出药品不予退换。

1. 处方分析

（1）普罗布考能加强香豆素类药物（如华法林）的抗凝血作用；而华法林常见的不良反应为出血，每年约有 8% 的患者会发生出血，其中 1% 为严重型（颅内、腹膜后出血），0.25% 为致命型。即使 INR 在目标范围内也可能发生出血。

（2）在老年人，华法林代谢率及凝血因子合成均有所下降，非常容易导致华法林的抗凝效果增强。

2. 药师建议

该处方可能属于用药不适宜中的"有不良相互作用"，普罗布考能加强华法林的抗凝血作用，应注意密切测定 INR，观察是否有出血不良反应的发生。

二、阿昔莫司

阿昔莫司为烟酸衍生物，是一种抗脂化的降脂药。它抑制全身脂肪组织释放游离脂肪酸，使胆固醇和甘油三酯合成原料减少，从而使血浆总胆固醇、甘油三酯、LDL-C、VLDL-C 含量降低；增加血浆中 HDL-C 含量，有利于胆固醇的转运和清除。阿昔莫司增加肝糖原合成，使血糖含量减少，并促使脂肪酸分解以维持血糖，从而使胆固醇和甘油三酯合成原料更趋降低。有抗氧化作用，可抑制细胞膜脂质的氧化，保护细胞膜。阿昔莫司吸收迅速完全，口服后 2 h 血浆浓度达峰值，部分药物与血浆蛋白相结合。药物在血中半衰期为 4 h。药物在体内很少代谢，绝大部分以原形通过肾排出体外。

【处方案例一】

处方 1： ××××医院医疗保险处方 　　　　医保内处方
定点医疗机构编码：××××
科室名称：内科 　　　　　　　日期：2015-6 　　　　药物金额：
姓名：赵×× 　　性别：女 　　年龄：60 岁 　　　　病历号：

临床诊断	R: 药品名称和规格	用量	用法	频率	数量
高脂血症 中度肾功能不全	阿昔莫司胶囊 （0.25 g×30 粒/盒）	0.5 g	口服	Bid	1 盒
				医生签名：	

审核/调配签名： 　　　　　　　　　　　　　核对/发药签名：

1. 请遵医嘱服药；2. 请在窗口点清药品；3. 处方当日有效；4. 发出药品不予退换。

1. 处方分析

阿昔莫司可作为替代疗法或辅助疗法用于治疗其他药物（如他汀类药物或贝特类药物）不能充分降低甘油三酯水平的患者，适用于高甘油三酯血症（Fredrickson Ⅳ 型高脂蛋白血症）、高胆固醇和高甘油三酯血症（Fredrickson Ⅱ B 型高脂蛋白血症）。特别强调在采取饮食改变和其他非药物治疗（如运动、减肥）等措施之后方可开始使用阿昔莫司。建议患者长期接受阿昔莫司治疗，因此应在治疗前检测包括血脂谱在内的所有基线值，并定期检测血脂以确定是否达到预期疗效。应监测肝功能和肾功能。对需长期服用阿昔莫司的患者，应定期进行血脂及肝肾功能检查。

每日剂量可根据血浆甘油三酯和胆固醇水平而定。平均剂量为每日 2～3 次，每次 0.25 g，饭后服用。对于Ⅳ型高脂蛋白血症，每日 2 次，每次 0.25 g。Ⅱb 型、Ⅲ型及Ⅴ型高脂蛋白血症，每日 3 次，每次 0.25 g。对于特殊重症患者可根据医嘱增加剂量。每日总量不超过 1200 mg，可长期安全服用。

阿昔莫司禁用于严重肾损伤（肌酐清除率<30 ml/min）的患者。

2. 药师建议

该处方属于用药不适宜中的"用法用量不适宜"，建议肾损害患者根据肌酐清除率水平调整剂量，可按下述方案给药：肌酐清除率 80～40 ml/min，每日 0.25 g；肌酐清除率 40～20 ml/min，隔日 0.25 g。

【处方案例二】

处方2：　　　　　××××医院医疗保险处方　　　　医保内处方
定点医疗机构编码：××××
科室名称：内科　　　　　　　　日期：2015-7　　　　　药物金额：
姓名：刘×　　　性别：男　　　年龄：45 岁　　　　病历号：

临床诊断	R:				
	药品名称和规格	用量	用法	频率	数量
高脂血症	阿昔莫司胶囊				
胃溃疡	（0.25 g×30 粒/盒）	0.25 g	口服	Bid	1盒
				医生签名：	

审核/调配签名：　　　　　　　　　　　　　核对/发药签名：

1. 请遵医嘱服药；2. 请在窗口点清药品；3. 处方当日有效；4. 发出药品不予退换。

1. 处方分析

（1）阿昔莫司在治疗初期可引起皮肤血管扩张现象（变红、潮热感和瘙痒）。这些症状通常在治疗后最初几天内消失。在治疗期间偶有胃肠道反应（胃灼热感、上腹痛）、头痛和哮喘的报道。只有罕见患者因严重的副作用而需终止治疗。极少数患者有局部和全身反应，有时很严重，可能与免疫变态反应有关（如风疹、眼睑及唇水肿、皮疹、哮喘样呼吸困难和低血压）。有这些情况的患者应立即停用阿昔莫司，并采取适当的治疗措施。

（2）对阿昔莫司过敏者及消化道溃疡、严重肾损伤（肌酐清除率＜30 ml/min）患者、孕妇、哺乳期妇女和儿童禁用。

2. 药师建议

该处方属于用药不适宜中的"遴选的药品不适宜"，本患者有胃溃疡，不宜选用阿昔莫司。

三、维生素 E 烟酸酯

维生素 E 属于抗氧化物，可结合饮食中的硒，保护细胞膜及其他细胞结构的多价不饱和脂肪酸免受氧自由基损伤，从而防止红细胞溶血，维持神经、肌肉的正常发育与功能，其亦可能为某些酶系统的辅助因子。烟酸在体内转化为烟酰胺，再与核糖腺嘌呤等组成烟酰胺腺嘌呤二核苷酸（辅酶Ⅰ）和烟酰胺腺嘌呤二核苷酸磷酸（辅酶Ⅱ），参与糖、脂肪、氨基酸及核酸的代谢。烟酸有周围血管扩张作用。大剂量烟酸可降低血清胆固醇及甘油三酯浓度，抑制 VLDL 的合成。

维生素 E 有 50%～80%在肠道吸收（十二指肠），吸收需要有胆盐与饮食中脂肪的存在以及正常的胰腺功能，与血中 β-脂蛋白结合，贮存于全身组织，尤其是在脂肪组织中，在肝内代谢，经胆汁和肾排泄。烟酸在胃肠道吸收。口服后 30～60 min 血药浓度达峰值，广泛分布到各组织。$t_{1/2}$ 约为 45 min。肝内代谢。治疗量的烟酸仅有小量以原型及代谢物由尿排出，用量超过需要时，绝大部分经肾排出。食物中色氨酸通过肠道细菌作用可转换为烟酸。

【处方案例一】

处方1：　　　　　　　××××医院医疗保险处方　　　　　　医保内处方
定点医疗机构编码：××××
科室名称：内科　　　　　　　　　日期：2015-8　　　　　　药物金额：
姓名：王××　　　性别：女　　　年龄：30岁　　　　　　病历号：

临床诊断	R:				
	药品名称和规格	用量	用法	频率	数量
高脂血症	维生素E烟酸酯				
慢性胃炎	（0.1 g×36粒/盒）	0.2 g	口服	Tid	1盒
	铝碳酸镁片				
	（500 mg×20片/盒）	500 mg	口服	Tid	1盒
				医生签名：	

　　　　　　　　　审核/调配签名：　　　　　　　　　　　核对/发药签名：

1. 请遵医嘱服药；2. 请在窗口点清药品；3. 处方当日有效；4. 发出药品不予退换。

1. 处方分析

（1）大量氢氧化铝可使小肠上段的胆酸沉淀，降低脂溶性维生素E的吸收。

（2）硫糖铝、铝碳酸镁等含铝离子药物可干扰维生素E的吸收。

2. 药师建议

　　该处方属于用药不适宜中的"联合用药不适宜"，建议维生素E烟酸酯不与含铝离子的制剂同时使用。

【处方案例二】

处方2：　　　　　　　××××医院医疗保险处方　　　　　　医保内处方
定点医疗机构编码：××××
科室名称：内科　　　　　　　　　日期：2015-7　　　　　　药物金额：
姓名：李××　　　性别：女　　　年龄：59岁　　　　　　病历号：

临床诊断	R:				
	药品名称和规格	用量	用法	频率	数量
高脂血症	维生素E烟酸酯				
痛风	（0.1 g×36粒/盒）	0.3 g	口服	Tid	1盒
				医生签名：	

　　　　　　　　　审核/调配签名：　　　　　　　　　　　核对/发药签名：

1. 请遵医嘱服药；2. 请在窗口点清药品；3. 处方当日有效；4. 发出药品不予退换。

1. 处方分析

（1）维生素E烟酸酯的常规用量是一次100～200 mg，一日3次。大剂量使用维生素E烟酸酯时血尿酸测定可增高。

（2）痛风、高尿酸血症患者需要慎用维生素E烟酸酯。

2. 药师建议

　　该处方属于用药不适宜中的"遴选的药品不适宜"，痛风患者应慎用维生素E烟酸酯，大量应用烟酸可致高尿酸，加重病情。

四、依折麦布

依折麦布选择性抑制胆固醇吸收的同时，并不影响小肠对甘油三酯、脂肪酸、胆汁酸、黄体酮、炔雌醇及脂溶性维生素 A、D 的吸收。其与 HMG-CoA 还原酶抑制剂联合使用与任何一种药物单独治疗相比，能有效改善血清中总胆固醇、LDL-C、ApoB、TG 及 HDL-C 水平。依折麦布口服后被迅速吸收，并广泛结合成具药理活性的酚化葡萄糖苷酸（依折麦布-葡萄糖苷酸）。依折麦布-葡萄糖苷酸结合物在服药后 1～2 h 内达到血浆峰浓度（C_{max}），而依折麦布则在 4～12 h 出现血浆峰浓度。因依折麦布不溶于注射用水性介质中，故无法测得其绝对生物利用度。主要在小肠和肝与葡萄糖苷酸结合（Ⅱ相反应），并随后由胆汁及肾排出。

【处方案例一】

处方 1：　　　　　××××医院医疗保险处方　　　　医保内处方
定点医疗机构编码：××××
科室名称：内科　　　　　　　日期：2015-7　　　　　药物金额：
姓名：王××　　　性别：男　　　年龄：86 岁　　　　病历号：

临床诊断	R: 药品名称和规格	用量	用法	频率	数量
高胆固醇血症	依折麦布片				
重度肝功能不全	（10 mg×10 片/盒）	10 mg	口服	Qd	3 盒
	考来烯胺散				
	（4 g×10 袋/盒）	4 g	口服	Tid	5 盒
				医生签名：	

审核/调配签名：　　　　　　　　　　　　　核对/发药签名：

1. 请遵医嘱服药；2. 请在窗口点清药品；3. 处方当日有效；4. 发出药品不予退换。

1. 处方分析

（1）胆酸螯合剂（如考来烯胺、考来替泊）与依折麦布合用时，可降低依折麦布平均血浆药时曲线下面积约 55%，故两药合用可能影响依折麦布降脂效果，注意应在服用胆酸螯合剂之前 2 h 以上或在服用之后 4 h 以上服用依折麦布。

（2）依折麦布主要在小肠和肝与葡萄糖苷酸结合，并随后由胆汁及肾排出。轻度肝功能不全患者（Child-Pugh 评分 5 或 6）服用单剂量依折麦布 10 mg 后，总依折麦布曲线下面积（AUC）较正常人群增加约 1.7 倍。在对中度肝功能不全（Child-Pugh 评分 7～9）患者进行为期 14 天的多次给药研究中，患者每天服用本品 10 mg，在第 1 天及第 14 天总依折麦布的曲线下面积较正常人群高出 4 倍。轻度肝功能不全患者无需调整用药剂量。鉴于依折麦布对中度和重度肝功能不全（Child-Pugh 评分＞9）患者的影响尚未明确，因此不推荐依折麦布用于这些患者。

2. 药师建议

该处方属于用药不适宜中的"联合用药不适宜"，胆酸螯合剂（如考来烯胺、考来替泊）与依折麦布合用时，可能影响依折麦布降脂效果，建议两药间隔时间口服。

该处方属于用药不适宜中的"适应证不适宜"，中度和重度肝功能不全患者不推荐应用依折麦布。

【处方案例二】

处方2：　　　　　　　×××*×医院医疗保险处方　　　　　医保内处方
定点医疗机构编码：××××
科室名称：内科　　　　　　　　　日期：2015-7　　　　　药物金额：
姓名：王××　　　性别：男　　　年龄：86 岁　　　　病历号：

临床诊断	R: 药品名称和规格	用量	用法	频率	数量
冠心病	依折麦布				
混合型血脂异常	（10 mg×10 片/盒）	10 mg	口服	Qd	3 盒
头痛	非诺贝特				
	（150 mg×10 片/盒）	150 mg	口服	Qd	3 盒
				医生签名：	

审核/调配签名：　　　　　　　　　　　　　核对/发药签名：

1. 请遵医嘱服药；2. 请在窗口点清药品；3. 处方当日有效；4. 发出药品不予退换。

1. 处方分析

（1）贝特类药物可增加胆汁中胆固醇的浓度，造成胆石症发生。依折麦布与非诺贝特联合用药时，非诺贝特增加总依折麦布浓度 1.5 倍。依折麦布与阿托伐他汀、辛伐他汀、普伐他汀、洛伐他汀、氟伐他汀、瑞舒伐他汀联用未见有临床意义的药代动力学相互作用。如联合治疗时怀疑出现胆结石，则需进行胆囊检查，必要时换用其他降脂药物。

（2）单独应用依折麦布可有头痛、腹痛、腹泻副作用。

2. 药师建议

该处方属于用药不适宜中的"联合用药不适宜"，依折麦布与非诺贝特联合用药时，增加依折麦布药物浓度及胆结石发生率，必要时调整降脂药物。

五、左卡尼汀

左卡尼汀是哺乳动物能量代谢中必需的体内天然物质，其主要功能是促进脂类代谢。它既能将长链脂肪酸带进线粒体基质，并促进其氧化分解，为细胞提供能量，又能将线粒体内产生的短链脂酰基输出。左卡尼汀的补充可缓解其因体内缺乏引起的脂肪代谢紊乱、骨骼肌和心肌等组织功能障碍。

【处方案例一】

处方1：　　　　　　　××××医院医疗保险处方　　　　　　医保内处方

定点医疗机构编码：××××

科室名称：内科　　　　　　　日期：2015-12　　　　　药物金额：

姓名：陈××　　　性别：女　　　年龄：63 岁　　　　病历号：

临床诊断	R:				
	药品名称和规格	用量	用法	频率	数量
冠心病	无菌注射用水	10 ml	/静脉注射		1 支
心绞痛	左卡尼汀注射液	3 g	/	ST	3 支
低血压					
心功能不全					
慢性肾疾病					
（CKD 3 期）					
				医生签名：	

　　　　　　审核/调配签名：　　　　　　　　　　核对/发药签名：

1. 请遵医嘱服药；2. 请在窗口点清药品；3. 处方当日有效；4. 发出药品不予退换。

1. 处方分析

　　左卡尼汀主要功能是促进脂类代谢，对于各种组织缺血缺氧，左卡尼汀通过增加能量产生而提高组织器官的供能。适用于慢性肾衰竭长期血液透析患者因继发性肉碱缺乏产生的一系列并发症状，临床表现为心肌病、骨骼肌病、心律失常、高脂血症以及低血压和透析中肌痉挛等。

　　在肠胃外治疗前，建议先测定血浆左卡尼汀水平，如左卡尼汀波谷浓度低于正常（40～50 μmol/L），应立即开始治疗，并建议每周和每月监测，监测内容包括血生化、生命体征、血浆左卡尼汀浓度（血浆游离左卡尼汀水平为 35～60 mmol/L）和全身状况。

　　左卡尼汀可能出现胸痛、头痛、高血压、低血压及心动过速等不良反应，本患者心绞痛、低血压，慎用左卡尼汀，用药期间严密监测生命体征及心电图变化。

2. 药师建议

　　该处方属于用药不适宜中的"用法用量不适宜"，对于慢性肾衰竭长期血液透析患者每次血液透析后推荐起始剂量是 10～20 mg/kg，溶于 5～10 ml 注射水中，静脉推注，本处方药物用量过大。

【处方案例二】

处方 2：　　　　　　　××××医院医疗保险处方　　　　　医保内处方
定点医疗机构编码：××××
科室名称：内科　　　　　　　　日期：2015-12　　　　　药物金额：
姓名：顾×　　　性别：男　　　年龄：73 岁　　　　　　病历号：

临床诊断	R：药品名称和规格	用量	用法	频率	数量
慢性肾功能不全	左卡尼汀口服液				
尿毒症	（1 g×6 支/盒）	2 g	餐后口服	Tid	7 盒
2 型糖尿病	瑞格列奈片				
陈旧脑梗死	（1 mg×30 片/盒）	1 mg	餐前口服	Tid	3 盒
继发性癫痫					
				医生签名：	

审核/调配签名：　　　　　　　　　　　　　　　　核对/发药签名：

1. 请遵医嘱服药；2. 请在窗口点清药品；3. 处方当日有效；4. 发出药品不予退换。

1. 处方分析

（1）用胰岛素或口服降糖药物治疗的糖尿病患者，由于改善葡萄糖的利用，在服用左卡尼汀时，可能引起低血糖现象，因此用药期间应监测血糖变化。

（2）不论患者既往有无癫痫病史，口服或静脉注射左卡尼汀可引起癫痫发作，本患者脑梗死，继发癫痫，口服左卡尼汀可能诱发癫痫或使癫痫加重，慎用左卡尼汀，注意观察病情，及时调整抗癫痫药物用量。

2. 药师建议

该处方属于用药不适宜中的"遴选的药品不适宜"和"用法用量不适宜"，左卡尼汀应每日 1~3 g，分 1~3 次餐时服用。对于糖尿病患者，注意血糖变化，预防低血糖发生，癫痫患者慎用左卡尼汀。

第四章 抗凝血药物的处方点评

抗凝血药物可用于防治血管内栓塞或血栓形成性疾病，预防脑卒中或其他血栓性疾病。其是通过影响凝血过程中的某些凝血因子而阻止凝血过程。正常人由于有完整的血液凝固系统和抗凝及纤溶系统，所以血液在血管内既不凝固也不出血，始终自由流动完成其功能。但当机体处于高凝状态或抗凝及纤溶减弱时，则发生血栓栓塞性疾病。

临床使用频率最高的抗凝血药物包括：非肠道用药抗凝血剂（如肝素）、香豆素类抗凝血剂（如华法林）、抗血小板凝集药物（如阿司匹林）等。

第一节 血小板环氧合酶抑制剂

血小板环氧合酶抑制剂的处方点评要点：

1. 有出血症状的溃疡病或其他活动性出血时，禁用此药，注意药物的遴选。

2. 可影响排尿酸药物的作用，小剂量时可能引起尿酸潴留，关注联合用药的适宜性。

3. 肝、肾功能减退时，加重出血倾向，且肝功能不全和肝硬化患者易出现肾不良反应，注意用法用量的适宜性。

一、阿司匹林

阿司匹林抑制血小板血栓素的生成从而抑制血小板聚集，其机制为不可逆地抑制环氧合酶合成；由于血小板内这些酶不可再合成，所以此抑制作用尤为显著。阿司匹林对血小板还有其他抑制作用，因此它可广泛应用于心血管疾病。阿司匹林为酸性非甾体药物，同时具有解热、镇痛、消炎的特性。通常口服 $0.3\sim1\,g$ 阿司匹林用于缓解疼痛和低热，如流行性感冒，可降低体温和解除关节肌肉疼痛。阿司匹林也可应用于慢性、急性炎症如风湿性关节炎、骨关节炎、强直性脊椎炎，一般每天服用 $4\sim8\,g$ 的高剂量可治疗上述疾病。

【处方案例一】

处方1：　　　　　　××××医院医疗保险处方　　　　　医保内处方
定点医疗机构编码：××××
科室名称：内科　　　　　　　　　日期：2015-8　　　　　　药物金额：
姓名：陈××　　　性别：男　　　　年龄：63 岁　　　　　　病历号：

临床诊断	R: 药品名称和规格	用量	用法	频率	数量
冠心病	阿司匹林肠溶片				
急性冠状动脉综合征	（100 mg×30 片/盒）	100 mg	口服	Qd	1 盒
心房颤动	硝酸异山梨酯片				
心功能不全	（5 mg×100 片/盒）	10 mg	口服	Tid	1 盒
慢性胃溃疡	地高辛片				
	（0.25 mg×30 片/盒）	0.25 mg	口服	Qd	1 盒
	达肝素钠注射液	0.2 ml	皮下注射	Q12 h	4 支
				医生签名：	

　　　　　　　审核/调配签名：　　　　　　　　　　　　核对/发药签名：

1. 请遵医嘱服药；2. 请在窗口点清药品；3. 处方当日有效；4. 发出药品不予退换。

1. 处方分析

（1）阿司匹林为酸性非甾体药物，具有解热、镇痛、消炎的特性，还可通过抑制血小板血栓素 A_2 的生成从而抑制血小板聚集，不可逆地抑制环氧合酶的合成，因此还广泛应用于防治心血管疾病。

（2）阿司匹林用于缺血性心血管病高危人群一级预防时建议每日口服 75～100 mg，对有明确缺血性心脑血管疾病患者建议每日口服 75～150 mg。本患者有冠心病、急性冠状动脉综合征，建议阿司匹林首次剂量 300 mg，嚼碎后服用以快速吸收，以后每天 100 mg 长期口服。

（3）阿司匹林对胃黏膜的损害机制为：①对黏膜表面的直接损害；②抑制全身前列腺素合成；③抗血小板聚集效应。本患者有慢性胃溃疡病，注意预防上消化道出血。阿司匹林肠溶片具有抗酸性，在酸性胃液不溶解而在碱性肠液溶解，故应饭前适量水送服，不要餐后或掰开口服，为预防消化道出血可联合应用质子泵抑制剂。

（4）阿司匹林与抗凝血药，如香豆素衍生物、肝素等合用可增加出血风险，注意密切观察皮肤黏膜及二便情况。

（5）阿司匹林与地高辛联用可减少地高辛肾清除而增加地高辛的血浆浓度，注意监测地高辛浓度，预防中毒。

2. 药师建议

该处方属于用药不适宜中的"有不良相互作用"，阿司匹林与抗凝血药达肝素合用可增加出血风险，与地高辛联用可增加血浆地高辛浓度，注意监测地高辛浓度，预防中毒。

【处方案例二】

处方2： ××××医院医疗保险处方　　　　医保内处方
定点医疗机构编码：××××
科室名称：内科　　　　　　　　　　日期：2015-8　　　　　　药物金额：
姓名：郑××　　性别：女　　　　年龄：68 岁　　　　　病历号：

临床诊断	R：药品名称和规格	用量	用法	频率	数量
高血压	阿司匹林肠溶片				
糖尿病	（100 mg×30 片/盒）	100 mg	餐前口服	Qd	1盒
糖尿病肾病	吲哒帕胺片				
痛风	（2.5 mg×30 片/盒）	2.5 mg	口服	Qd	1盒
支气管哮喘					
鼻出血				医生签名：	

审核/调配签名：　　　　　　　　　　　　　　　核对/发药签名：

1. 请遵医嘱服药；2. 请在窗口点清药品；3. 处方当日有效；4. 发出药品不予退换。

1. 处方分析

（1）阿司匹林对血小板有抑制作用，可能增加出血的风险，出血包括手术期间出血、血肿、鼻出血、泌尿生殖器出血、牙龈出血，罕见的如胃肠道出血、脑出血，可能威胁生命。

（2）应用阿司匹林，特别是利尿药与高剂量的阿司匹林合用时，可减少肾前列腺素的合成而降低肾小球滤过率，导致肾损伤和急性肾衰竭，注意避免两药大剂量合用，监测肾功能。

（3）阿司匹林可能导致支气管痉挛，并引起哮喘发作或其他过敏反应。

（4）低剂量阿司匹林减少尿酸的消除，可诱发痛风，注意用药期间观察病情，可联合降尿酸药物治疗。

2. 药师建议

该处方属于用药不适宜中的"适应证不适宜"，本患者有鼻出血、支气管哮喘合并痛风，开始应用阿司匹林时应注意观察患者皮肤黏膜及二便情况等，监测血小板计数、血小板聚集率及凝血指标。密切观察呼吸系统症状和体征，必要时换用氯吡格雷治疗。可联合降尿酸药物治疗。

【处方案例三】

处方3： ××××医院医疗保险处方　　　　医保内处方
定点医疗机构编码：××××
科室名称：内科　　　　　　　　　　日期：2015-8　　　　　　药物金额：
姓名：李××　　性别：男　　　　年龄：75 岁　　　　　病历号：

临床诊断	R：药品名称和规格	用量	用法	频率	数量
冠心病	阿司匹林肠溶片				
高血脂症	（100 mg×30 片/盒）	100 mg	餐前口服	Qd	1盒
糖尿病	布洛芬缓释胶囊				
骨关节病	（0.3 g×20 粒/盒）	0.3 g	口服	Bid	2盒
行走困难				医生签名：	

审核/调配签名：　　　　　　　　　　　　　　　核对/发药签名：

1. 请遵医嘱服药；2. 请在窗口点清药品；3. 处方当日有效；4. 发出药品不予退换。

1．处方分析

（1）所有无禁忌证的冠心病患者均应长期给予抗血小板药物治疗，以降低卒中、心肌梗死或心血管死亡的风险。临床上一般给予小剂量阿司匹林（75～100 mg/d），或者氯吡格雷（75 mg，单独或联合）。

（2）老年人多发骨关节病及其他慢性疼痛，经常使用 NSAID 药物，如布洛芬等。

（3）长期服用小剂量阿司匹林的患者，能否同时服用布洛芬治疗慢性疼痛是临床上经常碰到的问题。其实，阿司匹林与布洛芬是否存在有临床意义的相互作用，目前是有争议的。但是根据美国食品和药品管理局（FDA）网站提供的信息，在服用速释型阿司匹林后 30 min 内或者在阿司匹林服用前 8 h 内口服单剂量的布洛芬 400 mg，能降低阿司匹林的抗血小板活性。

2．药师建议

（1）FDA 建议：如果患者规律服用小剂量阿司匹林预防心肌梗死时，医生应该明确告知患者布洛芬的合适服药时间，即至少需在服速释型阿司匹林 30 min 后服用布洛芬，或在服用阿司匹林前 8 h 以上服用布洛芬，以避免不良相互作用。如果是偶尔使用布洛芬，则对阿司匹林的抗血小板活性影响甚微。

（2）其他有关 NSAID 的研究表明，对乙酰氨基酚不影响阿司匹林的疗效，故可以选择对乙酰氨基酚。对于其他非选择性 NSAID，除非有证据显示对阿司匹林无影响，否则也应该考虑对阿司匹林的抗血小板作用有不良影响。

（3）如果患者必须长期服用布洛芬，而又需要使用抗血小板药预防急性心肌梗死，建议使用氯吡格雷替代阿司匹林。因为氯吡格雷是通过抑制二磷酸腺苷（ADP）与其血小板 P2Y12 受体的结合而发挥抑制血小板聚集作用的。

第二节　二磷酸腺苷受体拮抗剂

减少血小板聚集在预防血栓形成方面具有十分重要的作用。5'-二磷酸腺苷是体内发现最早、也是十分重要的一类血小板激活物质，它对血小板的功能起着十分重要的作用。血小板上的 ADP 受体属于嘌呤类受体，又被称为 P2 受体，可分为以下两类：①P2Y1 和 P2Y12 受体，是 ADP 作用的 G 蛋白偶联受体。P2Y1 与 Gq 蛋白偶联，存在于血小板和血管内皮细胞，ADP 在激活 P2Y1 受体后，引起胞内贮存 Ca^{2+} 的增加，从而改变血小板的形态，发生不可逆的血小板聚集。P2Y12 与 Gi 蛋白偶联，仅存在于血小板膜上，主要作用是诱导血小板的聚集；除此之外，它还可以加快其他血小板聚集诱导剂（如血栓素 A_2 和凝血酶）引起的血小板颗粒分泌。②P2X1 受体，是 ATP 作用的离子通道受体，激活后会引起血小板膜通透性的快速改变，促进 Ca^{2+} 的快速内流，使血小板的形态发生暂时改变，进而加速其他诱导剂诱发的血小板聚集。P2 受体是抗血栓药物的一个重要靶点，而 P2Y12 受体在组织分布方面要比 P2Y1 受体的选择性更强。另外，P2Y12 受体还是已批准上市的血小板拮抗剂噻氯匹定和氯吡格雷有效的作用靶点，但是这两个药物在临床应用方面有很多的缺点，所以对 P2Y12 受体拮抗剂类抗血小板药物进行进一步的研究是十分有必要的。

P2Y12 受体拮抗剂分为间接起效和直接起效两类。间接起效的 P2Y12 受体拮抗剂包括第一代噻氯匹定、第二代氯吡格雷和第三代普拉格雷。直接起效的 P2Y12 受体拮抗剂包括替格瑞洛、坎格雷洛和依利格雷。伊利格雷是一个正在 Ⅱ 期临床研究中的可逆的 P2Y12 受体拮抗剂，它是唯一的静注与口服均可的抗血小板药物。

二磷酸腺苷受体拮抗剂的处方点评要点：

1. 与抗维生素 K 的药物、肝素、阿司匹林及其他非甾体抗炎药合用，注意不良的相互作用。

2. 与抑酸药如西咪替丁、环孢素 A 同服，会影响药效，关注联合用药的适宜性。

3. 对于粒细胞、中性粒细胞和血小板减少及肝功能受损的患者，应注意合适的用法用量。

一、氯吡格雷

氯吡格雷是一种血小板聚集抑制剂，通过选择性抑制二磷酸腺苷（ADP）与其血小板受体的结合及继发的糖蛋白复合物活化，抑制血小板聚集。除 ADP 外，氯吡格雷还能抑制其他激动剂诱导的血小板聚集。

【处方案例一】

处方 1：　　　　　××××医院医疗保险处方　　　　医保内处方
定点医疗机构编码：××××
科室名称：内科　　　　　　　日期：2015-7　　　　　药物金额：
姓名：王××　　性别：男　　　年龄：86 岁　　　　　病历号：

临床诊断	R: 药品名称和规格	用量	用法	频率	数量
急性脑梗死 胃溃疡	硫酸氢氯吡格雷片 （75 mg×7 片/盒）	75 mg	口服	Qd	4 盒
	奥美拉唑片 （20 mg×14 片/盒）	20 mg	口服	Bid	2 盒
				医生签名：	

审核/调配签名：　　　　　　　　　　　　核对/发药签名：

1. 请遵医嘱服药；2. 请在窗口点清药品；3. 处方当日有效；4. 发出药品不予退换。

1. 处方分析

（1）二磷酸腺苷（ADP）P2Y12 受体拮抗剂分为噻吩吡啶类和非噻吩吡啶类药物。氯吡格雷属于噻吩吡啶类，为前体药物，需肝细胞色素 P450 酶代谢形成活性代谢物，与 P2Y12 受体不可逆结合，抑制血小板活化聚集，可预防和治疗心脑及外周血管疾病。

（2）本处方抗血小板药物选择不适宜。2013 年《抗血小板治疗中国专家共识》指出：在缺血性脑卒中急性期，首选阿司匹林，对于阿司匹林不能耐受患者可考虑应用氯吡格雷，对缺血性脑卒中再发的高危患者如无高出血风险，发病第一个月内，可口服阿司匹林 75 mg/d 联合氯吡格雷 75 mg/d，疗效优于单用阿司匹林。

（3）2015 年《缺血性脑血管病介入治疗抗血小板策略中国专家共识》指出：如患者行颅内血管内介入治疗，术前需联合阿司匹林 100～300 mg/d 及氯吡格雷 75 mg/d 口服 3～5 天，如急诊或术前服药时间不足，可酌情在术前 6～24 h 内顿服阿司匹林 300 mg 和氯吡格雷 300 mg，术后阿司匹林（100 mg/d）和氯吡格雷（75 mg/d）联合口服 1～12 个月。

（4）由于氯吡格雷由 CYP2C19 代谢为活性代谢物，使用抑制此酶活性的药物将导致氯吡格雷活性代谢物水平的降低而降低临床有效性，故不推荐与抑制 CYP2C19 的药物（如奥美拉唑、埃索美拉唑）联用。奥美拉唑 80 mg 每日 1 次，与氯吡格雷同服或间隔 12 h 服用，均使氯吡格雷活性代谢物的血药浓度下降 45%（负荷剂量）和 40%（维持剂量）。这种血药浓度下降可导致血小板聚集抑制率分别降低 39%（负荷剂量）和 21%（维持剂量）。埃索美拉唑与氯吡格雷合用可能会产生类似的相互作用。有研究显示，氯吡格雷与奥美拉唑联合应用可增加心血管事件及病死率，如要选择与氯吡格雷联用的质子泵抑制剂，应首选泮托拉唑及雷贝拉唑。

2. 药师建议

此处方属于用药不适宜的"遴选的药品不适宜"，氯吡格雷属于噻吩吡啶类抗血小板聚集药物，与 P2Y12 受体不可逆结合，抑制血小板聚集；但对缺血性脑卒中急性期，应首选阿司匹林。

此处方属于用药不适宜的"联合用药不适宜"，氯吡格雷应避免与奥美拉唑联合应用。建议将奥美拉唑换为泮托拉唑（40 mg，Qd）或兰索拉唑（30 mg，Qd）。因为泮托拉唑、兰索拉唑与氯吡格雷联用后，未观察到氯吡格雷代谢物的血药浓度大幅下降。联合使用泮托拉唑 80 mg 每日 1 次，氯吡格雷活性代谢物的血浆浓度分别下降 20%（负荷剂量）和 14%（维持剂量），并分别伴有 15% 和 11% 的血小板聚集抑制率下降。这些结果提示氯吡格雷可以与泮托拉唑联合给药。

【处方案例二】

处方 2： ××××医院医疗保险处方 医保内处方
定点医疗机构编码：××××
科室名称：内科　　　　　　　　日期：2015-7　　　　药物金额：
姓名：王×× 　性别：男　　　年龄：86 岁　　　　　　病历号：

临床诊断	R:				
	药品名称和规格	用量	用法	频率	数量
冠心病	阿司匹林肠溶片				
急性下壁心肌梗死	（100 mg×30 片/盒）	100 mg	口服	Qd	1 盒
心功能Ⅱ级（Killip）	硫酸氢氯吡格雷片				
皮肤紫癜	（75 mg×7 片/盒）	150 mg	口服	Qd	2 盒
	酒石酸美托洛尔片				
	（25 mg×20 片/盒）	25 mg	口服	Bid	3 盒
				医生签名：	

审核/调配签名：　　　　　　　　　　　　　　核对/发药签名：

1. 请遵医嘱服药；2. 请在窗口点清药品；3. 处方当日有效；4. 发出药品不予退换。

1. 处方分析

2013 年《抗血小板治疗中国专家共识》指出：对急性冠状动脉综合征（ACS）患者，在口服阿司匹林的基础上，尽早给予氯吡格雷负荷量，对于保守治疗患者负荷量为 300 mg，行急诊冠状动脉造影及经皮冠状动脉介入治疗（PCI）患者负荷量为 600 mg，然后每日口服 75 mg；接受裸支架者双联抗血小板治疗至少 1 个月，接受药物涂层支架者双联抗血小板治疗至少 12 个月。CURRENT-OASIS 7 研究显示对 PCI 患者口服氯吡格雷双倍剂量组和标准剂量组比较，复合终点事件风险减低 15%，这种风险下降主要体现在非致死性心肌梗死事件减少。对于接受早期介入治疗的高危患者，使用双倍剂量氯吡格雷维持 1 周后减为常规剂量的方案，可显著减少 30 天内心肌梗死和支架内血栓发生率，虽然出血风险可能性高，但不增加颅内或致死性出血。2013 年《抗血小板治疗中国专家共识》指出对无出血高危的 ACS 接受 PCI 患者，氯吡格雷 600 mg 负荷量后，150 mg/d 维持 6 天，之后 75 mg/d 维持。应用氯吡格雷特别是双联抗血小板聚集药物，出血风险增加，注意运用 CRUSADE 评分对患者出血风险进行个体化评估分层。皮肤黏膜等小出血可不停用抗血小板治疗，严密观察病情，监测血小板计数及凝血功能；对严重大出血（如脑出血、消化道出血），应根据患者病情停用抗血小板药物，并止血对症治疗，但氯吡格雷为噻吩吡啶前体药物，需肝细胞色素 P450 酶代谢形成活性代谢物，与 P2Y12 受体不可逆结合抗血小板聚集，故停止治疗后 5 天内血小板聚集和出血时间才能逐渐回到基线水平，故必要时可输注血小板。

2. 药师建议

此处方属于用药不适宜的"用法用量不适宜"，注意运用 CRUSADE 评分对患者出血风险进行个体化评估分层；对严重大出血患者，应根据患者病情停用抗血小板药物，并止血对症治疗。

【处方案例三】

处方 3： ××××医院医疗保险处方 医保内处方
定点医疗机构编码：××××
科室名称：内科 日期：2015-5 药物金额：
姓名：张×× 性别：女 年龄：37 岁 病历号：

临床诊断	R:				
	药品名称和规格	用量	用法	频率	数量
冠心病	硫酸氢氯吡格雷片				
转氨酶升高	（75 mg×7 片/盒）	75 mg	口服	Qd	2 盒
	复方甘草酸苷片				
	（1 片×21 片/盒）	2 片	口服	Tid	2 盒
				医生签名：	

审核/调配签名： 核对/发药签名：

1. 请遵医嘱服药；2. 请在窗口点清药品；3. 处方当日有效；4. 发出药品不予退换。

1. 处方分析

（1）患者为青年女性，患有冠心病，长期服用氯吡格雷进行预防治疗。近期患者诊断出转氨酶升高，如非一过性，建议患者使用保肝药。

（2）氯吡格雷为血小板抑制剂，主要用于预防和治疗因血小板高聚状态引起的心、脑及其他动脉的循环障碍疾病。它在体外不具有抗血小板聚集活性，必须经肝转化为具有活性的代谢产物方能发挥抗血小板聚集的药效。此转化过程是经肝细胞色素 P450-IA 酶催化完成的。转氨酶升高是否与药物经肝转化有关，还有待进一步研究。氯吡格雷常见的不良反应是上腹部不适，偶见粒细胞减少，引起肝功能损害近些年偶有发生，易被忽略，应引起重视。

2. 药师建议

该处方属于用药不适宜中的"适应证不适宜"。建议使用氯吡格雷时，注意患者的肝功能变化。对于有肝损害的患者，应慎用氯吡格雷。

【处方案例四】

处方 4：　　　　　　××××医院医疗保险处方　　　　医保内处方
定点医疗机构编码：××××
科室名称：内科　　　　　　　　　　日期：2015-4　　　　　药物金额：
姓名：曾××　　性别：男　　年龄：41 岁　　　　　　　　病历号：

临床诊断	R:药品名称和规格	用量	用法	频率	数量
冠心病	硫酸氢氯吡格雷片				
发热	（75 mg×7 片/盒）	75 mg	口服	Qd	2 盒
	对乙酰氨基酚片				
	（300 mg×12 片/盒）	300 mg	口服	Qid	1 盒
				医生签名：	

审核/调配签名：　　　　　　　　　　　　核对/发药签名：

1. 请遵医嘱服药；2. 请在窗口点清药品；3. 处方当日有效；4. 发出药品不予退换。

1. 处方分析

（1）患者为青年男性，患有冠心病，长期口服氯吡格雷进行预防治疗。患者主诉发热，体温 38℃，因此加用对乙酰氨基酚。

（2）文献报道氯吡格雷最常见的不良反应是出血，包括胃出血和颅内出血，其他少见不良反应包括皮疹、瘙痒、血栓性血小板减少性紫癜、急性肝损伤、中性粒细胞减少和急性关节炎等，氯吡格雷引起单纯发热较少见。患者因长期服用氯吡格雷，在此可排除药物热。但是氯吡格雷的主要不良反应为胃肠道反应，而对乙酰氨基酚对于胃肠道的刺激相对较大，同时使用时应注意患者的胃肠道不良反应。

2. 药师建议

该处方属于用药不适宜中的"有不良相互作用"。建议这两类药物如同时使用，加入胃黏膜保护剂。

【处方案例五】

处方 5：　　　　　　××××医院医疗保险处方　　　　医保内处方
定点医疗机构编码：××××
科室名称：内科　　　　　　　　　　日期：2015-4　　　　　药物金额：
姓名：杨××　　性别：女　　年龄：54 岁　　　　　　　　病历号：

临床诊断	R:药品名称和规格	用量	用法	频率	数量
冠心病	硫酸氢氯吡格雷片				
腹泻	（75 mg×7 片/盒）	75 mg	口服	Qd	2 盒
	盐酸小檗碱片				
	（0.1 g×100 片/瓶）	0.3 g	口服	Tid	1 盒
				医生签名：	

审核/调配签名：　　　　　　　　　　　　核对/发药签名：

1. 请遵医嘱服药；2. 请在窗口点清药品；3. 处方当日有效；4. 发出药品不予退换。

1. 处方分析

硫酸氢氯吡格雷片中含有氢化蓖麻油，有可能导致患者腹泻和胃肠不适。医师应注意询问病史、近期饮食情况及用药史，结合实验室检查，判断腹泻的原因。

2. 药师建议

如果怀疑是药物引起的腹泻，可以尝试嘱咐患者饭后服用硫酸氢氯吡格雷片；如果不良反应持续存在，患者不能耐受，则可以更换为其他抗血小板药物。

二、噻氯匹定

噻氯匹定对二磷酸腺苷（ADP）诱导的血小板聚集有较强的抑制作用；它对胶原、凝血酶、花生四烯酸、肾上腺素及血小板活化因子等诱导的血小板聚集亦有抑制作用，但强弱不一。与阿司匹林不同，它对 ADP 诱导的Ⅰ相和Ⅱ相聚集均有抑制作用，而且还有一定的解聚作用；它可抑制血小板的释放反应。在缺血性心脏病、脑血管病的患者，它可呈现良好的抗血小板作用。它对各种实验性血栓形成均有不同程度的抑制。它还可与红细胞膜结合，降低红细胞在低渗溶液中的溶血倾向，可改变红细胞的变形性及可滤性。此外本药尚有降低全血黏滞度、改善微循环的作用。

【处方案例一】

处方1：　　　　　　××××医院医疗保险处方　　　　　医保内处方
定点医疗机构编码：××××
科室名称：内科　　　　　　　　　日期：2015-8　　　　　　药物金额：
姓名：朱××　　　性别：男　　　年龄：66 岁　　　　　病历号：

临床诊断	R: 药品名称和规格	用量	用法	频率	数量
下肢动脉硬化闭塞症 慢性喘息性支气管炎 白细胞减少	噻氯匹定片				
	（0.25 g×10 片/盒）	0.25 g	口服	Qd	3 盒
	利可君片				
	（20 mg×48 片/盒）	20 mg	口服	Tid	2 盒
	茶碱缓释片				
	（100 mg×24 片/盒）	200 mg	口服	Bid	2 盒
				医生签名：	

审核/调配签名：　　　　　　　　　　　　　　核对/发药签名：

1. 请遵医嘱服药；2. 请在窗口点清药品；3. 处方当日有效；4. 发出药品不予退换。

1. 处方分析

（1）噻氯匹定最常见的不良反应为粒细胞减少或粒细胞缺乏，发生率为 2.4%；血小板减少，发生率为 0.4%；胃肠功能紊乱及皮疹。严重的粒细胞缺乏或血栓形成性血小板减少性紫癜甚至有致命的危险。为预防上述副作用，用药最初 3 个月内，需每 2 周检查白细胞和血小板计数，当发现计数降低时应停药。本患者白细胞减少，不除外噻氯匹定副作用，应停服噻氯匹定片，换用阿司匹林等抗血小板药物，监测白细胞、血小板水平。

（2）噻氯匹定与茶碱合用时，可降低茶碱清除率，会使茶碱血药浓度升高并有过量的危险，本处方联合用药，茶碱用量较大，应减少茶碱用量，必要时监测茶碱血药浓度。

（3）外周动脉狭窄，抗栓治疗首选阿司匹林，如阿司匹林过敏或不能耐受可选择氯吡格雷，噻氯匹定因其血液系统副作用等已不常用。

2. 药师建议

该处方属于用药不适宜的"联合用药不适宜"，噻氯匹定与茶碱合用时，茶碱血药浓度升高，应减少茶碱用量。

【处方案例二】

处方 2： ××××医院医疗保险处方　　　　　医保内处方
定点医疗机构编码：××××

临床诊断						
	科室名称：内科		日期：2015-8		药物金额：	
	姓名：牟× 　　性别：男		年龄：73 岁		病历号：	
	R：					
	药品名称和规格	**用量**	**用法**	**频率**	**数量**	
急性阑尾炎	0.9%氯化钠注射液	100 ml	/静滴		1 袋	
肝损害	注射用还原型谷胱甘肽钠	1200 mg	/	ST	2 支	
慢性胃溃疡	噻氯匹定片					
血小板减少症	（0.25 g×10 片/盒）	0.25 g	口服	Qd	3 盒	
	雷贝拉唑钠肠溶片					
	（20 mg×10 片/盒）	20 mg	口服	Qd	1 盒	
					医生签名：	

审核/调配签名：　　　　　　　　　　核对/发药签名：

1. 请遵医嘱服药；2. 请在窗口点清药品；3. 处方当日有效；4. 发出药品不予退换。

1. 处方分析

（1）噻氯匹定禁用于粒细胞或血小板减少、溃疡病及活动性出血患者。

（2）严重的肝功能损害患者，由于凝血因子合成障碍，往往增加出血的危险，也不宜使用噻氯匹定。

（3）噻氯匹定血浆半衰期为 6 h 左右，口服后快速产生抑制血小板聚集作用，第 4～6 天达最大作用，其作用时间与血小板存活半衰期（7 天）相关，故停药之后抑制血小板聚集作用尚持续数日，因此任何手术和动脉插管之前应停用噻氯匹定 7 天。本患者急性阑尾炎，口服噻氯匹定可导致手术治疗的出血风险加大，应在内科保守治疗基础上慎重选择手术，即使手术治疗，也应加强术中止血。

2. 药师建议

该处方属于用药不适宜的"遴选的药品不适宜"，噻氯匹定禁用于粒细胞或血小板减少、溃疡病、活动性出血及严重肝功能损害的患者。根据药物半衰期及代谢时间，任何手术和动脉插管之前应停用噻氯匹定 7 天。

【处方案例三】

处方3：　　　　　××××医院医疗保险处方　　　　　医保内处方
定点医疗机构编码：××××
科室名称：内科　　　　　　　　日期：2015-2　　　　　　药物金额：
姓名：王××　　　性别：女　　　年龄：50 岁　　　　　病历号：

临床诊断	R: 药品名称和规格	用量	用法	频率	数量
冠心病	盐酸噻氯匹定片				
发热	（0.25 g×7 片/盒）	0.25 g	口服	Qd	2 盒
	对乙酰氨基酚片				
	（300 mg×12 片/盒）	300 mg	口服	Qid	1 盒
				医生签名：	

　　　　　　　　审核/调配签名：　　　　　　　　　　　核对/发药签名：

1. 请遵医嘱服药；2. 请在窗口点清药品；3. 处方当日有效；4. 发出药品不予退换。

1. 处方分析

　　噻氯匹定口服后易吸收，在服用后 1～2 h 达到血药峰浓度，其血浆半衰期为 6 h 左右。服用后较快产生显著的抑制血小板聚集作用。第 4～6 天达最大作用。其药效作用时间不与血药浓度相关，而与血小板存活半衰期（7 天）相关，故停药之后，抑制血小板聚集作用尚持续数日。但是噻氯匹定与阿司匹林及其他非甾体抗炎药合用，或与抑酸药如西咪替丁、环孢素 A 同服，会影响药效。

2. 药师建议

　　该处方属于用药不适宜中的"有不良相互作用"。建议患者使用吲哚美辛栓塞肛进行降温治疗，其可避免通过胃肠道吸收入血。

【处方案例四】

处方4：　　　　　××××医院医疗保险处方　　　　　医保内处方
定点医疗机构编码：××××
科室名称：内科　　　　　　　　日期：2015-4　　　　　　药物金额：
姓名：郑××　　　性别：男　　　年龄：84 岁　　　　　病历号：

临床诊断	R: 药品名称和规格	用量	用法	频率	数量
慢性阻塞性气管炎	氨茶碱片				
冠心病	（0.1 g×100 片/盒）	0.1 g	口服	Tid	1 盒
	盐酸噻氯匹定片				
	（0.25 g×6 片/盒）	0.25 g	口服	Bid	5 盒
				医生签名：	

　　　　　　　　审核/调配签名：　　　　　　　　　　　核对/发药签名：

1. 请遵医嘱服药；2. 请在窗口点清药品；3. 处方当日有效；4. 发出药品不予退换。

1. 处方分析

（1）患者为老年男性，因患有慢性阻塞性气管炎，反复使用抗生素及祛痰药物治疗。同时患有冠心病，故长期服用噻氯匹定进行预防治疗。对于患有慢性阻塞性气管炎的老年患者，尤其是男性患者，应在生活习惯上严加控制，禁烟酒，同时注意室内通风，注意保暖多锻炼。因其同时患有冠心病，为降低心脏负荷，更应注意控制慢性阻塞性肺病的发展，还应该积极预防治疗心脑血管疾病。

（2）噻氯匹定与茶碱合用时，因其降低了后者的清除率，所以使茶碱血药浓度升高并有过量的危险。

2. 药师建议

该处方属于用药不适宜中的"有不良相互作用"。在使用噻氯匹定期间及之后应调整茶碱用量，必要时进行茶碱血药浓度监测。

第三节　磷酸二酯酶抑制剂

磷酸二酯酶（phosphodiesterase，PDE）抑制剂是一种抑制磷酸二酯酶活性的药物。选择性的磷酸二酯酶抑制剂在心力衰竭、哮喘、阳痿等疾病中，具有广泛的应用前景。通过抑制磷酸二酯酶 F-Ⅲ，抑制 cAMP 的裂解，而增高细胞内 cAMP 浓度，增加 Ca^{2+} 内流，产生正性肌力作用。除正性肌力作用外，磷酸二酯酶抑制剂还通过增高血管平滑肌细胞内 cAMP 含量而具有扩血管作用。

磷酸二酯酶抑制剂的处方点评要点：

1. 急性心肌梗死、低血压、有出血倾向的患者，注意药物的遴选和用法用量的适宜性。

2. 对于 ST 段抬高型和非 ST 段抬高型急性冠状动脉综合征，国内外指南均建议首选阿司匹林、氯吡格雷，注意药物遴选的适宜性。

3. 正在使用抗凝药（华法林）或抗血小板药（阿司匹林、噻氯匹定等）、溶栓药（尿激酶、阿替普酶）、前列腺素 E_1 制剂及其衍生物（前列地尔、利马前列素阿法环糊精）的患者应充分注意凝血功能，关注联合用药和用法用量。

4. 与细胞色素 P450 代谢酶底物或抑制剂/诱导剂合用时，关注不良的相互作用。

5. 肝功能受损的患者，关注用法用量和联合用药。

一、双嘧达莫

双嘧达莫具有抗血栓形成作用。抑制血小板结合腺苷，是一种血小板反应抑制剂；抑制磷酸二酯酶，使血小板内 cAMP 增多；抑制血栓素 A_2（TXA_2）形成，而 TXA_2 是血小板活性的强激动剂。

【处方案例一】

处方1：　　　　　　××××医院医疗保险处方　　　　　医保内处方
定点医疗机构编码：××××
科室名称：内科　　　　　　　　　日期：2015-8　　　　　　药物金额：
姓名：李×　　　性别：男　　　年龄：78 岁　　　　　病历号：

临床诊断	R:				
	药品名称和规格	用量	用法	频率	数量
冠心病	双嘧达莫缓释胶囊				
心绞痛	（200 mg×30 片/盒）	200 mg	口服	Bid	2 盒
肝损害					
				医生签名：	

审核/调配签名：　　　　　　　　　　　　　　核对/发药签名：

1. 请遵医嘱服药；2. 请在窗口点清药品；3. 处方当日有效；4. 发出药品不予退换。

1. 处方分析

（1）双嘧达莫具有抗血栓形成作用，其作用机制可能为：①抑制血小板结合腺苷，是一种血小板反应抑制剂；②抑制磷酸二酯酶，使血小板内 cAMP 增多；③抑制 TXA_2 形成，而 TXA_2 是血小板活性的强激动剂；④增强内源性 PGI_2。双嘧达莫早年曾是治疗冠心病的常用药物，但使用本品可能发生"冠状动脉窃血"，导致心肌缺血症状加重，故目前不考虑应用于缺血性心脏病，仅在潘生丁试验中使用。

（2）双嘧达莫在肝内代谢，与葡萄糖苷酸结合后从胆汁排泄，可能引起肝酶升高。本患者存在肝损害，慎用双嘧达莫，应监测肝功能水平，必要时换用其他肝损害小的抗栓药物。

2. 药师建议

该处方属于用药不适宜中的"遴选的药品不适宜"。双嘧达莫虽具有抗血栓形成作用，但可能发生"冠状动脉窃血"，故目前不应用于缺血性心脏病。肝损害患者慎用双嘧达莫，应监测肝功能水平。

【处方案例二】

处方2：　　　　　　××××医院医疗保险处方　　　　　医保内处方
定点医疗机构编码：××××
科室名称：内科　　　　　　　　　日期：2015-8　　　　　　药物金额：
姓名：闫××　　　性别：男　　　年龄：56 岁　　　　　病历号：

临床诊断	R:				
	药品名称和规格	用量	用法	频率	数量
冠心病	双嘧达莫片				
急性前壁心肌梗死	（25 mg×100 片/盒）	50 mg	餐后口服	Tid	1 盒
低血压	阿司匹林肠溶片				
	（100 mg×30 片/盒）	100 mg	口服	Qd	1 盒
				医生签名：	

审核/调配签名：　　　　　　　　　　　　　　核对/发药签名：

1. 请遵医嘱服药；2. 请在窗口点清药品；3. 处方当日有效；4. 发出药品不予退换。

1. 处方分析

（1）双嘧达莫对血管有扩张作用，可使体循环血压降低和冠状动脉血流增加，但大量给药可使狭窄冠状动脉远端局部心肌灌注减少，缺血可能加重。故低血压患者慎用，急性心肌梗死合并低血压患者禁用。

（2）双嘧达莫与阿司匹林合用时有协同作用，应适当减量，剂量可减至一日 100～200 mg。

（3）口服双嘧达莫，为减少胃肠反应，应饭前服药。

2. 药师建议

该处方属于用药不适宜中的"遴选的药品不适宜"。双嘧达莫慎用于低血压患者，禁用于急性心肌梗死合并低血压患者。

二、西洛他唑

西洛他唑具有抗血小板、抗血栓和血管扩张作用。西洛他唑可抑制血小板中 5-羟色胺的释放，但不影响血小板对 5-羟色胺、腺苷的摄取。另外，还可抑制 TXA_2 导致的血小板聚集。西洛他唑通过选择性抑制血小板及血管平滑肌内磷酸二酯酶 III 的活性，发挥抗血小板作用及血管扩张作用。

【处方案例一】

处方1： ××××医院医疗保险处方 医保内处方
定点医疗机构编码：××××
科室名称：内科 日期：2015-8 药物金额：
姓名：褚×× 性别：男 年龄：78 岁 病历号：

临床诊断	R: 药品名称和规格	用量	用法	频率	数量
冠心病	西洛他唑片				
急性冠状动脉综合征	（50 mg×24 片/盒）	100 mg	口服	Bid	2 盒
高血压	阿司匹林肠溶片				
头痛	（40 mg×100 片/盒）	120 mg	口服	Qd	1 盒
	卡托普利				
	（12.5 mg×20 片/盒）	12.5 mg	口服	ST	1 盒
				医生签名：	

审核/调配签名： 核对/发药签名：

1. 请遵医嘱服药；2. 请在窗口点清药品；3. 处方当日有效；4. 发出药品不予退换。

1. 处方分析

（1）西洛他唑适用于治疗由动脉粥样硬化、大动脉炎、血栓闭塞性脉管炎、糖尿病所致的慢性动脉闭塞症。

（2）对于 ST 段抬高型和非 ST 段抬高型急性冠状动脉综合征，国内外指南均建议首选阿司匹林、氯吡格雷联合口服抗血小板聚集治疗。如存在药物抵抗，可根据病情加大药物剂量、换用新型抗血小板聚集药物（普拉格雷、替格瑞洛等）以及联合西洛他唑三联抗血小板治疗。

（3）联合口服两种或两种以上抗凝或抗血小板药物，应注意患者皮肤、黏膜及大、小便情况，监测血小板及凝血功能，预防出血事件发生。

（4）西洛他唑有升高血压的作用，表现为头痛、头晕及心悸等症状，本患者有高血压，出现头痛症状，注意血压变化及西洛他唑对血压的影响，及时调整用药。

2. 药师建议

该处方属于用药不适宜中的"遴选的药品不适宜"，本患者应首选阿司匹林、氯吡格雷联合抗血小板治疗，不应选择西洛他唑。

【处方案例二】

处方2：　　　　　　　××××医院医疗保险处方　　　　　　医保内处方
定点医疗机构编码：××××
科室名称：内科　　　　　　　　日期：2015-8　　　　　　药物金额：
姓名：忻×　　性别：女　　　　年龄：79 岁　　　　　　病历号：

临床诊断	R:药品名称和规格	用量	用法	频率	数量
2 型糖尿病	西洛他唑片				
糖尿病肾病	（50 mg×24 片/盒）	100 mg	口服	Bid	2 盒
下肢动脉硬化闭塞症	感冒清热颗粒				
肝损害	（12 g×10 袋/盒）	12 g	口服	Bid	1 盒
急性上呼吸道感染					
白细胞减少					
				医生签名：	

审核/调配签名：　　　　　　　　　　　　　　　核对/发药签名：

1. 请遵医嘱服药；2. 请在窗口点清药品；3. 处方当日有效；4. 发出药品不予退换。

1. 处方分析

（1）西洛他唑能改善动脉硬化闭塞症肢体缺血所引起的慢性溃疡、疼痛、发冷及间歇跛行，适用于本处方患者。但本药主要经肾及粪便排出，部分自胆汁排泄，对于严重肝、肾功能不全者慎用，注意监测肝肾功能变化，如发现肝肾功能下降，及时减量或停用本药。

（2）本患者急性上呼吸道感染，白细胞减少，可能存在呼吸道病毒感染，但要注意西洛他唑可能偶有白细胞减少的副作用，注意观察患者病情变化，监测白细胞指标，进一步完善检查。

2. 药师建议

该处方属于用药不适宜中的"遴选的药品不适宜"，对于严重肝、肾功能不全者慎用，注意监测肝肾功能变化。西洛他唑偶有白细胞减少的副作用，注意观察患者病情变化，监测白细胞指标。

【处方案例三】

处方3：　　　　　　×××× 医院医疗保险处方　　　　　医保内处方
定点医疗机构编码：××××
科室名称：内科　　　　　　　　日期：2015-7　　　　　药物金额：
姓名：周××　　性别：男　　年龄：47 岁　　　　　病历号：

临床诊断	R:				
	药品名称和规格	用量	用法	频率	数量
慢性动脉闭塞症	西洛他唑片				
胃溃疡	（50 mg×12 片/盒）	100 mg	口服	Bid	3 盒
	奥美拉唑肠溶片				
	（20 mg×7 片/盒）	20 mg	口服	Bid	2 盒
				医生签名：	

审核/调配签名：　　　　　　　　　　　　核对/发药签名：

1. 请遵医嘱服药；2. 请在窗口点清药品；3. 处方当日有效；4. 发出药品不予退换。

1. 处方分析

（1）患者为中年男性，因患有慢性动脉闭塞症，使用西洛他唑。根据文献调研，发现健康成年男子空腹口服给药 1 次 0.1 g 时，血药浓度迅速上升，服药后 3 h 可达最高浓度 763.9 ng/ml。另外，血药浓度的半衰期呈二室模型，α 相为 2.2 h，β 相为 18.0 h。西洛他唑经脱水生成 OPC-13015 及经羟基化生成 OPC-13213 等活性代谢物，在血浆中可检出。西洛他唑主要被肝微粒体中细胞色素 P450 同功酶 CYP3A4 代谢，其次被 CYP2D6、CYP2C19 所代谢。

（2）患者因胃溃疡同时使用奥美拉唑，其为质子泵抑制剂，是一种脂溶性弱碱性药物。西洛他唑一部分由 CYP2C19 所代谢，与强效或中效 CYP2C19 抑制剂（如奥美拉唑、埃索美拉唑等）合用可使西洛他唑血药浓度增高，不良反应增加。

2. 药师建议

该处方属于用药不适宜中的"有不良相互作用"。西洛他唑与奥美拉唑合用时要注意减量或从小剂量开始给药，或者将奥美拉唑更换为泮托拉唑。

第四节　血小板膜糖蛋白Ⅱb/Ⅲa 受体拮抗剂

血小板膜糖蛋白Ⅱb/Ⅲa 受体拮抗剂的处方点评要点：

1. 对于应用吡咯类抗真菌药（如酮康唑、伊曲康唑、伏立康唑和泊沙康唑）或 HIV 蛋白酶抑制剂（如利托那韦）等全身用药的患者，注意药物的不良相互作用。因为以上药物是 CYP3A4 和 P-糖蛋白的强效抑制剂，同用可能会引起有临床意义的糖蛋白Ⅱb/Ⅲa 受体拮抗剂血药浓度升高（平均 2.6 倍），增加出血风险。

2. 对于存在溃疡性胃肠疾病发生风险的患者或合并使用血小板聚集抑制剂的处方，应注意用法用量。

3. 伴有凝血异常和临床相关出血风险的患者，尤其肝、肾功能异常的患者，注意药物的遴选是否适宜。

一、替罗非班

替罗非班抑制血小板聚集的最终共同通路——血小板膜表面的糖蛋白Ⅱb/Ⅲa受体，是一类较强的抗血小板治疗药物。大规模临床试验证实替罗非班在高危冠心病患者中对改善近期死亡率和远期缺血事件发生率有益，尤其是ST段抬高型心肌梗死（STEMI）行直接PCI患者和非ST段抬高型心肌梗死（NSTEMI）行介入治疗的患者。对这些患者首先应充分评估出血风险，给予恰当剂量，保证抗栓疗效的同时避免严重出血。适用于不稳定型心绞痛或非Q波心肌梗死患者，预防心脏缺血事件，同时也适用于冠状动脉缺血综合征患者进行冠状动脉血管成形术或斑块切除术，以预防与冠状动脉突然闭塞有关的心脏缺血并发症。

【处方案例一】

处方1：　　　　　　××××医院医疗保险处方　　　　　　医保内处方
定点医疗机构编码：××××
科室名称：内科　　　　　　　　　　日期：2015-9　　　　　　药物金额：
姓名：富×　　　性别：女　　　　　　年龄：69岁　　　　　　　病历号：

临床诊断	R: 药品名称和规格	用量	用法	频率	数量
冠心病	0.9%氯化钠注射液	250 ml	/静滴		1袋
急性前壁心肌梗死	替罗非班	25 mg	/	ST	2支
心功能不全	阿司匹林肠溶片				
慢性肾功能不全	（100 mg×30片/盒）	100 mg	口服	Qd	1盒
	氯吡格雷				
	（75 mg×7片/盒）	300 mg	口服	ST	1盒
				医生签名：	

审核/调配签名：　　　　　　　　　　　　　　核对/发药签名：

1. 请遵医嘱服药；2. 请在窗口点清药品；3. 处方当日有效；4. 发出药品不予退换。

1. 处方分析

（1）目前临床上常用的口服抗血小板药物均是在上游抑制血小板活化，而替罗非班作用在血小板聚集的最后环节，是最强的抗血小板药物。

（2）2013年《替罗非班在冠心病抗血小板治疗的中国专家共识》中指出：对于ST段抬高型心肌梗死（STEMI）患者接受直接PCI，无论是否置入支架，当出现血栓负荷重、血流慢、无复流或未接受足量有效双联抗血小板治疗时应给予替罗非班，但已给予双联抗血小板治疗并使用比伐芦定抗凝患者不建议常规应用替罗非班。本患者如行急诊PCI，必须根据冠状动脉情况及联合抗凝药物明确是否应用替罗非班。

（3）替罗非班联合阿司匹林、氯吡格雷，可导致血小板减少、出血风险增加，应在替罗非班治疗前、推注或负荷输注后6 h内以及治疗期间每天监测血小板计数、血红蛋白和血细胞比容等指标。如果已证实有血小板减少，则必须停用替罗非班，并进行适当监测和治疗。替罗非班可以通过血液透析清除。

2. 药师建议

该处方属于用药不适宜中的"用法用量不适宜"，替罗非班可溶于 0.9％氯化钠注射液或 5％葡萄糖注射液中，药物浓度为 50 $\mu g/ml$，本处方药物浓度 100 $\mu g/ml$，药物浓度过大。且替罗非班经肾（40％～70％）和胆道清除，对于严重肾功能不全的患者（血浆肌酐清除率 <30 ml/min），替罗非班的剂量应减少 50％。

【处方案例二】

处方 2：　　　　　　　　××××医院医疗保险处方　　　　　　医保内处方
定点医疗机构编码：××××
科室名称：内科　　　　　　　　　日期：2015-10　　　　　　药物金额：
姓名：蒋××　　　性别：男　　　　年龄：76 岁　　　　　　病历号：

临床诊断	R:				
	药品名称和规格	用量	用法	频率	数量
冠心病	0.9％氯化钠注射液	250 ml	/静滴		1 袋
急性非 ST 段抬高型心	替罗非班	12.5 mg	/	ST	1 支
肌梗死	阿司匹林肠溶片				
高血压	（100 mg×30 片/盒）	300 mg	口服	ST	1 盒
陈旧脑梗死	氯吡格雷				
	（75 mg×7 片/盒）	75 mg	口服	ST	1 盒
	依诺肝素	0.4 ml	皮下注射	ST	1 支
				医生签名：	

审核/调配签名：　　　　　　　　　　　　　　　　核对/发药签名：

1. 请遵医嘱服药；2. 请在窗口点清药品；3. 处方当日有效；4. 发出药品不予退换。

1. 处方分析

对于不稳定型心绞痛（UA）及非 ST 段抬高型心肌梗死（NSTEMI）要急诊介入治疗的患者，如仅给予阿司匹林和抗凝治疗，PCI 术前或术中可应用替罗非班联合治疗；如患者已接受双联抗血小板治疗，但存在肌钙蛋白升高、糖尿病以及 ST 段明显下降，并且出血风险不高者，可给予替罗非班；对于血栓低危而出血高危的患者，已服用双联抗血小板治疗，不建议早期给予替罗非班；术前给予氯吡格雷 300 mg 负荷量，且 PCI 术中使用比伐芦定抗凝患者不建议常规应用替罗非班。

对于早期保守治疗的 UA/NSTEMI 患者，尽管给予氯吡格雷、阿司匹林和抗凝治疗仍然有缺血症状复发者，可在诊断性造影前给予替罗非班。

本患者是否应用替罗非班，一定要在认真评估患者病情及治疗方案后再进一步确定，否则增加患者出血等不良反应风险。

替罗非班慎用于脑血管病史 1 年之内、严重未控制的高血压（收缩压＞180 mmHg 和/或舒张压＞110 mmHg）。用药期间需监测血压及神经系统症状体征变化。

2. 药师建议

该处方属于用药不适宜中的"给药途径不适宜"，PCI 术中及术后应用替罗非班的同时需抗凝治疗，一般可予普通肝素（UFH）持续静脉滴注，监测活化凝血时间（ACT）/活化部分凝血活酶时间（APTT），或静脉给予依诺肝素抗凝，不予皮下注射给药。

第五节　纤维蛋白溶解药

一、尿激酶

尿激酶可直接作用于内源性纤维蛋白溶解系统，能催化裂解纤溶酶原成纤溶酶，后者不仅能降解纤维蛋白凝块，亦能降解血循环中的纤维蛋白原、凝血因子 V 和凝血因子 Ⅷ 等，从而发挥溶栓作用。该药对新形成的血栓起效快、效果好。该药还能提高血管 ADP 酶活性、抑制 ADP 诱导的血小板聚集、预防血栓形成。该药在静脉滴注后，患者体内纤溶酶活性明显提高；停药几小时后，纤溶酶活性恢复原水平，但血浆纤维蛋白或纤维蛋白原水平的降低，以及它们的降解产物增加可持续 12～24 h。

【处方案例一】

处方1：　　　　　　××××医院医疗保险处方　　　　　医保内处方
定点医疗机构编码：××××
科室名称：内科　　　　　　　　　日期：2015-9　　　　　药物金额：
姓名：康×　　性别：男　　　　年龄：71 岁　　　　病历号：

临床诊断	R:药品名称和规格	用量	用法	频率	数量
冠心病	注射用水	100 ml	/静滴		1袋
急性下壁心肌梗死	尿激酶	250万 U	/	ST	10支
高血压					
肝损害				医生签名：	

审核/调配签名：　　　　　　　　　　　　核对/发药签名：

1. 请遵医嘱服药；2. 请在窗口点清药品；3. 处方当日有效；4. 发出药品不予退换。

1. 处方分析

（1）尿激酶是从人尿或肾细胞组织培养液中提取的一种双链丝氨酸蛋白酶，直接作用于内源性纤维蛋白溶解系统，能催化裂解纤溶酶原成纤溶酶，后者不仅能降解纤维蛋白凝块，亦能降解血循环中的纤维蛋白原、凝血因子 V 和凝血因子 Ⅷ 等，从而发挥溶栓作用，对新形成的血栓起效快、效果好。尿激酶还能提高血管 ADP 酶活性，抑制 ADP 诱导的血小板聚集，预防血栓形成。尿激酶为非特异性纤溶酶原激活剂，对纤维蛋白无选择性，无抗原性和过敏反应，价格便宜。

（2）本患者急性下壁心肌梗死、高血压，注意溶栓适应证及禁忌证，仔细评估病情后尽早确定是否行溶栓治疗。

（3）急性 ST 段抬高型心肌梗死的尿激酶溶栓方法：尿激酶 2.2万 U/kg（本患者 150万 U）溶于 100 ml 注射用水、生理盐水或 5％葡萄糖注射液中，30～60 min 内静脉滴注，溶栓后应及时给予普通肝素或低分子肝素抗凝治疗。

（4）尿激酶静脉滴注后经肝快速清除，血浆半衰期≤20 min，少量药物经胆汁和尿液排出，肝功能受损患者其半衰期延长，注意监测肝功能及凝血功能变化，预防出血事件发生。

2. 药师建议

该处方属于用药不适宜中的"用法用量不适宜"，本处方尿激酶用量偏大，且患者肝功能受损，注意根据体重准确计算药物用量，并注明滴速，在用药期间严密监测生命体征、心电图、肝功能、凝血功能、心肌酶谱等指标变化。

【处方案例二】

处方2：　　　　　　××××医院医疗保险处方　　　　　医保内处方
定点医疗机构编码：××××
科室名称：内科　　　　　　　　　日期：2015-9　　　　　药物金额：
姓名：薛××　　　性别：女　　　年龄：80岁　　　　病历号：

临床诊断	R: 药品名称和规格	用量	用法	频率	数量
右侧股总动脉闭塞症 2型糖尿病	阿司匹林肠溶片				
	（100 mg×30 片/盒）	100 mg	口服	Qd	1盒
	硫酸氢氯吡格雷片				
	（75 mg×7 片/盒）	75 mg	口服	Qd	2盒
	注射用水	100 ml	/静滴	1袋	
	注射用尿激酶	100 万 U	/	ST	4支
				医生签名：	

审核/调配签名：　　　　　　　　　　　　　核对/发药签名：

1. 请遵医嘱服药；2. 请在窗口点清药品；3. 处方当日有效；4. 发出药品不予退换。

1. 处方分析

（1）外周动脉急性及慢性闭塞症都不建议静点尿激酶全身性溶栓治疗。2015年我国《下肢动脉硬化闭塞症诊治指南》提出：急性肢体缺血（acute limb is chemia，ALI）在肝素抗凝治疗的基础上应行急诊血运重建，ALI血运重建方法包括经皮导管内溶栓、经皮机械取栓术、外科血栓切除、旁路手术以及动脉修复等，其中动脉内置管溶栓是经典的微创、有效的腔内治疗方法，系统溶栓对ALI治疗效果有限。外周动脉腔内溶栓方法为以生理盐水配制尿激酶（浓度2500 U/ml），以4000 U/min速度经导管注入血凝块，每2 h夹闭导管1次，直至血块溶解，溶栓后继续抗凝、抗血小板治疗。

（2）尿激酶为动脉溶栓药物，同时可抑制ADP诱导的血小板聚集，本处方尿激酶联合应用阿司匹林、氯吡格雷两种抗血小板聚集药物，可增加出血危险，应慎重应用。一般无心血管危险及置入动脉支架的患者，不建议双联抗血小板药物治疗。

（3）尿激酶在年龄≥70岁老年患者中使用出血风险增大，故本处方患者更适合行经皮腔内血管成形术（PTA）、支架植入等腔内微创治疗。

2. 药师建议

该处方属于用药不适宜中的"遴选的药物不适宜"，外周动脉急性及慢性闭塞症均不建议静点尿激酶全身性溶栓治疗，可行外周动脉腔内尿激酶溶栓。尿激酶联合应用阿司匹林、氯吡格雷双联抗血小板药物，可增加出血危险，应慎重联用。年龄≥70岁老年患者因出血风险增大，慎用尿激酶。

二、纤溶酶

纤溶酶作用于纤维蛋白原及纤维蛋白，使其降解为小分子可溶片段，容易分解和从血循环中清除，从而产生去纤维蛋白效应。纤溶酶促使组织纤溶酶原激活物（t-PA）由内皮细胞释放，并增强其活性，故具抗血栓功能。纤溶酶可降低血小板聚集及血液黏度。纤溶酶还具有降低心肌耗氧量、改善微循环的功能。

【处方案例一】

处方1：　　　　　　×××× 医院医疗保险处方　　　　医保内处方
定点医疗机构编码：××××
科室名称：内科　　　　　　　　日期：2015-10　　　　药物金额：
姓名：崔×　　性别：男　　　年龄：67 岁　　　　病历号：

临床诊断	R:药品名称和规格	用量	用法	频率	数量
多发腔隙性脑梗死	0.9％氯化钠注射液	250 ml	/静滴		1 袋
糖尿病	注射用纤溶酶	200 U	/	ST	2 支
高血压					
血小板减少症					
				医生签名：	

审核/调配签名：　　　　　　　　　　　　　　核对/发药签名：

1. 请遵医嘱服药；2. 请在窗口点清药品；3. 处方当日有效；4. 发出药品不予退换。

1. 处方分析

（1）纤溶酶用法：若患者一般状况较好，除第一次使用 100 U 外，以后可每日使用 1 次，每次用 200～300 U，加入 500 ml 0.9％氯化钠注射液或 5％葡萄糖注射液中稀释进行静脉滴注，7～10 天为一个疗程。若患者一般状况较差，除第一次使用 100 U 外，以后可隔日用 200 U 进行静脉滴注，一个疗程 7～10 天。

（2）本患者血小板减少，如血小板 $< 80 \times 10^9 / L$，不应使用纤溶酶。

（3）患者有高血压病史，如血压在 180/110 mmHg 以上，不能使用纤溶酶，若舒张压偏高应使用 5％葡萄糖溶液作为稀释液，而不用 0.9％氯化钠注射液。

（4）纤溶酶是一种蛋白酶制剂，有一定的抗原性，临床使用前应用 0.9％氯化钠注射液稀释成 1 U/ml 进行皮试，15 min 观察结果，红晕直径不超过 1cm 或伪足不超过 3 个为阴性。皮试阳性反应者应禁用。本患者首次用药应做皮试。

2. 药师建议

该处方属于用药不适宜中的"用法用量不适宜"，200 U 纤溶酶宜加入 500 ml 0.9％氯化钠注射液或 5％葡萄糖注射液中稀释进行静脉滴注，不宜加入 250 ml 0.9％氯化钠注射液，造成输液浓度过高。本处方患者有血小板减少，应注意如血小板 $< 80 \times 10^9 / L$，禁用纤溶酶。

【处方案例二】

处方2：　　　　　　　××××医院医疗保险处方　　　　　医保内处方
定点医疗机构编码：××××
科室名称：内科　　　　　　　　日期：2015-7　　　　　药物金额：
姓名：王××　　　性别：男　　　年龄：86 岁　　　　　　病历号：

临床诊断	R： 药品名称和规格	用量	用法	频率	数量
急性脑梗死	5%葡萄糖注射液	500 ml	/静滴		1 袋
肝损害	注射用纤溶酶	200 U	/	ST	2 支
消化性溃疡					
皮肤紫癜					
				医生签名：	

审核/调配签名：　　　　　　　　　　　　　　核对/发药签名：

1. 请遵医嘱服药；2. 请在窗口点清药品；3. 处方当日有效；4. 发出药品不予退换。

1. 处方分析

（1）《中国急性期缺血性脑卒中诊治指南 2014》指出：脑梗死急性期血浆纤维蛋白原和血液黏滞度增高，纤溶酶制剂可显著降低血浆纤维蛋白原，并有轻度溶栓和抑制血栓形成作用，多个国内及国外临床研究显示对急性脑梗死有一定疗效，但出血风险增加，特别是纤维蛋白原降至 130 mg/dl 以下时，故应用纤溶酶要监测纤维蛋白原水平，及时调整纤溶酶用量。指南对纤溶酶推荐意见为：对不适合溶栓并经过严格筛选的脑梗死患者，特别是高纤维蛋白血症患者可选用降纤治疗（Ⅱ级推荐，B级证据）。

（2）纤溶酶用药过程中如出现血尿或皮下出血点，应立即停药，并对症处理。

（3）严重肝、肾功能损伤及消化性溃疡患者禁用纤溶酶。

2. 药师建议

该处方属于用药不适宜中的"遴选的药品不适宜"，纤溶酶虽可显著降低血浆纤维蛋白原，对急性脑梗死有一定疗效，但本例患者肝功能受损、皮肤紫癜且合并消化道溃疡，出血风险增加，故不宜选用纤溶酶。

三、蚓激酶

蚓激酶是一种多分子重组口服制剂，与血栓内纤维蛋白有特殊的亲和力，能够跟踪溶血栓，有效溶解微血栓，改善微循环，加强心、脑血管侧支循环，修复血管受损内皮细胞，增加血管弹性，改善血管供氧功能，降低血液黏度，降低血小板聚集率，抑制血栓再次形成。本药还可修复血栓发生后周边坏死脑细胞，挽救半暗区。

【处方案例一】

处方 1：　　　　　××××医院医疗保险处方　　　　　医保内处方
定点医疗机构编码：××××
科室名称：内科　　　　　　　　　日期：2015-10　　　　　药物金额：
姓名：张××　　性别：男　　　年龄：68 岁　　　　　病历号：

临床诊断	R:药品名称和规格	用量	用法	频率	数量
脑梗死恢复期	蚓激酶肠溶胶囊				
应激性溃疡	（60万 U×24 粒/盒）	60万 U	餐后口服	Tid	2盒
消化道出血					
				医生签名：	

审核/调配签名：　　　　　　　　　　　　　　核对/发药签名：

1. 请遵医嘱服药；2. 请在窗口点清药品；3. 处方当日有效；4. 发出药品不予退换。

1. 处方分析

蚓激酶是一类具有纤溶作用的酶复合物，可减低纤维蛋白原含量，增加组织型纤溶酶原激活剂（t-PA）的活性，并降低纤溶酶原活化蛋白抑制剂（PAI）的活性，还可降低血液黏度，适用于纤维蛋白原增高或血小板凝集率增高的缺血性脑血管病患者。急性出血患者禁用蚓激酶。

2. 药师建议

该处方属于用药不适宜中的"用法用量不适宜"，本处方患者有应激性溃疡，在餐前 30 min 左右服用蚓激酶肠溶胶囊发生消化道不良反应最少，因为肠溶剂型在胃酸中一段时间不崩解，可减少对胃黏膜的刺激损伤作用。

【处方案例二】

处方 2：　　　　　××××医院医疗保险处方　　　　　医保内处方
定点医疗机构编码：××××
科室名称：内科　　　　　　　　　日期：2015-10　　　　　药物金额：
姓名：王××　　性别：女　　　年龄：72 岁　　　　　病历号：

临床诊断	R:药品名称和规格	用量	用法	频率	数量
下肢深静脉血栓	蚓激酶肠溶胶囊				
高血压	（60万 U×24 粒/盒）	60万 U	餐后口服	Tid	2盒
	5%葡萄糖注射液	250 ml	/静滴		1袋
	注射用血栓通	500 mg	/	ST	2支
				医生签名：	

审核/调配签名：　　　　　　　　　　　　　　核对/发药签名：

1. 请遵医嘱服药；2. 请在窗口点清药品；3. 处方当日有效；4. 发出药品不予退换。

1. 处方分析

血栓一般分为白色血栓、红色血栓、混合性血栓及透明血栓。白色血栓发生于血流较快的部位（如动脉、心室）或血栓形成时血流较快的时期，主要是由血小板黏附聚集而成。红色血栓发生在血流极度缓慢甚至停止之后，由红细胞组成，多发生于静脉，易于脱落造成栓塞。混合血栓多见于静脉延续性血栓的主要部分，呈红色与白色条纹层层相间，形成机制是白色血栓之间的血液发生凝固，成为以红细胞为主的血栓，形成混合性血栓。透明血栓发生于微循环小血管内，只能在显微镜下见到，故又称微血栓，主要由纤维蛋白构成，可见于 DIC。

2. 药师建议

该处方属于用药不适宜中的"遴选的药品不适宜"。本患者有深静脉血栓，血栓成分多为红色血栓及混合性血栓，治疗以抗凝治疗为主，本处方仅应用蚓激酶、血栓通治疗不适宜，蚓激酶可应用于纤维蛋白原增高或血小板凝集率增高的缺血性脑血管病患者，对纤维蛋白原正常的静脉血栓患者不适用。

四、阿替普酶

阿替普酶可通过其赖氨酸残基与纤维蛋白结合，并激活与纤维蛋白结合的纤溶酶原转变为纤溶酶。由于阿替普酶选择性激活纤溶酶原，因而不产生应用链激酶时常见的出血并发症。对于急性心肌梗死，静脉使用本药可使阻塞的冠状动脉再通。

【处方案例一】

处方 1：　　　　　××××医院医疗保险处方　　　　　医保内处方
定点医疗机构编码：××××
科室名称：内科　　　　　　　　日期：2015-8　　　　　药物金额：
姓名：冯××　　性别：男　　年龄：71 岁　　　　　　病历号：

临床诊断	R: 药品名称和规格	用量	用法	频率	数量
冠心病	5%葡萄糖注射液	250 ml	/静滴		1 袋
急性前壁心肌梗死	阿替普酶粉剂	50 mg	/	ST	1 支
心肺复苏术后	阿司匹林肠溶片				
肝损害	（100 mg×30 片/盒）	100 mg	口服	ST	1 盒
	低分子肝素钠注射液	4000 U	皮下注射	ST	1 支
				医生签名：	

审核/调配签名：　　　　　　　　　　　　核对/发药签名：

1. 请遵医嘱服药；2. 请在窗口点清药品；3. 处方当日有效；4. 发出药品不予退换。

1. 处方分析

（1）阿替普酶是重组组织型纤溶酶原激活剂（rt-PA），可直接激活纤溶酶原转化为纤溶酶，当静脉给药时，本药在循环系统中表现出相对非活性状态。一旦与纤维蛋白结合后，本药被激活，诱导纤溶酶原转化为纤溶酶，导致纤维蛋白降解，血块溶解。由于本药具有纤维蛋白相对特异性，100 mg 的本药可能导致循环中纤维蛋白原在 4 h 内减少至 60% 左右，但一般 24 h 后可恢复到 80% 以上。只有少数患者出现明显较长时间的循环纤维蛋白原水平下降。适用于急性心肌梗死、血流不稳定的急性大面积肺栓塞及急性缺血性脑卒中的溶栓治疗。

（2）急性心肌梗死溶栓治疗的正确方法为：

①对于症状发生 6 h 以内的急性心肌梗死患者，采取 90 min 加速给药法：

	终浓度	
	1 mg/ml	2 mg/ml
	ml	ml
15 mg 静脉推注	15	7.5
随后 30 min 持续静脉滴注 50 mg	50	25
剩余的 35 mg 在 60 min 持续静脉滴注，直至最大剂量达 100 mg	35	17.5

②体重在 65 kg 以下的急性心肌梗死患者，给药总剂量应按体重调整：

	终浓度	
	1 mg/ml	2 mg/ml
	ml	ml
15 mg 静脉推注	15	7.5
	ml/kg	ml/kg
然后按 0.75 mg/kg 的剂量持续静脉滴注 30 min（最大剂量 50 mg）	0.75	0.375
剩余的按 0.5 mg/kg 的剂量持续静脉滴注 60 min（最大剂量 35mg）	0.5	0.25

③对于症状发生 6～12 h 以内的急性心肌梗死患者，采取 3 h 给药法：

	终浓度	
	1 mg/ml	2 mg/ml
	ml	ml
10 mg 静脉推注	10	5
其后 1 h 持续静脉滴注 50 mg	50	25
	ml/30 min	ml/30 min
剩余剂量每 30 min 静脉滴注 10 mg，至 3 h 未滴完，最大剂量为 100 mg	10	5

（3）TUCC 研究比较了阿替普酶 90 min 50 mg 给药方法（首先静脉推注 8 mg，其余 42 mg 于 90 min 内滴完）与尿激酶（150 万 U）30 min 给药方法，结果显示阿替普酶再通率明显较高，但心肌梗死溶栓治疗（TIMI）血流达到Ⅲ级的比例较低（48％），不如阿替普酶 100 mg 研究中 TIMI 血流Ⅲ级的比例，目前没有阿替普酶 50 mg 与 100 mg 直接比较的前瞻性随机对照研究。

（4）阿替普酶合用血小板聚集抑制剂、抗凝血药可增加出血的危险，故不能同时应用。

（5）患者心肺复苏术后，如心外按压发生在 10 天内，应禁止应用阿替普酶。

（6）阿替普酶主要经肝代谢，患者肝功能异常，如存在严重的肝病，包括肝衰竭、肝硬化、门静脉高压（食管静脉曲张）及活动性肝炎，禁用阿替普酶。

2. 药师建议

本处方属于用药不适宜中的"用法用量不适宜"，阿替普酶可用 0.9％生理盐水或注射用水稀释至 1～2 mg/ml 浓度的溶液，但是不能继续使用灭菌注射用水或葡萄糖注射液做进一步稀释，可导致溶液混浊。阿替普酶最大剂量为 100 mg。

本处方属于用药不适宜中的"联合用药不适宜"，在应用阿替普酶治疗前、治疗同时或治疗后 24 h 内使用香豆素类衍生物、口服抗凝剂、血小板聚集抑制剂、肝素和其他抑制凝血的药物可增加出血危险。

【处方案例二】

处方 2：　　　　　　　　××××医院医疗保险处方　　　　　医保内处方
定点医疗机构编码：××××
科室名称：内科　　　　　　　　　日期：2015-9　　　　　　　药物金额：
姓名：闻×× 　性别：男　　　　　年龄：80 岁　　　　　　　病历号：

临床诊断	R: 药品名称和规格	用量	用法	频率	数量
急性脑梗死	0.9％氯化钠注射液	100 ml	/静滴		1 袋
高血压	阿替普酶粉剂	100 mg	/	ST	2 支
陈旧性脑梗死	阿司匹林肠溶片				
糖尿病	（100 mg×30 片/盒）	100 mg	口服	ST	1 盒
				医生签名：	

审核/调配签名：　　　　　　　　　　　　　　　　核对/发药签名：

1. 请遵医嘱服药；2. 请在窗口点清药品；3. 处方当日有效；4. 发出药品不予退换。

1. 处方分析

（1）患者高龄，既往有脑卒中病史并伴有糖尿病，随着年龄、脑卒中严重度和血糖水平的增高，其预后良好的可能性下降而发生严重功能缺陷、死亡或脑出血的可能性增加，特别是血糖低于 50 mg/dl 或高于 400 mg/dl，禁用阿替普酶溶栓治疗。

（2）患者有高血压，如收缩压≥180 mmHg 或舒张压≥100 mmHg，禁用阿替普酶治疗。

（3）阿替普酶联合抗血小板聚集药物可能导致出血风险增加，在本药溶栓后的 24 h 内不得使用血小板聚集抑制剂治疗。预先经阿司匹林治疗的患者可能有更大的脑出血风险，在这种情况下，阿替普酶用量不得超过 0.9 mg/kg（最大剂量 90 mg）。

2. 药师建议

本处方属于用药不适宜中的"用法用量不适宜"。根据《中国急性缺血性脑卒中诊治指南 2014》要求，对于缺血性脑卒中发病 3 h 内（Ⅰ级推荐，A 级证据）和 3～4.5 h（Ⅰ级推荐，B 级证据）的患者，应根据适应证和禁忌证严格筛选患者，尽快静脉给予 rt-PA（如阿替普酶）溶栓治疗，使用方法为：rt-PA 0.9 mg/kg（最大剂量为 90 mg）静脉滴注，其中 10％在最初 1 min 内静脉推注，其余持续滴注 1 h，用药期间及用药 24 h 内应严密监护患者（Ⅰ级推荐，A 级证据）。

附录：《中国急性缺血性脑卒中诊治指南 2014》 rt-PA 溶栓适应证、禁忌证

一、3 h 内 rt-PA 静脉溶栓的适应证、禁忌证及相对禁忌证

（一）适应证

1. 有缺血性卒中导致的神经功能缺损症状。
2. 症状出现<3 h。
3. 年龄≥18 岁。
4. 患者或家属签署知情同意书。

（二）绝对禁忌证

1. 近 3 个月有重大头颅外伤史或卒中史。
2. 可疑蛛网膜下腔出血。
3. 近 1 周内有在不易压迫止血部位的动脉穿刺。
4. 既往有颅内出血。
5. 有颅内肿瘤、动静脉畸形、动脉瘤。
6. 近期有颅内或椎管内手术。
7. 血压升高：收缩压≥180 mmHg，或舒张压≥100 mmHg。
8. 活动性内出血。
9. 急性出血倾向，包括血小板计数低于 $100×10^9/L$ 或其他情况。
10. 48 h 内接受过肝素治疗（APTT 超出正常范围上限）。
11. 已口服抗凝剂者 INR>17 或凝血酶原时间（PT）>15 s。
12. 目前正在使用凝血酶抑制剂或 X a 因子抑制剂，各种敏感的实验室检查异常［如 APTT、INR、血小板计数、蝰蛇毒凝血时间（ECT）、凝血酶时间（TT）或恰当的 X a 因子活性测定等］
13. 血糖<2.7mmol/L。
14. CT 提示多脑叶梗死（低密度影>1/3 大脑半球）

（三）相对禁忌证

下列情况需谨慎考虑和权衡溶栓的风险与获益（即虽然存在一项或多项相对禁忌证，但并非绝对不能溶栓）
1. 轻型卒中或症状快速改善的卒中。
2. 妊娠。
3. 痫性发作后出现的神经功能损害症状。

4. 近 2 周内有大型外科手术或严重外伤。

5. 近 3 周内有胃肠或泌尿系统出血。

6. 近 3 个月内有心肌梗死史。

二、3～4.5 h 内 rt-PA 静脉溶栓的适应证、禁忌证和相对禁忌证

（一）适应证

1. 缺血性卒中导致的神经功能缺损。

2. 症状持续 3～4.5 h。

3. 年龄≥18 岁。

4. 患者或家属签署知情同意书

（二）绝对禁忌证

同上。

（三）相对禁忌证

1. 年龄＞80 岁

2. 严重卒中（NIHSS 评分＞25 分）

3. 口服抗凝药（不考虑 INR 水平）

4. 有糖尿病和缺血性卒中病史。

第六节　抗凝血药

抗凝血药处方点评要点：

1. 肝素能抑制肾上腺分泌醛固酮而导致高钾血症，尤其是血钾升高或有血钾升高风险的患者，如糖尿病、慢性肾衰竭患者，注意药物遴选的适宜性。

2. 在预防或治疗静脉性血栓栓塞疾病以及防止血液透析中发生凝血时，不建议合并使用阿司匹林、其他水杨酸类药物、非甾体抗炎药物以及抗血小板药物，注意联合用药和不良的相互作用。

一、低分子量肝素钙

低分子量肝素是一种分子量低于 6500 的肝素，由具有抗血栓和抗凝作用的普通肝素解聚而成。低分子量肝素钙具有很高的抗凝血因子 Xa 活性（97 IU/ml）和较低的抗凝血因子 IIa 或抗凝血酶活性（30 IU/ml）。这二种活性比是 3：2。

【处方案例一】

处方 1：　　　　　　　××××医院医疗保险处方　　　　　　医保内处方
定点医疗机构编码：××××
科室名称：内科　　　　　　　　　　　日期：2015-10　　　　　　药物金额：
姓名：李××　　　性别：男　　　年龄：48 岁　　　　　　　病历号：

临床诊断	R： 药品名称和规格	用量	用法	频率	数量
左侧股骨粗隆间骨折	低分子量肝素钙注射液	0.6 ml	肌内注射	Qd	1 支
	阿司匹林肠溶片				
	（100 mg×30 片/盒）	100 mg	口服	ST	1 盒
				医生签名：	

审核/调配签名：　　　　　　　　　　　　　　核对/发药签名：

1. 请遵医嘱服药；2. 请在窗口点清药品；3. 处方当日有效；4. 发出药品不予退换。

1. 处方分析

（1）低分子量肝素钙是一种新型的抗凝血酶 III（AT-III）依赖性抗血栓形成药，其药理作用与普通肝素钠基本相似。预防性抗血栓治疗只需每天皮下注射 1 次，治疗性用药需每天 2 次用药，一般不需实验室监测。

（2）本患者为骨折，为预防深静脉血栓可应用低分子量肝素钙。骨科手术第一天术前 12 h、术后 12 h 及 24 h 各皮下注射给药 40 AXaIU/kg，术后第 2、3 天每天给药 40 AXaIU/kg，术后第 4 天起每天给药 60 AXaIU/kg，至少持续 10 天。还要根据患者体重调整用量，如体重大于 70 kg，术前至术后第 3 天应每日给予低分子肝素钙 0.4 ml（4100 AXaIU），术后第 4 日起给予 0.6 ml（6150 AXaIU）。建议根据患者具体病情选择低分子肝素钙的合适用量。

2. 药师建议

该处方属于用药不适宜中的"给药途径不适宜"，低分子量肝素钙仅能皮下注射或静脉用药，不能肌内注射，否则可致局部血肿发生。

　　该处方属于用药不适宜中的"联合用药不适宜"，低分子量肝素钙与非甾体抗炎药、水杨酸类药及口服抗凝药联合应用时，可能加重出血危险，本患者如无心脑血管高危情况，不建议联合应用阿司匹林治疗。

【处方案例二】

处方 2：　　　　××××医院医疗保险处方　　　　医保内处方
定点医疗机构编码：××××
科室名称：内科　　　　　　　　　　　日期：2015-7　　　　　　药物金额：
姓名：谢××　　　性别：男　　　　　年龄：63 岁　　　　　　病历号：

临床诊断	R: 药品名称和规格	用量	用法	频率	数量
右侧股静脉血栓形成 右侧股骨颈骨折 股骨头置换术后 慢性肾功能不全	华法林片 　（2.5 mg×80 片/盒） 低分子量肝素钙注射液	5 mg 0.4 ml	口服 皮下注射	Qd Bid	1 盒 2 支
				医生签名：	

　　　　　　　　审核/调配签名：　　　　　　　　　　　　　核对/发药签名：

1. 请遵医嘱服药；2. 请在窗口点清药品；3. 处方当日有效；4. 发出药品不予退换。

1. 处方分析

　　（1）低分子量肝素钙在肝代谢，主要由肾消除。在肾功能不全时药物代谢半衰期延长，血浆清除率降低，故要根据肾功能水平计算血栓的预防和治疗性用药剂量。

　　①血栓栓塞症的预防：轻度肾功能损害患者（肌酐清除率≥50 ml/min）不需要减少剂量。中度肾功能损害患者（肌酐清除率≥30 ml/min 以及<50 ml/min）及严重肾功能损害（肌酐清除率<30 ml/min）剂量应减少 25%～33%。

　　②治疗血栓栓塞症，及不稳定型心绞痛和非 Q 波心肌梗死：轻度肾功能损害患者不需要减少剂量（肌酐清除率≥50 ml/min）。中度肾功能损害患者（肌酐清除率≥30 ml/min 以及小于 50 ml/min），这些患者血栓栓塞症和出血的风险增加，剂量应减少 25%～33%。重度肾功能损害的患者禁用低分子量肝素钙。

　　（2）下肢深静脉血栓患者可以皮下注射低分子量肝素联合华法林口服抗凝治疗，严密监测 INR、PT 及血小板计数等指标，待 INR 达到 2 以上指标，及时停用低分子量肝素钙，华法林起始用量不宜过大，避免出血的不良反应发生。

2. 药师建议

　　本处方属于用药不适宜中的"用法用量不适宜"，低分子量肝素用药频率应为 Q12 h，治疗量应根据患者体重及血栓或出血的高危情况确定，一般每日用量为 184～200 AXaIU/kg，分 2 次给予（即 92～100 AXaIU/kg），每 12 h 给药一次，持续 10 天。

二、达肝素

　　达肝素药效远大于普通肝素。在临床应用中显示其抗 Ⅹa 活性强且持久，而延长 APTT 的作用微弱。因而，其具有抗栓作用强、出血危险性小的特点。另外，达肝素钠还能促进纤溶作用，通过与血管内皮细胞结合，保护内皮细胞，增强抗栓作用。其对血小板功能及脂质代谢的影响较普通肝素小。

【处方案例一】

处方1：　　　　　　××××医院医疗保险处方　　　　　医保内处方

定点医疗机构编码：××××

科室名称：内科　　　　　　　　　日期：2015-9　　　　　　药物金额：

姓名：吕××　　　性别：男　　　年龄：78 岁　　　　　　病历号：

临床诊断	R: 药品名称和规格	用量	用法	频率	数量
冠心病	达肝素钠注射液	10 000 IU	肌内注射	Q12 h	2 支
不稳定型心绞痛	酒石酸美托洛尔片				
慢性肾功能不全	（25 mg×20 片/盒）	25 mg	口服	Bid	3 盒
	阿司匹林肠溶片				
	（40 mg×100 片/盒）	80 mg	口服	Qd	1 盒
				医生签名：	

审核/调配签名：　　　　　　　　　　　　　　　　核对/发药签名：

1. 请遵医嘱服药；2. 请在窗口点清药品；3. 处方当日有效；4. 发出药品不予退换。

1. 处方分析

（1）达肝素钠是一种低分子量肝素钠，主要通过抗凝血酶（AT）而增强其对凝血因子Xa 和凝血酶的抑制，从而发挥其抗血栓形成的作用。适用于治疗急性深静脉血栓，预防急性肾衰竭或慢性肾功能不全患者进行血液透析和血液过滤期间体外循环系统中的凝血，治疗不稳定型冠状动脉疾病。

（2）治疗不稳定型心绞痛，达肝素用量为 120 IU/kg 皮下注射，每日 2 次，最大剂量为10 000 IU/12 h. 达肝素主要通过肾消除，肾功能不全患者的半衰期延长，应适当减量或延长给药间隔。

（3）如发生达肝素过量或中毒，可予鱼精蛋白抑制达肝素钠的抗凝作用，其凝血时间延长可被完全中和，但抗 Xa 活性只能被中和 25%～50%，1 mg 鱼精蛋白可抑制达肝素钠100 IU 的抗 Xa 作用，鱼精蛋白本身对初级阶段止血有抑制作用，所以只能在紧急情况下应用。

2. 药师建议

该处方属于用药不适宜中的"用法用量不适宜"，本患者达肝素单次用药量较大，为避免出血事件，应考虑根据患者体重，每次给予 5000～7500 IU 比较适宜。

该处方属于用药不适宜中的"给药途径不适宜"，达肝素钠仅能皮下注射或静脉用药，不能肌内注射，否则可致局部血肿发生。

【处方案例二】

处方2：　　　　　　××××医院医疗保险处方　　　　　医保内处方

定点医疗机构编码：××××

科室名称：内科　　　　　　　　　日期：2015-9　　　　　　药物金额：

姓名：梁×　　　性别：女　　　　年龄：59 岁　　　　　　病历号：

临床诊断	R: 药品名称和规格	用量	用法	频率	数量
慢性肾功能不全（尿毒症期） 肾性高血压 维持血液透析 血小板减少症	硝苯地平控释片 （30 mg×7 片/盒） 达肝素钠注射液	30 mg 10 000 IU	口服 静脉注射	Qd ST	4 盒 1 支
			医生签名：		

审核/调配签名：　　　　　　　　　　　　核对/发药签名：

1. 请遵医嘱服药；2. 请在窗口点清药品；3. 处方当日有效；4. 发出药品不予退换。

1. 处方分析

（1）低分子量肝素（LMWH）一般不会引起血小板减少，但对于部分患者可检测到针对 LMWH 和血小板因子 4（PF4）复合物的抗体，在很少情况下，仅接受 LMWH 治疗的患者可发生由肝素诱导性血小板减少引起的 full-blown 综合征。故达肝素慎用于血小板减少症和血小板缺陷患者，应用前后严密监测血小板计数，每周至少做 2 次，尤其是治疗初期的前 3 周。当出现严重血小板减少症时应停止治疗。

（2）对于尿毒症维持血液透析的患者可在血液透析中应用达肝素钠抗凝。达肝素钠在血液透析时的用法为：血液透析和血液过滤不超过 4 h，可静脉快速注射 5000 IU；血液透析和血液过滤超过 4 h，静脉快速注射 30～40 IU/kg，继以每小时 10～15 IU/kg 静脉输注。应定期进行功能性抗 X_a 测定，通常使血药浓度保持在 0.5～1.0 IU/mL 抗 X_a 的范围内。

（3）患者有肾性高血压，注意加强血压控制，如血压过高，大剂量应用达肝素钠可能导致出血事件发生。注意进行血压监测，合理适量地应用达肝素钠。

2. 药师建议

该处方属于用药不适宜中的"用法用量不适宜"，对血液透析的患者，静脉注射 10 000 IU 剂量过大，应进行功能性抗 X_a 测定，使抗 X_a 血浆浓度保持在适当范围内。

三、利伐沙班

利伐沙班是一种高选择性、直接抑制因子 X_a 的口服药物。通过抑制因子 X_a 可以中断凝血瀑布的内源性和外源性途径，抑制凝血酶的产生和血栓形成。利伐沙班并不直接抑制凝血酶（活化因子 Ⅱ），也并未证明其对于血小板有影响。

【处方案例一】

处方1：　　　　　　××××医院医疗保险处方　　　　　医保内处方

定点医疗机构编码：××××

科室名称：骨科　　　　　　　　日期：2015-8　　　　　　药物金额：

姓名：王×　　性别：男　　　　年龄：67 岁　　　　　病历号：

临床诊断	R: 药品名称和规格	用量	用法	频率	数量
股骨颈骨折术后 下肢深静脉血栓形成 肝损害	利伐沙班片 （10 mg×5 片/盒）	20 mg	口服	Bid	4 盒
				医生签名：	

审核/调配签名：　　　　　　　　　　　核对/发药签名：

1. 请遵医嘱服药；2. 请在窗口点清药品；3. 处方当日有效；4. 发出药品不予退换。

1. 处方分析

（1）利伐沙班适用于择期髋关节或膝关节置换术后静脉血栓预防药物。EINSTEIN DVT 研究结果显示，利伐沙班组疗效不劣于低分子肝素加华法林组，不增加出血风险，而且这种新型有效的替代疗法，没有传统治疗方式所需要的常规监测、注射或者控制饮食等限制，为临床应用提供了极大的便利。

（2）本患者存在肝损害，对于中度肝损害（Child Pugh B 类）的肝硬化患者，利伐沙班血药浓度可能显著升高，进而导致出血风险升高，故利伐沙班禁用于伴有凝血异常和临床相关出血风险的肝病患者。对于中度肝损害（Child Pugh B 类）的肝硬化患者，如果不伴有凝血异常，可以谨慎使用利伐沙班。

（3）利伐沙班用药过量，可以考虑使用活性炭来减少吸收。由于利伐沙班的血浆蛋白结合率较高，因此利伐沙班是不可透析的。如果发生出血，应采取以下步骤：①推迟下次利伐沙班的给药时间或适时终止治疗；②适当的对症治疗，如机械性压迫、外科手术、补液以及血流动力学支持，应当考虑输注血制品或成分输血；③如果采用上述措施无法控制危及生命的出血，可以考虑给予重组因子Ⅶa。

2. 药师建议

该处方属于用药不适宜中的"用法用量不适宜"，利伐沙班预防静脉血栓推荐剂量为口服 10 mg 每日 1 次，本处方用量过大。本药首次用药时间应于手术后 6～10 h 进行，对于接受髋关节大手术的患者，推荐一个治疗疗程为服药 5 周；对于接受膝关节大手术的患者，推荐一个治疗疗程为服药 2 周。

【处方案例二】

处方2：　　　　　　　　××××医院医疗保险处方　　　　医保内处方
定点医疗机构编码：××××
科室名称：内科　　　　　　　　日期：2015-9　　　　　　　药物金额：
姓名：陈××　　性别：男　　　年龄：83 岁　　　　　　　病历号：

临床诊断	R: 药品名称和规格	用量	用法	频率	数量
冠心病	利伐沙班片				
永久性心房颤动	（10 mg×5 片/盒）	10 mg	口服	Bid	4 盒
陈旧性脑梗死	阿司匹林肠溶片				
继发性癫痫	（100 mg×30 片/盒）	100 mg	口服	Qd	1 盒
慢性肾功能不全	卡马西平片				
	（200 mg×30 片/盒）	200 mg	口服	Bid	2 盒
					医生签名：

审核/调配签名：　　　　　　　　　　　　　　核对/发药签名：

1. 请遵医嘱服药；2. 请在窗口点清药品；3. 处方当日有效；4. 发出药品不予退换。

1. 处方分析

（1）利伐沙班用于治疗成人深静脉血栓形成，以降低急性深静脉血栓形成和肺栓塞的风险；用于具有一种或多种危险因素的非瓣膜性心房颤动成年患者，以降低卒中和全身性栓塞的风险。大型 ROCKET AF 试验Ⅲ期结果显示，利伐沙班降低心房颤动患者发生卒中和非中枢神经系统栓塞的效果优于华法林，并且显著降低颅内出血、重要器官出血和致死性出血。

（2）对于 CHADS2 评分≥1（具有以下任一项：充血性心力衰竭、高血压、年龄≥75 岁、糖尿病、卒中或一过性脑缺血发作史）且无抗凝禁忌证的非瓣膜病心房颤动患者，建议服用利伐沙班 20 mg，每日 1 次。

（3）轻、中度肾功能不全（Ccr 30～80 ml/min）患者，给予利伐沙班剂量 15 mg，每日 1 次，建议每年复查肾功能。重度肾功能不全（Ccr 15～29 ml/min）患者，慎用利伐沙班，如需使用，剂量 15 mg，每日 1 次，建议每 3 个月复查肾功能。Ccr<15 ml/min 者，应停药。

（4）建议年龄≥75 岁且体重≤50 kg 的患者给药剂量为 15 mg，每日 1 次。

（5）HAS-BLED 出血风险评分≥3 的出血高风险患者，建议利伐沙班剂量为 15 mg，每日 1 次。

（6）利伐沙班合用非甾体抗炎药（NSAID）阿司匹林或其他抗血栓药时，通常会提高出血风险，应慎重用药，注意观察患者病情，特别是对于没有控制的严重高血压、活动性消化性溃疡患者。

2. 药师建议

该处方属于用药不适宜中的"有不良相互作用"，本例患者年龄大于 75 岁，合并慢性肾功能不全，且利伐沙班与血小板聚集抑制剂阿司匹林合用，会提高出血风险。

该处方属于用药不适宜中的"用法用量不适宜"，本处方患者 CHADS2 评分 5 分，CHA2DS2-VASc 评分 6 分，为血栓高危，应考虑长期口服抗凝治疗，但利伐沙班单次用量及用药频率不适宜。

四、华法林钠

华法林为间接作用的香豆素类口服抗凝药，通过抑制维生素 K 在肝细胞内合成凝血因子 Ⅱ、Ⅶ、Ⅸ、Ⅹ，从而发挥抗凝作用。在肝细胞线粒体内的羧基化酶能将上述凝血因子的谷氨酸转变为 γ-羧基谷氨酸，后者再与钙离子结合，才能发挥其凝血活性。华法林的作用是抑制羧基化酶，对已经合成的上述因子并无直接对抗作用，必须等待这些因子在体内相对耗竭后，才能发挥抗凝效应，所以本药起效缓慢，仅在体内有效，停药后药效持续时间较长。

【处方案例一】

处方1：　　　　　　××××医院医疗保险处方　　　　　医保内处方
定点医疗机构编码：××××
科室名称：内科　　　　　　　　　日期：2015-10　　　　　药物金额：
姓名：邓×　　　性别：男　　　　　年龄：78 岁　　　　　　病历号：

临床诊断	R：药品名称和规格	用量	用法	频率	数量
冠心病	华法林片				
心房颤动	（2.5 mg×80 片/盒）	6.25 mg	口服	Qd	1盒
心功能不全	阿司匹林肠溶片				
脑梗死后遗症	（100 mg×30 片/盒）	100 mg	口服	Qd	1盒
	酒石酸美托洛尔片				
	（25 mg×20 片/盒）	25 mg	口服	Bid	3盒

医生签名：

审核/调配签名：　　　　　　　　　　　　核对/发药签名：

1. 请遵医嘱服药；2. 请在窗口点清药品；3. 处方当日有效；4. 发出药品不予退换。

1. 处方分析

（1）华法林有治疗窗窄、起效慢、代谢存在遗传异质性、与多种食物和药物有相互作用的特点。特殊人群（如老年人、体质虚弱、营养不良、心力衰竭、肝病、近期曾进行手术治疗、正在服用可增强华法林作用的药物）应从低剂量（如<1.5 mg/d）开始用药。因本药起效缓慢，治疗起初 3 天由于血浆抗凝蛋白被抑制可以存在短暂高凝状态，如需立即产生抗凝作用，可在开始同时应用肝素，待本品充分发挥抗凝效果后再停用肝素。本患者高龄，华法林用药量较大，注意监测凝血相指标。

（2）华法林治疗个体差异较大，治疗期间应严密观察病情，并依据凝血酶原时间 INR 调整用量，INR 的监测频度应视患者具体情况而定。应用华法林治疗初期，至少应每 3～5 日检测一次 INR。

2. 药师建议

该处方属于用药不适宜中的"用法用量不适宜"。本处方患者高龄，正在服用可增强华法林作用的阿司匹林，使用华法林治疗时应从低剂量 1.5 mg/d 开始，初始剂量治疗 INR 不达标时，可按照 1.0～1.5 mg/d 的幅度逐渐递增，并连续检测 INR，直至其达到目标值（INR 2.0～3.0；老年患者为 1.8～2.5），当 INR 达到目标值、华法林剂量相对固定后，至少每 4 周检测一次 INR 指标。

【处方案例二】

处方 2：　　　　　　　××××医院医疗保险处方　　　　　医保内处方

定点医疗机构编码：××××

科室名称：内科　　　　　　　　　日期：2015-10　　　　　药物金额：

姓名：孙××　　　性别：女　　　　年龄：86 岁　　　　　病历号：

临床诊断	R: 药品名称和规格	用量	用法	频率	数量
左下肢深静脉血栓 肝损害 消化性溃疡 皮下脂肪瘤	西咪替丁片 （200 mg×20 片/盒） 华法林钠片 （2.5 mg×80 片/盒）	200 mg 5 mg	口服 口服	Bid Qd	2 盒 1 盒
				医生签名：	

审核/调配签名：　　　　　　　　　　　　　　　核对/发药签名：

1. 请遵医嘱服药；2. 请在窗口点清药品；3. 处方当日有效；4. 发出药品不予退换。

1. 处方分析

（1）华法林由肝代谢，代谢产物由肾排泄，故严重肝、肾功能损害患者禁用。本患者存在肝损害，注意监测肝功能及凝血相指标，必要时减量或停药。

（2）增强本药抗凝作用的药物有：阿司匹林、水杨酸钠、胰高血糖素、奎尼丁、吲哚美辛、保泰松、奎宁、依他尼酸、甲苯磺丁脲、甲硝唑、别嘌醇、红霉素、氯霉素、某些氨基糖苷类抗生素、头孢菌素类、苯碘达隆、西咪替丁、氯贝丁酯、右旋甲状腺素、对乙酰氨基酚、曲马多等。

2. 药师建议

该处方属于用药不适宜中的"有不良相互作用"。本处方华法林用量较大，且患者有消化道溃疡，同时使用西咪替丁可增强华法林抗凝作用，导致各种出血，特别是消化道出血，注意监测 INR 指标变化，及时调整用药。

【处方案例三】

处方 3：　　　　　　　××××医院医疗保险处方　　　　　医保内处方

定点医疗机构编码：××××

科室名称：内科　　　　　　　　　日期：2015-7　　　　　　药物金额：

姓名：王××　　　性别：男　　　　年龄：68 岁　　　　　病历号：

临床诊断	R: 药品名称和规格	用量	用法	频率	数量
短暂性脑缺血发作 高血压 肺结核	富马酸比索洛尔片 （5 mg×10 片/盒） 氯沙坦钾片 （50 mg×7 片/盒） 华法林钠片 （3 mg×100 片/瓶） 利福平胶囊 （0.15 g×100 粒/瓶）	5 mg 50 mg 3 mg 0.3 g	口服 口服 口服 口服	Qd Qd Qd Qd	3 盒 4 盒 1 瓶 1 瓶
				医生签名：	

审核/调配签名：　　　　　　　　　　　　　　　核对/发药签名：

1. 请遵医嘱服药；2. 请在窗口点清药品；3. 处方当日有效；4. 发出药品不予退换。

1. 处方分析

（1）华法林制剂为外消旋体，其 S 型和 R 型异构体在体内均经肝细胞色素 P450 酶系统代谢。S 型华法林主要经 CYP2C9、CYP3A4 代谢，R 型华法林主要经过 CYP1A2、CYP3A4、CYP2C19 代谢。所以细胞色素 P450 酶的遗传特性、有细胞色素 P450 酶诱导或抑制作用的药物和食物，以及个体的种族、年龄、性别等因素，均会影响华法林的代谢。

（2）利福平是细胞色素 P450 酶的强诱导剂，华法林和利福平联合应用，可使华法林的抗凝作用降低。降低华法林抗凝作用的药物有：苯妥英钠、巴比妥类、口服避孕药、雌激素、考来烯胺、利福平、维生素 K 类、氯噻酮、螺内酯、扑痛酮、皮质激素等。

2. 药师建议

该处方属于用药不适宜中的"有不良相互作用"。在合并使用利福平的患者中，应注意监测凝血功能；如果发现华法林抗凝效果降低，应根据实验室监测结果，缓慢增加华法林的剂量。由于轻微的剂量调整即有可能引起 INR 的波动，所以首先应该考虑华法林的出血风险及华法林剂量的增加幅度。利福平停用后其诱导作用消失，应对华法林的剂量再次调整。

第七节 其他药物

一、奥扎格雷

奥扎格雷为血栓素合成酶抑制剂，能抑制 TXA_2 生成，因而具有抗血小板聚集和扩张血管作用。静脉给药能降低血浆 TXA_2 水平，对不同诱导剂所致血小板聚集均有抑制作用，对脑梗死有预防作用。

【处方案例一】

处方1：　　　　　××××医院医疗保险处方　　　　　医保内处方
定点医疗机构编码：××××
科室名称：内科　　　　　　　　日期：2015-8　　　　　　　药物金额：
姓名：郭×　　　性别：男　　　　年龄：76 岁　　　　　　病历号：

临床诊断	R: 药品名称和规格	用量	用法	频率	数量
冠心病	5%葡萄糖注射液	100 ml	/静滴		2 袋
高血压	奥扎格雷注射液	80 mg	/	Bid	4 支
	阿司匹林肠溶片				
	（40 mg×100 片/盒）	120 mg	口服	Qd	1 盒
				医生签名：	

审核/调配签名：　　　　　　　　　　　　核对/发药签名：

1. 请遵医嘱服药；2. 请在窗口点清药品；3. 处方当日有效；4. 发出药品不予退换。

1. 处方分析

（1）奥扎格雷为血栓素合成酶抑制剂，有抑制血小板聚集和扩张血管作用。可用于治疗急性血栓性脑梗死和脑梗死所伴随的运动障碍，以及改善蛛网膜下腔出血手术后的脑血管痉挛和并发脑缺血症状。

（2）奥扎格雷静脉用药方法：将奥扎格雷 40～80 mg，溶于 250～500 ml 电解质溶液或 5％葡萄糖溶液中静点。

（3）本处方同时应用阿司匹林和奥扎格雷，两药有协同作用，应适当减量应用，注意监测血小板计数及功能，预防出血副作用发生。

2. 药师建议

该处方属于用药不适宜中的"适应证不适宜"。奥扎格雷适用于治疗急性血栓性脑梗死和脑梗死所伴随的运动障碍，以及改善蛛网膜下腔出血手术后的脑血管痉挛和并发脑缺血症状。冠心病和高血压并非适应证。

该处方属于用药不适宜中的"用法用量不适宜"。本处方将奥扎格雷 80 mg 溶入 100 ml 5％葡萄糖注射液，药物浓度大，易发生药物不良反应。

【处方案例二】

处方 2：　　　　　××××医院医疗保险处方　　　　医保内处方
定点医疗机构编码：××××
科室名称：内科　　　　　　　　日期：2015-7　　　　药物金额：
姓名：王××　　性别：男　　　年龄：86 岁　　　　病历号：

临床诊断	R: 药品名称和规格	用量	用法	频率	数量
急性脑梗死	0.9％氯化钠注射液	250 ml	/静滴		2 袋
慢性肾功能不全	奥扎格雷注射液	80 mg	/	Bid	4 支
冠心病	0.9％氯化钠注射液	100 ml	/静滴		1 袋
心律失常	注射用埃索美拉唑钠	40 mg	/	Qd	1 支
-阵发性室上性心动过速					
高血压					
消化道出血					
				医生签名：	

审核/调配签名：　　　　　　　　　　　　核对/发药签名：

1. 请遵医嘱服药；2. 请在窗口点清药品；3. 处方当日有效；4. 发出药品不予退换。

1. 处方分析

（1）奥扎格雷几乎全部经尿排出，故对于肾功能不全患者可能导致肾功能恶化，注意监测肾功能水平。

（2）奥扎格雷最严重的不良反应为出血性脑梗死、硬膜外血肿、脑内出血、消化道出血、皮下出血等。本患者消化道出血，应考虑停用奥扎格雷。

（3）本患者高血压，如收缩压超过 26.6 kPa（即 200 mgHg）也应停用奥扎格雷，避免诱发颅内出血。

2. 药师建议

该处方属于用药不适宜中的"遴选的药品不适宜"。奥扎格雷偶可诱发室上性心律失常及血压下降，本处方患者存在冠心病、阵发性室上性心动过速，应减量或终止给药，注意用药期间监测血压及心电图变化。

【处方案例三】

处方 3： ××××医院医疗保险处方　　　　医保内处方
定点医疗机构编码：××××
科室名称：内科　　　　　　　日期：2015-3　　　　　药物金额：
姓名：赵××　　性别：女　　年龄：68 岁　　　病历号：

临床诊断	R:药品名称和规格	用量	用法	频率	数量
脑梗死恢复期	注射用奥扎格雷钠				
低钙血症	（80 mg×2 支/盒）	80 mg	静滴	Bid	1盒
	葡萄糖酸钙注射液				
	（5 支/盒，每支 1 g/ml）	1 g	静滴	Qd	1盒
				医生签名：	

　　　　　　　审核/调配签名：　　　　　　　　　核对/发药签名：

1. 请遵医嘱服药；2. 请在窗口点清药品；3. 处方当日有效；4. 发出药品不予退换。

1. 处方分析

患者为老年女性，脑梗死恢复期，因此使用奥扎格雷。同时患者有低钙血症，使用葡萄糖酸钙进行补钙治疗。奥扎格雷避免与含钙液体（格林溶液等）混合使用，以免出现白色混浊。

2. 药师建议

该处方属于用药不适宜中的"有配伍禁忌"。建议奥扎格雷与葡萄糖酸钙分开输注。

二、贝前列素

贝前列素是前列环素（PGI_2）的衍生物。PGI_2是花生四烯酸连锁反应的最终产物，具有强力抗血小板凝集作用和血管扩张作用，主要由血管壁的花生四烯酸代谢产生，血管内皮细胞和血管平滑肌细胞均能产生PGI_2，而动脉粥样硬化部位的血管合成PGI_2减少。已有报告，患心脏缺血性疾病和患与冠状动脉痉挛有关的急性心肌梗死及不稳定型心绞痛时，PGI_2稳定因子载脂蛋白 A 减少。

【处方案例一】

处方 1： ××××医院医疗保险处方　　　　医保内处方
定点医疗机构编码：××××
科室名称：内科　　　　　　　日期：2015-11　　　　药物金额：
姓名：梁××　　性别：女　　年龄：81 岁　　　病历号：

临床诊断	R:药品名称和规格	用量	用法	频率	数量
下肢动脉硬化闭塞症	贝前列素钠片				
消化性溃疡	（20 μg×10 片/盒）	20 μg	餐前口服	Tid	3盒
糖尿病	阿司匹林肠溶片				
	（100 mg×30 片/盒）	100 mg	餐前口服	Qd	1盒
				医生签名：	

　　　　　　　审核/调配签名：　　　　　　　　　核对/发药签名：

1. 请遵医嘱服药；2. 请在窗口点清药品；3. 处方当日有效；4. 发出药品不予退换。

1. 处方分析

贝前列素通过血小板和血管平滑肌的前列环素受体，激活腺苷酸环化酶，使细胞内 cAMP 浓度升高，抑制 Ca^{2+} 内流及血栓素 A_2 生成等，从而有抗血小板和扩张血管的作用。适用于慢性动脉闭塞性疾病引起的溃疡、间歇性跛行、疼痛和冷感等症状。

2. 药师建议

该处方属于用药不适宜中的"用法用量不适宜"，本患者有消化道溃疡，且同时应用阿司匹林，为减少胃肠反应，注意餐后服用本药。同时注意观察消化道症状，定期复查便常规及血小板计数。

【处方案例二】

处方2：　　　　　　××××医院医疗保险处方　　　　　医保内处方
定点医疗机构编码：××××
科室名称：内科　　　　　　　日期：2015-11　　　　药物金额：
姓名：陈×　　　性别：男　　　年龄：80 岁　　　　病历号：

临床诊断	R：药品名称和规格	用量	用法	频率	数量
冠心病	贝前列素钠片				
心绞痛	（20 μg×10 片/盒）	40 μg	餐后口服	Tid	5 盒
低血压	葡醛内酯片				
肝损害	（100 mg×100 片/盒）	100 mg	口服	Tid	1 盒
肺间质纤维化	乙酰半胱氨酸				
	（0.2 g×30 片/盒）	0.2 g	口服	Tid	3 盒
				医生签名：	

　　　　　　　　审核/调配签名：　　　　　　　　　核对/发药签名：

1. 请遵医嘱服药；2. 请在窗口点清药品；3. 处方当日有效；4. 发出药品不予退换。

1. 处方分析

（1）贝前列素有抗血小板和扩张血管的作用，如发现血压降低、心率加快、面色苍白、恶心等症状时，应停止给药，给予适当的处置。本患者有低血压，应避免服用贝前列素，注意密切观察患者生命体征。

（2）贝前列素曾有出现间质性肺炎的报告，应密切观察呼吸系统病情，如出现异常，应停止给药。

（3）本患者肝功能异常，考虑贝前列素有出现黄疸和 AST、ALT 升高等肝功能异常的报告，应停药，并监测肝功能。

（4）贝前列素有发生心绞痛、心肌梗死的报告，如用药期间心肌缺血症状加重，也应立即停药。

2. 药师建议

该处方属于用药不适宜中的"适应证不适宜"，贝前列素适用于慢性动脉闭塞性疾病，当仅诊断为冠心病、心绞痛时不适宜。

该处方属于用药不适宜中的"遴选的药品不适宜"，本患者有低血压、肝损害、心绞痛、肺间质纤维化，都是贝前列素已报告的不良反应，应避免应用。

三、阿魏酸哌嗪片

阿魏酸哌嗪片具有抗凝、抗血小板聚集、扩张微血管、增加冠状动脉流量、解除血管痉挛作用，是新的非肽类内皮素受体拮抗剂，可竞争性阻断内皮素与其受体的结合，从而抑制系膜细胞增殖、降低肾小球滤过孔径。另外，血管内皮细胞损伤是糖尿病肾病起始的关键因素，阿魏酸哌嗪具有重要的抗氧化应激作用，可直接清除自由基，保护肾小球内皮细胞，调节其内分泌功能，改善高凝状态和减少球内微血栓。这些都有利于改善肾小球滤过膜的屏障作用。

阿魏酸哌嗪口服吸收血药浓度达峰时间为 29 min，分布相半衰期（$t_{1/2\alpha}$）为 27 min，消除相半衰期（$t_{1/2\beta}$）为 5.5 h。本品在体内分布较广，除肝、肾血液中分布较多外，在胃、小肠中分布也较多，主要从尿、粪便中排出。能透过胎盘屏障。

【处方案例一】

处方 1：　　　　　××××医院医疗保险处方　　　　医保内处方
定点医疗机构编码：××××
科室名称：内科　　　　　　　　日期：2015-12　　　　　药物金额：
姓名：王××　　性别：男　　　年龄：69 岁　　　　　　病历号：

临床诊断	R：药品名称和规格	用量	用法	频率	数量
冠心病	阿魏酸哌嗪片				
慢性肾功能不全	（50 mg×50 片/盒）	500 mg	口服	Tid	3 盒
	单硝酸异山梨酯片				
	（40 mg×24 片/盒）	40 mg	口服	Qd	1 盒
				医生签名：	

审核/调配签名：　　　　　　　　　　　　　　　核对/发药签名：

1. 请遵医嘱服药；2. 请在窗口点清药品；3. 处方当日有效；4. 发出药品不予退换。

1. 处方分析

（1）阿魏酸哌嗪适用于各类伴有镜下血尿和高凝状态的肾小球疾病，如肾炎、慢性肾炎、肾病综合征、早期尿毒症以及冠心病、脑梗死、脉管炎等的辅助治疗。

（2）阿魏酸哌嗪推荐的剂量是 100～200 mg Tid，有报道超量服用阿魏酸哌嗪可引起重度低血压。阿魏酸哌嗪为中药川芎中提取的阿魏酸，再将阿魏酸与六水哌嗪经化学合成方法制成阿魏酸哌嗪，容易误认为是中药制剂，随意增加服药剂量。

2. 药师建议

该处方属于用药不适宜中的"用法用量不适宜"，本处方阿魏酸哌嗪 500 mg Tid 超量。

【处方案例二】

科室名称：内科　　　　　　　　　日期：2015-12　　　　药物金额：
姓名：计×　　性别：男　　　　年龄：46 岁　　　　　　病历号：

临床诊断	R: 药品名称和规格	用量	用法	频率	数量
慢性肾小球肾炎	阿苯达唑片				
胆道蛔虫病	（0.2 g×10 片/盒）	0.4 g	口服	ST	1 盒
慢性胆囊炎	阿魏酸哌嗪片				
	（50 mg×50 片/盒）	200 mg	口服	Tid	3 盒
				医生签名：	

审核/调配签名：　　　　　　　　　　　　　　　　核对/发药签名：

1. 请遵医嘱服药；2. 请在窗口点清药品；3. 处方当日有效；4. 发出药品不予退换。

1. 处方分析

阿魏酸哌嗪片由中药川芎中的阿魏酸和川芎嗪等有效成分经化学合成而得。川芎嗪是一种生物碱，即四甲基吡嗪，禁与阿苯达唑类和双羟萘酸噻嘧啶类药物合用。

2. 药师建议

该处方属于用药不适宜中的"联合用量不适宜"，阿魏酸哌嗪禁与阿苯达唑类和双羟萘酸噻嘧啶类药物联用。

四、羟乙基淀粉 130/0.4 氯化钠注射液

羟乙基淀粉为血容量扩充剂，其容量扩充效应和血液稀释效应取决于分子量大小。当静脉给予本药时，低于肾阈值（分子量 60 000~70 000）的小分子很容易通过肾经尿排泄，而本药在输入体内后，血浆中羟乙基淀粉的平均分子量为 70 000~80 000，在治疗期间保持在肾阈值之上。本药分布容积约为 5.9 L，输注本品 30 min 后，血药浓度为最大血药浓度的 75%，6 h 后降至 14%。单次给予羟乙基淀粉 500 ml，血药浓度在 24 h 后几乎回到基线水平。单次给予本品 500 ml 后，药物的血浆清除率为 31.4 ml/min，药时曲线下面积（AUC）为 14.3 mg/(ml·h)，$t_{1/2\alpha}$ 为 1.4 h，$t_{1/2\beta}$ 为 12.1 h，药物的体内药代动力学显示非线性特征。对轻至重度肾功能不全患者进行本药的药代动力学研究，受试者单次给予本药 500 ml，结果显示，药物的 AUC 有中等程度增加，AUC 在肌酐清除率（Cor）<50 ml/min 的受试者体内是 Cor≥50 ml/min 受试者的 1.7 倍（95% 可信区间为 1.44~2.07）。肾功能不全不影响药物的消除半衰期和 C_{max}。药物在血浆中没有出现明显的蓄积现象。

【处方案例一】

处方1： ××××医院医疗保险处方　　　医保内处方
定点医疗机构编码：××××
科室名称：内科　　　　　　　日期：2015-12　　　药物金额：
姓名：谢××　　性别：女　　　年龄：66岁　　　病历号：

临床诊断	R:				
	药品名称和规格	用量	用法	频率	数量
低血容量休克	0.9%氯化钠注射液	250 ml	/静滴		1袋
细菌性肺炎	多巴胺注射液	100 mg	/	ST	5支
急性胃肠炎	羟乙基淀粉 130/0.4	2500 ml	静滴	120滴/分	
慢性肾功能不全	氯化钠注射液			ST	5袋
				医生签名：	

审核/调配签名：　　　　　　　　　　　核对/发药签名：

1. 请遵医嘱服药；2. 请在窗口点清药品；3. 处方当日有效；4. 发出药品不予退换。

1. 处方分析

（1）本患者有低血容量休克，根据休克治疗原则应先晶体液后胶体液输注，也可多路晶体、胶体液联合静点扩容，每日羟乙基淀粉 130/0.4 氯化钠用量及输注速度应根据患者失液量、血流动力学参数确定。本处方羟乙基淀粉 130/0.4 氯化钠用量过大，一般每日推荐剂量不应超过 33 ml/kg，最大剂量为每日 50 ml/kg。

（2）羟乙基淀粉 130/0.4 氯化钠静滴应先慢后快，初始的 10～20 ml 应缓慢输入，极个别患者在使用含羟乙基淀粉的药品时，可能发生过敏性反应（如中度流感样症状、心动过缓、心动过速、支气管痉挛、非心源性肺水肿等），发生率大概 0.06%，故在输液过程中，密切观察患者病情，如发生相关反应，应立即停药，并给予及时处理。如患者无不适症状，可加快滴速。

2. 药师建议

该处方属于用药不适宜中的"用法用量不适宜"，羟乙基淀粉 130/0.4 氯化钠注射液用药时应先慢后快，一般每日推荐剂量不应超过 33 ml/kg。

【处方案例二】

处方 2：　　　　　　××××医院医疗保险处方　　　　　　医保内处方

定点医疗机构编码：××××

科室名称：急诊科　　　　　　日期：2015-12　　　　　　药物金额：

姓名：潘×　　性别：男　　　　　　年龄：62 岁　　　　　　病历号：

临床诊断	**R:** 药品名称和规格	用量	用法	频率	数量
冠心病	0.9%氯化钠注射液	100 ml	/静滴		1 袋
心功能不全	埃索美拉唑注射液	40 mg	/	ST	1 支
急性上消化道出血	羟乙基淀粉 200/0.5	1000 ml	静滴	60 滴/分	4 袋
失血性休克	0.9%氯化钠注射液	500 ml	静滴	ST	1 袋
肺部感染	0.9%氯化钠注射液	100 ml	/静滴		1 袋
肝硬化	注射用头孢哌酮舒巴坦钠	3 g	/	Q12 h	1 支
				医生签名：	

审核/调配签名：　　　　　　　　　　　　　核对/发药签名：

1. 请遵医嘱服药；2. 请在窗口点清药品；3. 处方当日有效；4. 发出药品不予退换。

1. 处方分析

（1）羟乙基淀粉 200/0.5 氯化钠注射液 500 ml 中含氯化钠 4.5 g，大量快速输注可能导致严重高钠或高氯血症，液体负荷过重，加重心力衰竭，甚至出现急性肺水肿。本患者失血性休克、心功能不全，应在输血治疗基础上，先晶后胶，根据血压、心率及心功能情况调整入液量及滴速。

（2）对比羟乙基淀粉氯化钠 130/0.4 及 200/0.5 剂型，130/0.4 药代动力学分布更好，经肾排泄较快，降低了大量和多次输注后体内的蓄积量，较少引起血小板及凝血功能障碍（APTT、ACT 延长），出血风险相对较小。

2. 药师建议

该处方属于用药不适宜中的"联合用药不适宜"。患者失血性休克，大剂量使用羟乙基淀粉时，可能导致凝血及血小板功能异常，而且本患者肝硬化，应用头孢哌酮舒巴坦也易出现凝血功能异常，联合用药增加了不良反应发生的可能，应尽量避免。建议羟乙基淀粉氯化钠 130/0.4 比 200/0.5 剂型副作用更小。

第五章 血管活性药的处方点评

血管活性药是指通过调节血管舒缩状态，改变血管功能和改善微循环血流灌注而达到抗休克目的的药物，包括血管收缩药和血管扩张药。常用于收缩血管的拟交感神经药有：去甲肾上腺素、肾上腺素、多巴胺、间羟胺、异丙肾上腺素、甲氧明和多巴酚丁胺。通过收缩皮肤、黏膜血管和内脏血管，增加外围阻力，使血压回升，从而保证重要生命器官的微循环血流灌注。其中肾上腺素能受体兴奋药占有重要地位，以去甲肾上腺素为代表。血管扩张药包括 α-肾上腺素能受体阻滞药、M-胆碱能受体阻滞药及其他直接作用于血管的血管扩张药，能解除血管痉挛，使微循环灌注增加，从而改善组织器官缺血、缺氧及功能衰竭状态，以酚妥拉明为代表。

第一节 血管收缩药

一、多巴胺

多巴胺激动交感神经系统肾上腺素受体和位于肾、肠系膜、冠状动脉、脑动脉的多巴胺受体，其效应为剂量依赖性。小剂量时（每分钟 $0.5 \sim 2\,\mu g/kg$），主要作用于多巴胺受体，使肾及肠系膜血管扩张，肾血流量及肾小球滤过率增加，尿量及钠排泄量增加。小到中等剂量（每分钟 $2 \sim 10\,\mu g/kg$），能直接激动 β_1 受体及间接促使去甲肾上腺素自储藏部位释放，对心肌产生正性应力作用，使心肌收缩力及心搏量增加，最终使心排血量增加、收缩压升高、舒张压无变化或有轻度升高，脉压可能增大，外周总阻力常无改变，冠状动脉血流及耗氧改善。大剂量时（每分钟大于 $10\,\mu g/kg$），激动 α 受体，导致周围血管阻力增加，肾血管收缩，肾血流量及尿量反而减少。由于心排血量及周围血管阻力增加，致使收缩压及舒张压均增高。激动心脏 β_1 受体，增加心肌收缩力作用显著；由于增加肾和肠系膜的血流量，可防止由这些器官缺血所致的休克恶性发展。在相同的增加心肌收缩力情况下，致心律失常和增加心肌耗氧的作用较弱。总之，多巴胺对于伴有心肌收缩力减弱、尿量减少而血容量已补足的休克患者尤为适用。多巴胺口服无效，静脉滴入后在体内分布广泛，不易通过血-脑屏障。静注 5 min 内起效，持续 $5 \sim 10$ min，作用时间的长短与用量不相关。在体内很快通过单胺氧化酶及儿茶酚-氧位-甲基转移酶（COMT）的作用，在肝、肾及血浆中降解成无活性的化合物。一次用量的 25% 左右，在肾上腺神经末梢代谢成去甲肾上腺素。半衰期约为 2 min。经肾排泄，约 80% 在 24 h 内排出，尿液内以代谢物为主，极小部分为原形。

【处方案例一】

处方1：　　　　　××××医院医疗保险处方　　　　　医保内处方
定点医疗机构编码：××××
科室名称：内科　　　　　　　　日期：2015-8　　　　　　药物金额：
姓名：秦××　　性别：男　　　年龄：77 岁　　　　　病历号：

临床诊断	R:药品名称和规格	用量	用法	频率	数量
消化道出血	0.9%氯化钠注射液	100 ml	/静滴		1 袋
失血性休克	多巴胺注射液	200 mg	/	ST	10 支
慢性肾功能不全				医生签名：	

审核/调配签名：　　　　　　　　　　　　核对/发药签名：

1. 请遵医嘱服药；2. 请在窗口点清药品；3. 处方当日有效；4. 发出药品不予退换。

1. 处方分析

（1）低血容量休克、失血性休克治疗首先应予晶胶体液、红细胞补足血容量，再予血管活性药物，治疗效果良好。单独大量应用血管活性药物虽可短期升压，但同时导致心脏负荷增大、肾及外周循环灌注不足，可使病情进一步恶化。本患者应在积极止血的基础上，加强补液扩容，必要时输血，同时给予适量多巴胺升压，注意保护重要脏器的灌注。

（2）本处方未标明滴速，多巴胺应用时根据病情、体重不同，应用剂量也不同。小剂量时（每分钟 $0.5 \sim 2\ \mu g/kg$），主要作用于多巴胺受体，改善肾血流量及肾小球滤过率，增加尿量及钠排泄量；小到中等剂量（每分钟 $2 \sim 10\ \mu g/kg$），能直接激动 β_1 受体及间接促使去甲肾上腺素自储藏部位释放，对心肌产生正性应力作用，使心肌收缩力及心搏量增加，最终使心排血量增加、收缩压升高，脉压可能增大，外周总阻力常无改变，冠状动脉血流及耗氧改善；大剂量时（每分钟大于 $10\ \mu g/kg$），激动 α 受体，导致周围血管阻力增加，肾血管收缩，肾血流量及尿量反而减少，由于心排血量及周围血管阻力增加，致使收缩压及舒张压均增高。对危重病例一般先按 $5\ \mu g/(kg \cdot min)$ 滴注，然后以 $5 \sim 10\ \mu g/(kg \cdot min)$ 递增至 $20 \sim 50\ \mu g/(kg \cdot min)$，最大剂量不超过每分钟 $500\ \mu g$。

2. 药师建议

该处方属于用药不适宜中的"用法用量不适宜"。多巴胺应用时根据患者病情、体重不同，剂量也因人而异。小剂量时改善肾血流量及肾小球滤过率；小到中等剂量使心排血量增加、收缩压升高，外周总阻力常无改变；大剂量时周围血管阻力增加，肾血流量及尿量减少，收缩压及舒张压均增高。最大剂量不超过每分钟 $500\ \mu g$。

【处方案例二】

处方2：　　　　　×××医院医疗保险处方　　　　　医保内处方
定点医疗机构编码：××××
科室名称：内科　　　　　　　　日期：2015-9　　　　　　　药物金额：
姓名：赖×　　　性别：男　　　年龄：88岁　　　　　　　　病历号：

临床诊断	R:药品名称和规格	用量	用法	频率	数量
感染中毒性休克	0.9%氯化钠注射液	100 ml	/静滴	1袋	
冠心病	多巴胺注射液	200 mg	/	ST	10支
心房颤动	0.9%氯化钠注射液	500 ml	静滴	ST	1袋
室性早搏	琥珀酰明胶注射液	500 ml	静滴	ST	1袋
心功能不全					
下肢动脉硬化闭塞症					
				医生签名：	

审核/调配签名：　　　　　　　　　　　　　　　　核对/发药签名：

1. 请遵医嘱服药；2. 请在窗口点清药品；3. 处方当日有效；4. 发出药品不予退换。

1. 处方分析

（1）多巴胺小到中等剂量对心肌产生正性肌力作用，使心肌收缩力、心率及心搏量增加。大剂量时可导致周围血管阻力增加，肾血管收缩，使肾及周围血管灌注减少。本患者有冠心病、心功能不全、快速型心律失常，应用多巴胺有加重心肌缺血、心力衰竭及发生恶性心律失常的风险，且患者存在外周血管闭塞病变，长时间应用多巴胺收缩外周血管，可能导致局部肢体坏死或坏疽。故应用多巴胺应从小剂量开始，根据血压及时调整用量，患者血压稳定后逐渐减停多巴胺。用药期间注意监测血压、心率、尿量及心电情况，注意患者心肾功能及肢端循环情况，及时对症治疗。

（2）患者处于休克状态，心功能不全，应计算每日补液量，扩容补液应先快后慢，先晶后胶，处方应标明具体输液速度。

2. 药师建议

该处方属于用药不适宜中的"用法用量不适宜"，应用多巴胺应从小剂量开始，根据血压及时调整用量，患者血压稳定后逐渐减停多巴胺。用药期间注意监测血压、心率、尿量及心电图变化，注意患者心肾功能及肢端循环情况；根据休克补液原则合理补液。

二、多巴酚丁胺

多巴酚丁胺正性肌力作用比多巴胺强，对 β_2 受体和 α 受体兴奋性较弱。治疗量能增加心肌收缩力，增加心排血量，很少增加心肌耗氧量，可降低外周血管阻力，能降低心室充盈压，促进房室结传导。口服无效，静脉注入 1～2 min 内起效，如缓慢滴注可延长到 10 min，一般静注后 10 min 作用达高峰，持续数分钟。表观分布容积为 0.2 L/kg，清除率为 244 L/h，半衰期约为 2 min，在肝代谢成无活性的化合物。代谢物主要经肾排出。

【处方案例一】

处方1：　　　　　　　××××医院医疗保险处方　　　　医保内处方
定点医疗机构编码：××××
科室名称：内科　　　　　　　　日期：2015-7　　　　　　药物金额：
姓名：李××　　性别：男　　　年龄：54岁　　　　　　病历号：

临床诊断	R:				
	药品名称和规格	用量	用法	频率	数量
心力衰竭	盐酸多巴酚丁胺注射液				
心房颤动	（每支 20 mg/2 ml）	60 mg	静滴	ST	3 支
				医生签名：	

审核/调配签名：　　　　　　　　　　　　　　核对/发药签名：

1. 请遵医嘱服药；2. 请在窗口点清药品；3. 处方当日有效；4. 发出药品不予退换。

1. 处方分析

（1）多巴酚丁胺用于器质性心脏病心肌收缩力下降引起的心力衰竭，包括心脏直视手术后所致的低排血量综合征，作为短期支持治疗。

（2）多巴酚丁胺对心肌产生正性肌力作用，主要作用于 β_1 受体，对 β_2 及 α 受体作用相对较小。能直接激动心脏 β_1 受体以增强心肌收缩和增加搏出量，使心排血量增加。对于心房颤动的患者，多巴酚丁胺能加快房室传导，心室率加速，如需用本品，应先给予洋地黄类药物。

2. 药师建议

该处方可能属于用药不适宜中的"遴选的药品不适宜"，应先给予洋地黄类药物。

【处方案例二】

处方2：　　　　　　　××××医院医疗保险处方　　　　医保内处方
定点医疗机构编码：××××
科室名称：内科　　　　　　　　日期：2015-7　　　　　　药物金额：
姓名：赵×　　性别：男　　　年龄：85岁　　　　　　病历号：

临床诊断	R:				
	药品名称和规格	用量	用法	频率	数量
心力衰竭	盐酸多巴酚丁胺注射液				
代谢性酸中毒	（每支 20 mg/2 ml）	60 mg	静滴	ST	3 支
	碳酸氢钠注射液				
	（每瓶 0.5 g/10 ml）	0.5 g	静滴	ST	1 瓶
				医生签名：	

审核/调配签名：　　　　　　　　　　　　　　核对/发药签名：

1. 请遵医嘱服药；2. 请在窗口点清药品；3. 处方当日有效；4. 发出药品不予退换。

1. 处方分析

（1）盐酸多巴酚丁胺是儿茶酚胺类药物之一，静脉给药用作强心剂。多巴酚丁胺与 5% 碳酸氢钠注射液配伍时，前者因 pH 升高而发生变化，故有可能导致作用降低。

（2）pH 超过 7.0 以上的碱性药物，如谷氨酸钠注射液、氨丁三醇注射液（THAM）、氨茶碱注射液、乳酸钠注射液、氨苄西林钠等亦不宜与多巴酚丁胺在输液中配伍。另外，此药还不宜和细胞色素 C、维生素 K_3 注射液配伍。

2. 药师建议

该处方属于用药不适宜中的"有配伍禁忌"。同时使用这两种药物时，不能混合使用。

三、肾上腺素

肾上腺素兼有 α 受体和 β 受体激动作用。α 受体激动引起皮肤、黏膜和内脏血管收缩。β 受体激动引起冠状血管扩张、骨骼肌和心肌兴奋、心率增快、支气管平滑肌和胃肠道平滑肌松弛。对血压的影响与剂量有关，常用剂量使收缩压上升而舒张压不升或略降，大剂量使收缩压、舒张压均升高。肾上腺素在体内的代谢途径与异丙肾上腺素相同。口服后有明显的首过效应，在血中被肾上腺素神经末梢摄取，另一部分迅速在肠黏膜及肝中被儿茶酚-氧位-甲基转移酶（COMT）和单胺氧化酶（MAO）灭活，转化为无效代谢物，不能达到有效血浓度。皮下注射由于局部血管收缩使之吸收缓慢，肌内注射吸收较皮下注射为快。皮下注射 6～15 min 起效，作用维持 1～2 h，肌内注射作用维持 80 min 左右。仅少量原形药物由尿排出。

【处方案例一】

处方1：　　　　　　××××医院医疗保险处方　　　　　医保内处方
定点医疗机构编码：××××
科室名称：呼吸科　　　　　　　日期：2015-10　　　　　药物金额：
姓名：高×　　性别：女　　　　年龄：49 岁　　　　　　病历号：

临床诊断	R:				
	药品名称和规格	用量	用法	频率	数量
肺部感染	5％葡萄糖注射液	10 ml	静脉注射		1 支
过敏性休克	地塞米松磷酸钠注射液	10 mg		ST	2 支
冠心病	盐酸肾上腺素注射液	1 mg	静脉注射	ST	1 支
心律失常					
				医生签名：	

审核/调配签名：　　　　　　　　　　　核对/发药签名：

1. 请遵医嘱服药；2. 请在窗口点清药品；3. 处方当日有效；4. 发出药品不予退换。

1. 处方分析

（1）肾上腺素为 α 受体和 β 受体激动剂，适用于因支气管痉挛所致的严重呼吸困难，可迅速缓解药物等引起的过敏性休克，亦可用于延长浸润麻醉用药的作用时间，是各种原因引起的心脏骤停进行心肺复苏的主要抢救用药。

（2）过敏性休克患者应立即停用致敏药物，肾上腺素具有兴奋心肌、升高血压、松弛支气管等作用，故可缓解过敏性休克症状。本患者存在冠心病、心律失常，肾上腺素用法用量不适宜，不应未稀释直接静脉注射给药，且用量过大，易诱发急性心肌缺血、恶性心律失常及脑血管病。肾上腺素正常用法为：皮下注射或肌内注射 0.5～1 mg，也可用 0.9％氯化钠注射液 10 ml 加肾上腺素 0.1～0.5 mg 缓慢静注，如疗效不好，可改用肾上腺素 4～8 mg 溶于 5％葡萄糖液 500～1000 ml 静滴治疗。

（3）治疗过敏性休克时，在应用肾上腺素、糖皮质激素的同时，应加强补液扩容治疗。

2. 药师建议

该处方属于用药不适宜中的"给药途径不适宜"。肾上腺素为治疗过敏性休克、心脏骤停的常用抢救药物，注意治疗过敏性休克时尽量皮下及肌内注射给药，即使静脉给药，也应稀释后缓慢静注，如快速大量静脉用药，可诱发急性心脑血管疾病及恶性心律失常。

【处方案例二】

处方 2： ××××医院医疗保险处方 医保内处方
定点医疗机构编码：××××
科室名称：急诊科　　　　　　　　　日期：2015-9　　　　　　药物金额：
姓名：郑×× 　性别：男　　　　年龄：88 岁　　　　　　病历号：

临床诊断	R：药品名称和规格	用量	用法	频率	数量
冠心病	盐酸肾上腺素注射液	2 mg	静脉注射	ST	1 支
急性前壁心肌梗死	加压素注射液	40 U	静脉注射	ST	1 支
心脏停搏	0.9％氯化钠注射液	250 ml	静滴		1 袋
	多巴胺注射液	200 mg		ST	10 支
				医生签名：	

审核/调配签名：　　　　　　　　　　　　核对/发药签名：

1. 请遵医嘱服药；2. 请在窗口点清药品；3. 处方当日有效；4. 发出药品不予退换。

1. 处方分析

（1）肾上腺素是各种原因引起的心脏骤停进行心肺复苏的主要抢救用药。2010 版 AHA 心肺复苏指南认为静脉或骨内推注 40 U 血管加压素可替代第一或第二剂肾上腺素治疗心脏骤停。而最新 2015 版 AHA 心肺复苏指南指出：联合使用血管加压素和肾上腺素，相比使用标准剂量的肾上腺素在治疗心脏骤停时没有优势，为了简化流程，已从成人心脏骤停流程中去除了血管加压素，故本处方联合应用肾上腺素及血管加压素不适宜。

（2）本处方肾上腺素用量不适宜。心肺复苏时肾上腺素用法为：0.25～0.5 mg 肾上腺素以 10 ml 生理盐水稀释后静脉注射或心内注射，必须同时进行心脏按压、人工呼吸、纠正酸中毒等抢救。对电击引起的心脏骤停，亦可用肾上腺素配合电除颤仪或利多卡因等进行抢救。临床上通常习惯直接肾上腺素 1 mg 静脉注射用于心脏骤停，不予稀释，根据患者反应，可每 3～5 min 重复 1 次。

（3）肾上腺素递增剂量法不能提高患者存活率，且肾上腺素剂量过大或静脉注射速度过快时，可引起血压骤升，甚至有诱发脑出血的危险。其他血管活性药物如去甲肾上腺素、异丙肾上腺素也不能提高患者存活率。

（4）因不可电击心律引发心脏骤停后应尽早给予肾上腺素，可增加心肺复苏术后自主循环恢复（ROSC）的成功率、存活出院率及神经功能完好存活率。

2. 药师建议

该处方属于用药不适宜中的"用法用量不适宜"。肾上腺素是各种原因引起的心脏骤停进行心肺复苏的主要抢救用药，2015 版 AHA 心肺复苏指南不建议联合使用血管加压素和肾上腺素，尽早应用肾上腺素 1 mg 稀释或直接静脉注射，每 3～5 min 重复 1次，可增加复苏成功率。肾上腺素递增剂量法及应用其他血管活性药物均不能提高患者存活率。

四、异丙肾上腺素

异丙肾上腺素主要激动 β 受体，对 $β_1$ 和 $β_2$ 受体选择性很低，对 α 受体几乎无作用。它可作用于支气管 $β_2$ 肾上腺素受体，使支气管平滑肌松弛，扩张支气管抑制组胺等介质的释放；可兴奋 $β_1$ 肾上腺素受体，增快心率、增强心肌收缩力，增加心脏传导系统的传导速度，缩短窦房结不应期；可扩张外周血管，减轻心脏（尤其左心）负荷，以纠正低排血量和血管严重收缩的休克状态。异丙肾上腺素雾化吸入吸收完全，吸入 2～5 min 即起效，作用可维持 0.5～2 h。静注作用维持不到 1 h；舌下给药 15～30 min 起效，作用维持 1～2 h。异丙肾上腺素体内半衰期仅几分钟，主要在肝内代谢，通过肾排泄。雾化吸入后 5%～10% 以原形排出，静注后 40%～50% 以原形排出。

【处方案例一】

处方 1：　　　　　　　××××医院医疗保险处方　　　　　　医保内处方
定点医疗机构编码：××××
科室名称：内科　　　　　　　　　日期：2015-8　　　　　　　药物金额：
姓名：赵××　　　性别：男　　　　年龄：90 岁　　　　　　　病历号：

临床诊断	R:药品名称和规格	用量	用法	频率	数量
冠心病	5%葡萄糖注射液	250 ml	/静滴		1 袋
急性下壁心肌梗死	异丙肾上腺素注射液	1 mg	/	ST	1 支
三度房室传导阻滞					
心功能不全				医生签名：	

审核/调配签名：　　　　　　　　　　　　　　　　　　核对/发药签名：

1. 请遵医嘱服药；2. 请在窗口点清药品；3. 处方当日有效；4. 发出药品不予退换。

1. 处方分析

（1）异丙肾上腺素为 β 受体激动剂，对 $β_1$ 和 $β_2$ 受体均有强大的激动作用，对 α 受体几无作用。它作用于 $β_1$ 受体，可使心肌收缩力增强，心率加快，传导加速，心输出量和心肌耗氧量增加；作用于血管平滑肌 $β_2$ 受体，使骨骼肌血管明显舒张，血管总外周阻力降低；作用于支气管平滑肌 $β_2$ 受体，使支气管平滑肌松弛。适用于治疗心源性或感染性休克、完全性房室传导阻滞、心搏骤停。

（2）异丙肾上腺素禁用于心绞痛、心肌梗死、甲状腺功能亢进及嗜铬细胞瘤患者。本患者急性下壁心肌梗死合并三度房室传导阻滞，首选安装临时起搏器治疗，应用异丙肾上腺素可加快心率、增加心肌耗氧，可能导致心肌梗死面积扩大，恶性心律失常及心力衰竭加重，仅在无植入起搏器情况下尽量短期、小剂量应用。

2. 药师建议

该处方属于用药不适宜中的"适应证不适宜"。异丙肾上腺素适用于治疗心源性或感染性休克、完全性房室传导阻滞、心搏骤停患者，禁用于心绞痛、心肌梗死、甲状腺功能亢进及嗜铬细胞瘤患者。

【处方案例二】

处方2： ××××医院医疗保险处方　　　　　医保内处方
定点医疗机构编码：××××
科室名称：内科　　　　　　　日期：2015-10　　　　药物金额：
姓名：冯××　　　性别：女　　　年龄：62 岁　　　　　病历号：

临床诊断	R: 药品名称和规格	用量	用法	频率	数量
心律失常 －三度房室传导阻滞 高血压	5%葡萄糖注射液	250 ml	/静滴	60 滴/分	1 袋
	异丙肾上腺素注射液	2 mg	/	ST	1 支
	富马酸比索洛尔片				
	（5 mg×10 片/盒）	5 mg	口服	Qd	1 盒
				医生签名：	

审核/调配签名：　　　　　　　　　　　核对/发药签名：

1. 请遵医嘱服药；2. 请在窗口点清药品；3. 处方当日有效；4. 发出药品不予退换。

1. 处方分析

（1）本患者三度房室传导阻滞，紧急情况下可予异丙肾上腺素静滴提高心率。但本处方药物浓度大，滴速较快，一般异丙肾上腺素配液方法是 0.5～1 mg 加入 5%葡萄糖注射液 200～300 ml 内缓慢静滴，滴速开始要慢，如从 10～20 滴/分开始，根据心率、血压情况逐渐调整滴速。

（2）异丙肾上腺素半衰期仅几 min，心率稳定后不要突然停药，应逐渐减量直至停用，注意持续心电监测。

（3）患者三度房室传导阻滞，富马酸比索洛尔与异丙肾上腺素有拮抗作用，应禁用 β 受体阻滞剂等减慢心率药物。

2. 药师建议

该处方属于用药不适宜中的"用法用量不适宜"。异丙肾上腺素静点治疗，起始滴速要慢，根据心率、血压情况逐渐调整滴速，心率稳定后不要突然停药，应逐渐减量直至停用。

该处方属于用药不适宜中的"联合用药不适宜"。异丙肾上腺素禁止与 β 受体阻滞剂等减慢心率药物联用。

五、去甲肾上腺素

去甲肾上腺素是强烈的 α 受体激动药，对 β_1 受体作用较弱，对 β_2 受体几无作用。通过 α 受体的激动作用，可引起小动脉和小静脉血管收缩，血管收缩的程度与血管上的 α 受体密度有关，皮肤和黏膜血管收缩最明显，其次是肾血管。通过 β_1 受体的激动，使心肌收缩加强，心率加快。外周血管收缩和心肌收缩力增加引起供血量增加，使收缩压及舒张压都升高，脉压略加大。口服后在胃肠道内全部被破坏，皮下注射后吸收差，且易发生局部组织坏死；临床上一般采用静脉滴注。静脉给药后起效迅速，停止滴注后作用时效维持 $1\sim2$ min。主要在肝内代谢，一部分在各组织内代谢，依靠儿茶酚-氧位-甲基转换酶（COMT）和单胺氧化酶作用，转化为无活性的代谢产物。经肾排泄，绝大部分为代谢产物，仅微量以原形排泄。

【处方案例一】

处方 1：　　　　　××××医院医疗保险处方　　　　　医保内处方
定点医疗机构编码：××××
科室名称：内科　　　　　　　　日期：2015-8　　　　　　药物金额：
姓名：王××　　　性别：男　　　年龄：78 岁　　　　　病历号：

临床诊断	R: 药品名称和规格	用量	用法	频率	数量
冠心病	5%葡萄糖注射液	250 ml	/静滴	40 滴/分	1 袋
急性前壁心肌梗死	重酒石酸去甲肾上腺素	2 mg	/	ST	1 支
心源性休克	去乙酰毛花苷注射液	0.2 mg	静脉注射	ST	
急性肾功能不全					
				医生签名：	

审核/调配签名：　　　　　　　　　　　　　　　核对/发药签名：

1. 请遵医嘱服药；2. 请在窗口点清药品；3. 处方当日有效；4. 发出药品不予退换。

1. 处方分析

（1）去甲肾上腺素为肾上腺素受体激动药，可强烈激动 α、β_1 受体，导致血管收缩，暂时维持脑与冠状动脉灌注，但肾等器官血流减少，组织供血不足导致缺氧和酸中毒。持久或大量使用时，可使回心血流量减少，外周血管阻力升高，心排血量减少，休克加重。本患者心源性休克、急性肾功能不全，应用去甲肾上腺素可导致心、肾功能进一步恶化，避免大量应用，如有条件可考虑主动脉内球囊反搏（IABP）或体外膜肺氧合（ECMO）维持循环功能以度过危险期。

（2）去甲肾上腺素用量：成人一般开始以每分钟 $8\sim12$ μg 速度滴注，调整滴速以达到目标血压水平，维持量为每分钟 $2\sim4$ μg。本处方去甲肾上腺素用量为每分钟 16 μg，用量较大，可能出现严重头痛、高血压、心率缓慢、呕吐及抽搐，应减少用量，加强扩容，保持电解质及酸碱平衡。

（3）去甲肾上腺素与洋地黄类同用，易导致心律失常，联合用药应严密监测心电情况。

2. 药师建议

该处方属于用药不适宜中的"用法用量不适宜"。去甲肾上腺素使肾等器官血流减少，组织供血不足导致缺氧和酸中毒，应避免持久或大量使用。成人一般开始以每分钟 $8\sim12$ μg 速度滴注，调整滴速以达到目标血压水平，维持量为每分钟 $2\sim4$ μg。

该处方属于用药不适宜中的"有不良相互作用"。去甲肾上腺素与洋地黄类同用，易导致心律失常，谨慎联用。

【处方案例二】

处方 2：　　　　　　　××××医院医疗保险处方　　　　医保内处方
定点医疗机构编码：××××
科室名称：内科　　　　　　　日期：2015-8　　　　　　药物金额：
姓名：祝×　　　性别：女　　　年龄：80 岁　　　　　病历号：

临床诊断	R: 药品名称和规格	用量	用法	频率	数量
低血压	5％葡萄糖注射液	250 ml	/静滴	40·滴/分	1 袋
急性肠炎	重酒石酸去甲肾上腺素				
焦虑抑郁状态	注射液	1 mg	/	ST	1 支
动脉硬化闭塞症	多塞平片				
	（25 mg×100 片）	25 mg	口服	Tid	1 盒
				医生签名：	

审核/调配签名：　　　　　　　　　　　　核对/发药签名：

1. 请遵医嘱服药；2. 请在窗口点清药品；3. 处方当日有效；4. 发出药品不予退换。

1. 处方分析

（1）患者急性肠炎，血容量不足导致低血压状态，首先应补液扩容，去甲肾上腺素仅作为急救时补充血容量的辅助治疗，一般建议使用。去甲肾上腺素虽可短时间升高血压，保证脑及冠状动脉灌注，但肾供血减少，周围循环障碍加重，可能导致肾功能不全及肢体缺血坏死，故不适合大量长期应用。

（2）去甲肾上腺素与三环类抗抑郁药如多塞平合用，由于增强肾上腺素受体的敏感性，可加强去甲肾上腺素的心血管作用，引起心律失常、心动过速、高血压或高热，应避免联合用药。如必须合用，起始剂量要小，同时监测心血管系统情况，预防不良反应发生。

2. 药师建议

该处方属于用药不适宜中的"适应证不适宜"。低血容量休克首先应补液扩容，去甲肾上腺素仅作为急救时补充血容量的辅助治疗，不适合大量长期应用。

该处方属于用药不适宜中的"有不良相互作用"，应避免联合应用去甲肾上腺素与三环类抗抑郁药。

第二节 血管扩张药

一、酚妥拉明

酚妥拉明为 α 肾上腺素受体阻滞剂，对 α_1 与 α_2 受体均有作用，使血管扩张而降低周围血管阻力。口服 40 mg，30 min 达血药浓度峰值，C_{max} 为 33 mg/L，有效浓度可维持 2 h。药物主要由肝代谢，大约 13% 的药物以原形从尿中排出。血清蛋白结合率为 54%。肌内注射 20 min 血药浓度达峰值，持续 30～45 min，静脉注射 2 min 血药浓度达峰值，作用持续 15～30 min。静脉注射半衰期约 19 min。

【处方案例一】

处方 1：　　　　　　××××医院医疗保险处方　　　　医保内处方
定点医疗机构编码：××××
科室名称：内科　　　　　　　　日期：2015-12　　　　　　药物金额：
姓名：朱××　　性别：女　　年龄：52 岁　　　　　　病历号：

临床诊断	R: 药品名称和规格	用量	用法	频率	数量
高血压性心脏病	0.9%氯化钠注射液	500 ml	/静滴	60 滴/分	1 袋
心功能不全	甲磺酸酚妥拉明注射液	100 mg	/	ST	10 支
嗜铬细胞瘤	硫酸胍乙啶片				
	（25 mg×30 片/盒）	25 mg	口服	Qd	2 盒
				医生签名：	

审核/调配签名：　　　　　　　　　　　　核对/发药签名：

1. 请遵医嘱服药；2. 请在窗口点清药品；3. 处方当日有效；4. 发出药品不予退换。

1. 处方分析

酚妥拉明是短效的非选择性 α 受体（α_1、α_2）阻滞剂，能拮抗血液循环中肾上腺素和去甲肾上腺素的作用，使血管扩张而降低周围血管阻力；拮抗儿茶酚胺效应，用于诊治嗜铬细胞瘤，但对正常人或原发性高血压患者的血压影响甚少；能降低外周血管阻力，使心脏后负荷降低，左心室舒张末压和肺动脉压下降，心搏出量增加，可用于治疗心力衰竭。

酚妥拉明用于心力衰竭治疗可持续静点，正确滴速是每分钟 0.17～0.4 mg，根据血压情况调整滴速。本患者酚妥拉明滴速过快，易发生直立性低血压、心动过速等心律失常，应控制滴速在 40 滴/分以下。

本患者嗜铬细胞瘤，如血压急剧升高，可静脉注射酚妥拉明 2～5 mg 或滴注每分钟 0.5～1 mg，以预防高血压急症等发生。

2. 药师建议

该处方属于用药不适宜中的"用法用量不适宜"。注意心力衰竭建议滴速为每分钟 0.17 ～0.4 mg；嗜铬细胞瘤降压可静脉注射酚妥拉明 2～5 mg 或滴注每分钟 0.5～1 mg。

该处方属于用药不适宜中的"联合用药不适宜"，酚妥拉明与胍乙啶同用，体位性低血压或心动过缓的发生率增高，故不建议联合使用。

【处方案例二】

处方2：　　　　　　××××医院医疗保险处方　　　　　自费处方
定点医疗机构编码：××××
科室名称：内科　　　　　　　　　　日期：2015-7　　　　　　药物金额：
姓名：佟×　　性别：男　　　　年龄：48 岁　　　　　　病历号：

临床诊断	R:药品名称和规格	用量	用法	频率	数量
勃起功能障碍	甲磺酸酚妥拉明片				
冠心病	（40 mg×2 片/盒）	40 mg	口服	PRN	1 盒
心绞痛	地高辛片				
心律失常	（0.25 mg×30 片/盒）	0.25 mg	口服	Qd	1 盒
- 心房颤动	硝酸异山梨酯片				
慢性胃溃疡	（5 mg×100 片/盒）	10 mg	口服	Tid	1 盒
				医生签名：	

审核/调配签名：　　　　　　　　　　核对/发药签名：

1. 请遵医嘱服药；2. 请在窗口点清药品；3. 处方当日有效；4. 发出药品不予退换。

1. 处方分析

酚妥拉明为 α 肾上腺受体阻滞剂，对 $α_1$ 与 $α_2$ 受体均有作用，使血管扩张而降低周围血管阻力，可使阴茎海绵体平滑肌松弛，让血液更多地流入海绵体组织中，同时阻止海绵体中血液流出，导致勃起。该药维持勃起功能可不受性激素、情绪及神经的影响。故酚妥拉明口服可用于勃起功能障碍的治疗。

酚妥拉明有明确降压作用，主要由肝代谢，部分从尿中排出，禁用于低血压、严重动脉硬化、心绞痛、心肌梗死、肝肾功能不全、胃溃疡及对本药过敏者。本处方患者存在多种酚妥拉明禁忌证，应停用酚妥拉明，避免发生严重不良反应。

2. 药师建议

该处方属于用药不适宜中的"遴选的药品不适宜"，虽然酚妥拉明可治疗勃起功能障碍，但是本患者同时有心绞痛和胃溃疡，不宜选用。

该处方属于用药不适宜中的"联合用药不适宜"，酚妥拉明禁与硝酸异山梨酯合用。

该处方属于用药不适宜中的"有不良相互作用"，酚妥拉明与地高辛合用时，注意监测地高辛的血药浓度。

二、乌拉地尔

乌拉地尔属于 α 受体阻滞剂，其降血压的独特性在于具有外周和中枢双重降血压作用，既有阻断突触后 $α_1$ 受体和外周 $α_2$ 受体的作用，同时还可激活中枢 5-羟色胺 1A 受体，通过降低调节中枢的交感神经反馈而降血压。大量的临床资料表明，乌拉地尔降血压作用有效迅速，也易于控制，具有一定的安全性。此外，乌拉地尔还可降低心脏前、后负荷和平均肺动脉压，改善心搏出量和心排血量，降低心肌耗氧量，对心率无明显影响，可以降低肾血管的阻力。在降血压时不改变脑脊液、脑组织容积和脑血流，不影响颅内压。对糖、脂肪代谢及肝功能均无影响。乌拉地尔口服制剂主要用于原发性高血压、肾性高血压、嗜铬细胞瘤引起的高血压；静脉制剂主要用于治疗高血压危象、重度和极重度高血压以及难治性高血压，用于控制围术期高血压。口服吸收迅速、良好，生物利用度为72%，呈双相半衰期，分布相 $t_{1/2}$ 35 min，消除相 $t_{1/2}$ 2.7 h，终末半衰期4.7 h；血浆蛋白结合率80%。乌拉地尔在肝代谢，主要代谢产物为P-羟化代谢物及O-脱甲基和N-脱甲基衍生物，其代谢物（50%～70%）和原形药物（15%）从尿液排泄，老年和肝硬化患者均可使乌拉地尔 $t_{1/2}$ 延长。乌拉地尔缓释胶囊口服30 mg后，作用持续6～12 h。与碱性液体存在配伍禁忌。孕妇、哺乳期妇女、对本药过敏者禁用。肝功能障碍、中度到重度肾功能不全、老年、同时使用西咪替丁的患者慎用。偶见头痛、头晕、心悸、恶心、乏力、失眠、瘙痒、心律失常等不良反应。

【处方案例一】

处方1：　　　　　　××××医院医疗保险处方　　　　医保内处方
定点医疗机构编码：××××
科室名称：内科　　　　　　　　日期：2015-7　　　　　　药物金额：
姓名：孙××　　性别：男　　　年龄：70岁　　　　　　病历号：

临床诊断	R：药品名称和规格	用量	用法	频率	数量
高血压亚急症	0.9%氯化钠注射液	100 ml	/静脉泵入	60滴/分	1袋
陈旧脑梗死	乌拉地尔注射液	250 mg	/	ST	10支
				医生签名：	

审核/调配签名：　　　　　　　　　　　　　　核对/发药签名：

1. 请遵医嘱服药；2. 请在窗口点清药品；3. 处方当日有效；4. 发出药品不予退换。

1. 处方分析

（1）乌拉地尔是一种高选择性α受体阻滞剂，具有外周和中枢双重作用。外周扩张血管作用主要为阻断突触后 α_1 受体，使外周阻力显著下降，中枢作用则通过激活5-羟色胺1A受体，降低延髓心血管中枢的交感神经反馈调节而起降压作用。本品对静脉血管的舒张作用大于对动脉血管的作用，并能降低肾血管阻力和肺动脉高压，对心率无明显影响。

（2）乌拉地尔注射液用法为：250 mg乌拉地尔加入到生理盐水、5%或10%的葡萄糖注射液中，静脉输液的最大药物浓度为每毫升4 mg乌拉地尔，推荐初始速度为每分钟2 mg，维持速度为每小时9 mg。本患者配液方法正确，但起始用量较大，易导致血压快速下降，诱发低血压，甚至缺血性脑血管病发生。

2. 处方分析

该处方属于用药不适宜中的"用法用量不适宜"，乌拉地尔为静脉快速降压药，起效快，作用强，用药期间应严密监测血压变化，对于老年人、有缺血性脑血管病患者慎用。应从小剂量应用，避免降压过快、过低而诱发急性心脑血管事件。

【处方案例二】

处方 2：　　　　　××××医院医疗保险处方　　　　　医保内处方
定点医疗机构编码：××××
科室名称：内科　　　　　　　　　　日期：2015-12　　　　药物金额：
姓名：王××　　性别：男　　　　年龄：86 岁　　　　　病历号：

临床诊断	R: 药品名称和规格	用量	用法	频率	数量
冠心病	乌拉地尔缓释片				
2 型糖尿病	（30 mg×12 片/盒）	45 mg	口服	Bid	6 盒
慢性肾功能不全	复方甘草口服液				
肾性高血压	（100 ml/瓶）	10 ml	口服	Tid	1 瓶
急性咽炎	西咪替丁片				
	（0.4 g×10 片/盒）	0.4 g	口服	Tid	2 盒
	硝苯地平缓释片				
	（10 mg×16 片/盒）	20 mg	口服	Bid	3 盒
				医生签名：	

审核/调配签名：　　　　　　　　　　　　　　　核对/发药签名：

1. 请遵医嘱服药；2. 请在窗口点清药品；3. 处方当日有效；4. 发出药品不予退换。

1. 处方分析

乌拉地尔口服主要用于原发性高血压、肾性高血压、嗜铬细胞瘤引起的高血压治疗。一般成年人口服乌拉地尔缓释片通常从每天 1 片开始，当效果不明显时，可在 1～2 周的时间内逐渐增加剂量至每天 2 片～4 片，分 2 次口服。本处方单次用量 1 片半，考虑本药物为缓释制剂，不宜分开或咬碎服用，应整片口服，防止一过性血药浓度上升导致低血压发生。

乌拉地尔与其他降压药同用或同时服用含乙醇成分制剂可增强乌拉地尔的降压作用。本处方中乌拉地尔与硝苯地平缓释片联用应慎重，且复方甘草口服液有乙醇成分，也应谨慎联合用药，注意监测血压变化。

乌拉地尔与西咪替丁同用可增加血药浓度 15%，注意血压变化，及时减量用药。

2. 药师建议

该处方属于用药不适宜中的"用法用量不适宜"，乌拉地尔缓释剂型应根据血压逐渐调整药量，不宜分开或咬碎服用，

该处方属于用药不适宜中的"联合用药不适宜"，乌拉地尔慎与其他降压药、含乙醇药物、西咪替丁联用。

三、罂粟碱

罂粟碱对血管、心脏或其他平滑肌有直接的非特异性松弛作用，其作用可能是抑制环核苷酸磷酸二酯酶所致。口服易吸收，但差异大，生物利用度约 54%。蛋白结合率近 90%。$t_{1/2\beta}$ 为 0.5～2 h，但有时也长达 24 h。主要在肝内代谢为 4-羟基罂粟碱葡糖醛酸盐。一般以

代谢产物形式由肾排泄。可经透析被清除。

【处方案例一】

处方1:　　　　　　××××医院医疗保险处方　　　　　医保内处方

定点医疗机构编码：××××

科室名称：内科　　　　　　　　　日期：2015-11　　　　　药物金额：

姓名：楚××　　性别：女　　　年龄：79 岁　　　　　病历号：

临床诊断	R:				
	药品名称和规格	用量	用法	频率	数量
胆石症	盐酸罂粟碱注射液				
胆囊炎	（30 mg/支）	60 mg	静脉注射	ST	2 支
冠心病					
一度房室传导阻滞					
陈旧脑梗死					
				医生签名：	

审核/调配签名：　　　　　　　　　　　　　　　核对/发药签名：

1. 请遵医嘱服药；2. 请在窗口点清药品；3. 处方当日有效；4. 发出药品不予退换。

1. 处方分析

罂粟碱对血管、心脏或其他平滑肌有直接的非特异性松弛作用，其作用可能是抑制环核苷酸磷酸二酯酶引起。适用于治疗脑、心及外周血管痉挛所致的缺血，以及肾、胆囊或胃肠道等内脏痉挛。

由于罂粟碱对脑及冠状血管的作用不及对周围血管，可使中枢神经缺血区的血流进一步减少，出现"窃流现象"，本患者有冠心病、脑梗死病史，应慎用或减量应用。

本患者老年女性，冠心病、房室传导阻滞，单次罂粟碱用量较大，可能抑制房室和室内传导，发生严重心律失常，建议减量用药，注意监测血压、心率及心电图变化。

静脉注射罂粟碱应缓慢，不应少于 $1\sim2$ min，快速给药可出现呼吸加深、面色潮红、心跳加速、低血压及眩晕等不良反应。本处方应注明静脉注射速度。

罂粟碱不良反应可出现黄疸，本患者有胆囊炎，可能存在黄疸症状，注意鉴别药物性黄疸可能。

2. 药师建议

该处方属于用药不适宜中的"用法用量不适宜"，罂粟碱慎用于冠心病、脑梗死患者，禁用于完全性房室传导阻滞患者，老年患者应小剂量用药，注意静脉注射时间不少于 2 min。

【处方案例二】

处方2：　　　　　　××××医院医疗保险处方　　　　　医保内处方

定点医疗机构编码：××××

科室名称：内科　　　　　　　　　　日期：2015-7　　　　　　药物金额：

姓名：王××　　　性别：男　　　　年龄：86岁　　　　　　病历号：

临床诊断	R:药品名称和规格	用量	用法	频率	数量
下肢动脉硬化狭窄 双侧青光眼术后	盐酸罂粟碱片（30 mg×100 片/盒）	90 mg	口服	Tid	1盒
	阿司匹林肠溶片（100 mg×30 片/盒）	100 mg	口服	Qd	1盒
				医生签名：	

审核/调配签名：　　　　　　　　　　　　　　核对/发药签名：

1. 请遵医嘱服药；2. 请在窗口点清药品；3. 处方当日有效；4. 发出药品不予退换。

1. 处方分析

罂粟碱可用于治疗脑、心及外周血管痉挛所致的缺血，一般口服用量为：一次 30~60 mg，一日3次。本处方超量用药，应减量。

罂粟碱可能增加眼压，诱发青光眼，本患者虽青光眼术后，应定期检测眼压。

罂粟碱过量时可有视物模糊、复视、嗜睡、软弱等症状，注意识别。罂粟碱一般以代谢产物形式经肾排泄。可经血液透析治疗清除。

2. 药师建议

该处方属于用药不适宜中的"用法用量不适宜"，罂粟碱口服剂量一次 30~60 mg，一日3次，慎用于青光眼患者，药物中毒时可行血液透析治疗排毒。

四、胰激肽原酶

胰激肽原酶能使激肽原降解成激肽，从而起扩张血管、改善微循环、调整血压等作用；同时还可以作为活化因子，激活纤溶酶原，提高纤溶系统和胶原水解酶活性，起到抗凝血、抗血栓形成和防止基底膜增厚等重要生理作用。

【处方案例一】

处方1：　　　　　　××××医院医疗保险处方　　　　　医保内处方

定点医疗机构编码：××××

科室名称：内科　　　　　　　　　　日期：2015-11　　　　　药物金额：

姓名：王××　　　性别：女　　　　年龄：67岁　　　　　　病历号：

临床诊断	R:药品名称和规格	用量	用法	频率	数量
2 型糖尿病 糖尿病周围神经病变 糖尿病肾病 3 期	0.9％氯化钠注射液	5 ml	/皮下注射		1支
	胰激肽原酶注射液	40 U	/	Qd	1支
				医生签名：	

审核/调配签名：　　　　　　　　　　　　　　核对/发药签名：

1. 请遵医嘱服药；2. 请在窗口点清药品；3. 处方当日有效；4. 发出药品不予退换。

1. 处方分析

（1）胰激肽原酶有扩张血管、改善微循环作用，可激活纤溶酶原，降低血液黏度，激活磷脂酶 A_2，抗血小板聚集，防止血栓形成等。主要用于微循环障碍性疾病，如糖尿病引起的肾病、周围神经病、视网膜病、眼底病及缺血性脑血管病，也可用于高血压病的辅助治疗。

（2）本患者存在糖尿病肾病、周围神经病变，可应用胰激肽原酶治疗，但用法用量不适宜，胰激肽原酶 40 U 应加灭菌注射用水 1.5 ml 溶解，必须肌内注射，一日 1 次或隔日 1 次用药。

2. 药师建议

该处方属于用药不适宜中的"用法用量不适宜"，胰激肽原酶 10～40 U 用灭菌注射用水 1.5 ml 溶解，不宜溶于 5 ml 0.9%氯化钠注射液，不能皮下注射。

【处方案例二】

处方2：　　　　××××医院医疗保险处方　　　　医保内处方
定点医疗机构编码：××××
科室名称：内科　　　　　　　　日期：2015-11　　　　　药物金额：
姓名：李××　　　性别：男　　　年龄：75 岁　　　　　　病历号：

临床诊断	R: 药品名称和规格	用量	用法	频率	数量
2 型糖尿病 糖尿病视网膜病变 十二指肠溃疡 慢性肾功能不全	胰激肽原酶肠溶片 （120 U×24 片/盒）	240 U	餐后口服	Tid	3 盒
				医生签名：	

审核/调配签名：　　　　　　　　　　　　　　核对/发药签名：

1. 请遵医嘱服药；2. 请在窗口点清药品；3. 处方当日有效；4. 发出药品不予退换。

1. 处方分析

（1）口服胰激肽原酶有消化道不良反应，肠溶剂型应空腹服用，可减少胃部不适症状发生。

（2）胰激肽原酶主要在肾代谢，本患者慢性肾功能不全，胰激肽原酶足量口服，注意监测肾功能变化，建议减量应用。

（3）患者十二指肠溃疡，消化道出血风险大，慎用胰激肽原酶，如明确出血，应停药。

2. 药师建议

该处方属于用药不适宜中的"用法用量不适宜"，胰激肽原酶肠溶片应空腹口服，对肾功能不全患者建议适当减量，脑出血及其他出血性疾病的急性期禁用。

五、前列地尔

前列地尔是以脂微球为药物载体的静脉注射用前列地尔制剂，由于脂微球的包裹，前列地尔不易失活，且具有易于分布到受损血管部位的靶向特性，从而发挥本品扩张血管、抑制血小板聚集的作用。另外，前列地尔还具有稳定肝细胞膜及改善肝功能的作用。

【处方案例一】

处方1：　　　　　××××医院医疗保险处方　　　　　医保内处方
定点医疗机构编码：××××
科室名称：内科　　　　　　　　日期：2015-12　　　　　药物金额：
姓名：刘××　　　性别：男　　　年龄：70岁　　　　病历号：

临床诊断	R:药品名称和规格	用量	用法	频率	数量
冠心病	0.9%氯化钠注射液	100 ml	静滴	ST	1袋
心功能Ⅳ级	前列地尔注射液	15 μg	小壶入药	ST	3支
下肢动脉硬化闭塞症					
青光眼					医生签名：

审核/调配签名：　　　　　　　　　　　　　核对/发药签名：

1. 请遵医嘱服药；2. 请在窗口点清药品；3. 处方当日有效；4. 发出药品不予退换。

1. 处方分析

前列地尔可抑制血小板聚集和血栓素 A_2 生成，抑制动脉粥样硬化脂质斑块及免疫复合物的形成，并能扩张外周和冠状动脉血管。可治疗慢性动脉闭塞症（血栓闭塞性脉管炎、闭塞性动脉硬化症）引起的四肢溃疡及微小血管循环障碍引起的四肢静息痛，改善心、脑血管微循环障碍。

2. 药师建议

该处方属于用药不适宜中的"用法用量不适宜"，治疗慢性动脉闭塞症，改善心、脑血管微循环障碍的适宜剂量为每日 $5\sim10$ μg，1次/日。

该处方属于用药不适宜中的"遴选的药品不适宜"，本患者冠心病，心功能Ⅳ级，应禁用前列地尔，避免心力衰竭加重；前列地尔还可增加眼压，本患者青光眼，注意监测眼压变化。

【处方案例二】

处方2：　　　　　××××医院医疗保险处方　　　　　医保内处方
定点医疗机构编码：××××
科室名称：内科　　　　　　　　日期：2015-12　　　　　药物金额：
姓名：沈××　　　性别：男　　　年龄：86岁　　　　病历号：

临床诊断	R:药品名称和规格	用量	用法	频率	数量
下肢动脉硬化闭塞症	5%葡萄糖注射液	250 ml	/静滴		1袋
脑供血不足	注射用前列地尔	300 μg	/	ST	3支
胃溃疡					
皮肤瘙痒					医生签名：

审核/调配签名：　　　　　　　　　　　　　核对/发药签名：

1. 请遵医嘱服药；2. 请在窗口点清药品；3. 处方当日有效；4. 发出药品不予退换。

1. 处方分析

（1）前列地尔扩张外周和冠状动脉，有一定降压作用，本患者高龄，存在脑供血不足，应慎用前列地尔。使用时从小剂量开始用药，注意用药期间监测血压变化，一旦出现低血压，应立即停药。

（2）胃溃疡患者应用前列地尔，有发生胃出血风险，故也应慎用，注意消化道症状和体征。

（3）前列地尔静脉用药时可出现局部皮肤疼痛、肿胀感，若有发热、瘙痒感时，应及时减慢输入速度或暂停药。

2. 药师建议

该处方属于用药不适宜中的"用法用量不适宜"。对于心肌梗死，每日剂量为 $100 \sim 200 \mu g$，重症可适当增加，但不得超过 $400 \mu g$，用于血栓性脉管炎、闭塞性动脉硬化时，每日剂量为 $100 \sim 200 \mu g$。

第六章 心血管疾病常用中成药及中药注射剂的处方点评

心血管疾病是一系列涉及循环系统（包括心脏和血管）的疾病，常见病种包括高血压、冠状动脉粥样硬化性心脏病（冠心病）、高脂血症等。心血管疾病作为一类慢性疾病，需要长期的生活方式干预和药物治疗。中成药因其精当的组方配伍、便捷的服用方式和较小的不良反应，在心血管疾病的长期用药中占有一席之地，并且日益受到患者关注。

从性能上看，治疗心血管疾病的中成药主要归心、肝二经，功效也多从活血化瘀和平抑肝阳的角度展开，兼顾补气、理气、补血、补阴、化痰等方面。此类中成药所治疗的西医疾病有冠心病心绞痛、高血压、高脂血症、脑梗死等，临床应用时应注意辨证论治，不宜单纯根据西医疾病诊断处方此类中成药。

依照《北京市基本医疗保险药品目录》，根据功效特征可以将防治心血管疾病的中成药划分为不同类别。不同类别中成药既有相同的基本功效，又有各自的性能侧重点。例如，大部分防治心血管疾病的中成药均以活血、疏通心血瘀阻作为基本功效，同时又有益气、行气、养阴、温阳等不同功效侧重点。

第一节 活血化瘀类中成药

活血化瘀类中成药主要针对单纯血瘀证，心血瘀阻，以胸痹心痛、血行不畅、面色紫暗、舌紫脉涩为常见症的证候。活血化瘀类代表中成药有血塞通片、银杏叶片、活血通脉胶囊。

一、血塞通片

【特点】

组成：三七总皂苷

功能主治：活血祛瘀，通脉活络，抑制血小板聚集和增加脑血流量。用于脑路瘀阻、中风偏瘫、心血瘀阻、胸痹心痛；脑血管后遗症、冠心病心绞痛见上述证候者。

用法用量：一次 0.5～1 片（含三七总皂苷 50～100 mg），一日 3 次。

不良反应：文献报告服用血塞通片可引起过敏性紫癜。

注意事项：孕妇慎用。

【处方案例一】

处方1：　　　　　××××医院医疗保险处方　　　　　医保内处方
定点医疗机构编码：××××
科室名称：内科　　　　　　　　　　日期：2015-7　　　　　　药物金额：
姓名：王××　　　性别：女　　　年龄：70 岁　　　　　　病历号：

临床诊断	R: 药品名称和规格	用量	用法	频率	数量
冠心病 气阴两虚证	血塞通片 （100 mg×24 片/盒）	100 mg	口服	Tid	3 盒
				医生签名：	

　　　　　　　　审核/调配签名：　　　　　　　　　　　　核对/发药签名：

1. 请遵医嘱服药；2. 请在窗口点清药品；3. 处方当日有效；4. 发出药品不予退换。

1. 处方分析

血塞通片主要有效成分为三七总皂苷，说明书功效为活血化瘀，现代药理研究证明其能够抑制血小板聚集。处方上气阴两虚证冠心病应该采用益气养阴类中成药治疗，但从功效上看，该药并不具有益气养阴的功能；从药味组成上看，也不包含人参、麦冬等益气养阴中药。同时，现有很多益气养阴类中成药可供选择，例如生脉饮、益心舒胶囊等。因此，血塞通片的功能主治与处方诊断信息不相符，临床治疗时可以有更好的选择。

2. 药师建议

该处方属于用药不适宜中的"适应证不适宜"，建议将血塞通片更换为治疗冠心病的益气养阴活血类中成药。

【处方案例二】

处方2：　　　　　××××医院医疗保险处方　　　　　医保内处方
定点医疗机构编码：××××
科室名称：内科　　　　　　　　　　日期：2015-8　　　　　　药物金额：
姓名：李××　　　性别：男　　　年龄：70 岁　　　　　　病历号：

临床诊断	R: 药品名称和规格	用量	用法	频率	数量
冠心病	血塞通片 （100 mg×24 片/盒）	100 mg	口服	Tid	3 盒
	丹七片 （0.3 g×36 片/盒）	1.8 g	口服	Tid	5 盒
				医生签名：	

　　　　　　　　审核/调配签名：　　　　　　　　　　　　核对/发药签名：

1. 请遵医嘱服药；2. 请在窗口点清药品；3. 处方当日有效；4. 发出药品不予退换。

1. 处方分析

血塞通片主要成分为三七总皂苷，丹七片主要由丹参和三七组成，两药的主要功效均为活血化瘀，且一个含有三七，一个含有三七的主要有效成分，有重复用药嫌疑。同时，血塞通片日用量属于说明书最大日用量，丹七片日用量甚至超过说明书最大用量（说明书用法用量为一次 3～5 片，一日 3 次）。综合考虑，两药联用属于重复用药的可能性较大。

2. 药师建议

该处方属于用药不适宜中的"重复用药"，且存在超说明书剂量用药的情况，建议暂停一种药品并调整用法用量。

【处方案例三】

处方 3：　　　　　　××××医院医疗保险处方　　　　　医保内处方
定点医疗机构编码：××××
科室名称：内科　　　　　　　　日期：2015-7　　　　　　药物金额：
姓名：李×　　　性别：女　　　年龄：66 岁　　　　　　病历号：

临床诊断	R：药品名称和规格	用量	用法	频率	数量
脑出血	血塞通片 （100 mg×24 片/盒）	100 mg	口服	Tid	2 盒
				医生签名：	

　　　　　　　审核/调配签名：　　　　　　　　　　核对/发药签名：

1. 请遵医嘱服药；2. 请在窗口点清药品；3. 处方当日有效；4. 发出药品不予退换。

1. 处方分析

三七，味甘微苦，性温。作用为止血、散瘀、消肿、止痛。现多研粉服用，一般用量为 0.5～3 g。止血活性成分为三七氨酸。血塞通片中为三七提取物三七总皂苷，主要作用是活血祛瘀。临床使用时注意孕妇忌服、无瘀者不用、月经量大者慎用。

2. 药师建议

该处方属于用药不适宜中的"遴选的药品不适宜"，建议脑出血急性期不宜选用。

二、银杏叶片

【特点】

组成：银杏叶提取物（黄酮醇苷＋萜类内酯）。

功能主治：活血化瘀通络。用于瘀血阻络引起的胸痹心痛、中风、半身不遂、舌强语謇；冠心病稳定型心绞痛、脑梗死见上述证候者。

用法用量：口服，一次 1 片（19.2 mg），一日 3 次。

不良反应：尚不明确。有文献报道口服银杏叶片可致全身皮肤瘙痒、粒细胞减少等。

注意事项：尚不明确。

【处方案例一】

处方1：　　　　　　　××××医院医疗保险处方　　　　　　医保内处方
定点医疗机构编码：××××
科室名称：中医科　　　　　　　　　　　日期：2015-8　　　　　药物金额：
姓名：刘××　　　性别：女　　　　年龄：65 岁　　　　　　病历号：

临床诊断	R: 药品名称和规格	用量	用法	频率	数量
脑梗死后遗症	银杏叶片 　（19.2 mg×24 片/盒）	19.2 mg	口服	Tid	3 盒
	三七通舒胶囊 　（0.2 g×18 粒/盒）	0.4 g	口服	Tid	3 盒
	振源胶囊 　（0.25 g×24 粒/盒）	0.5 g	口服	Tid	4 盒
				医生签名：	

审核/调配签名：　　　　　　　　　　　　　　　　　　核对/发药签名：

1. 请遵医嘱服药；2. 请在窗口点清药品；3. 处方当日有效；4. 发出药品不予退换。

1. 处方分析：

银杏叶片为银杏叶提取物，主要有效成分包括黄酮醇苷和萜类内酯，功效为活血化瘀通络，可用于冠心病和脑梗死等心脑血管疾病。三七通舒胶囊为三七提取物，主要有效成分为三七三醇皂苷，也可用于冠心病和脑梗死等心脑血管疾病。振源胶囊为人参果总皂苷，也具有益气养阴活血的作用。三者虽然属于不同中药的提取物，但是其主要药效作用是十分相似的。实际上，银杏并不是传统常用的活血化瘀中药，银杏叶提取物也是作为天然药物被国外首次发现并应用于心脑血管疾病的保护。所以，不宜按照传统相须相使理论对待银杏叶提取物与三七提取物、人参提取物的联合使用，至少应该考虑其存在重复用药的可能性以及出血风险。

2. 药师建议

该处方属于用药不适宜中的"联合用药不适宜"或"重复用药"，建议保留其中 1~2 个中成药即可。

【处方案例二】

处方2：　　　　　　　××××医院医疗保险处方　　　　　　医保内处方
定点医疗机构编码：××××
科室名称：内科　　　　　　　　　　　日期：2015-7　　　　　药物金额：
姓名：赵××　　　性别：男　　　　年龄：80 岁　　　　　　病历号：

临床诊断	R: 药品名称和规格	用量	用法	频率	数量
眩晕 头痛	银杏叶片 　（19.2 mg×24 片/盒）	19.2 mg	口服	Tid	3 盒
	银杏叶滴丸 　（16 mg×60 丸/盒）	80 mg	口服	Tid	3 盒
				医生签名：	

审核/调配签名：　　　　　　　　　　　　　　　　　　核对/发药签名：

1. 请遵医嘱服药；2. 请在窗口点清药品；3. 处方当日有效；4. 发出药品不予退换。

1. 处方分析：

银杏叶片和银杏叶滴丸均属于银杏叶提取物，其功效主治完全相同，只是剂型和生产工艺的不同，属于明确的重复用药。从处方用法用量上看，均采用说明书最大量进行用药，导致不良反应风险增加。需要注意的是，银杏叶提取物口服制剂是目前制剂品种最多的心脑血管治疗中成药之一，包括银杏叶片、银杏叶分散片、银杏叶丸、银杏叶胶囊、银杏叶颗粒、银杏叶软胶囊、银杏叶口服液、银杏叶滴丸、银杏叶滴剂、银杏叶胶、银杏叶酊等，其他一些中成药例如脉平片等也含有银杏叶提取物成分，临床处方点评时应予以关注。

2. 药师建议：

该处方属于用药不适宜中的"重复用药"，建议只需服用其中一种药品即可。

三、活血通脉胶囊

【特点】

组成：水蛭。

功能主治：破血逐瘀，活血散瘀，通经，通脉止痛。用于癥瘕痞块、血瘀闭经、跌打损伤及高脂血症，及有眩晕、胸闷、心痛、体胖等属于痰瘀凝聚者。

用法用量：口服，一次 2～4 粒（0.5～1 g），一日 3 次。

不良反应：尚不明确。文献报道，曾有患者服用活血通脉胶囊后出现固定性药疹、球结膜出血等不良反应。

注意事项：孕妇禁用，对水蛭过敏者慎用。

【处方案例一】

处方 1：　　　　　　××××医院医疗保险处方　　　　　医保内处方
定点医疗机构编码：××××
科室名称：中医科　　　　　　　　　日期：2015-9　　　　　药物金额：
姓名：张××　　　性别：女　　　　年龄：65 岁　　　　　　病历号：

临床诊断	R:				
	药品名称和规格	用量	用法	频率	数量
冠心病	活血通脉胶囊				
血瘀证	（0.25 g×50 粒/盒）	1 g	口服	Tid	3 盒
	脉血康胶囊				
	（0.25 g×48 粒/盒）	1 g	口服	Tid	3 盒
				医生签名：	

　　　　　　　审核/调配签名：　　　　　　　　　　　核对/发药签名：

1. 请遵医嘱服药；2. 请在窗口点清药品；3. 处方当日有效；4. 发出药品不予退换。

1. 处方分析

活血通脉胶囊和脉血康胶囊均由水蛭组成，功效以活血化瘀为主，且两药的用量均为最大量，两药联用具有重复用药嫌疑。同时，水蛭是一味毒性药材，不建议超说明书剂量使用，否则会增加患者出血等不良反应的可能性。

2. 药师建议

该处方属于用药不适宜中的"联合用药不适宜"或"遴选药物不适宜",建议暂停其中的一种中成药。

【处方案例二】

处方2:	××××医院医疗保险处方	医保内处方
定点医疗机构编码:××××		

科室名称:内科　　　　　　　　日期:2015-9　　　　　　　药物金额:

姓名:王××　　性别:女　　　年龄:60岁　　　　　　　病历号:

临床诊断	R: 药品名称和规格	用量	用法	频率	数量
冠心病	活血通脉胶囊				
	(0.25 g×50 粒/盒)	1.5 g	口服	Tid	3盒
				医生签名:	

审核/调配签名:　　　　　　　　　　　　核对/发药签名:

1. 请遵医嘱服药;2. 请在窗口点清药品;3. 处方当日有效;4. 发出药品不予退换。

1. 处方分析

活血通脉胶囊由水蛭组成,破血逐瘀、活血通脉能力强,一般用法用量为一次 0.5 g~1 g (2~4 粒),一日 3 次。该处方单次用量为 1.5 g,超出说明书最大单次用量,单日用量也超量,建议点评为用法用量不适宜。临床有长期大剂量服用活血通脉胶囊造成球结膜下出血的病例报道。如果患者还联合使用其他具有活血化瘀功效的中药或西药时,这种出血的风险可能更高。

2. 药师建议

该处方属于用药不适宜中的"用法用量不适宜"。活血通脉胶囊由破血逐瘀力强的单味中药水蛭组成,不建议长期大剂量服用,尤其是对于同时使用其他具有活血化瘀作用中西药的患者,其造成出血的风险较高。建议调整用法用量,并密切监测自身是否有出血倾向。

【处方案例三】

处方3:	××××医院医疗保险处方	医保内处方
定点医疗机构编码:××××		

科室名称:内科　　　　　　　　日期:2015-8　　　　　　　药物金额:

姓名:陈××　　性别:男　　　年龄:44岁　　　　　　　病历号:

临床诊断	R: 药品名称和规格	用量	用法	频率	数量
冠心病	活血通脉胶囊				
	(0.25 g×50 粒/盒)	0.75 g	口服	Tid	3盒
	脑血康胶囊				
	(0.15 g×12 粒/盒)	0.15 g	口服	Tid	2盒
				医生签名:	

审核/调配签名:　　　　　　　　　　　　核对/发药签名:

1. 请遵医嘱服药;2. 请在窗口点清药品;3. 处方当日有效;4. 发出药品不予退换。

1. 处方分析

脑血康胶囊的成分是水蛭，与活血通脉胶囊是同一个成分，不可以重复用药。含水蛭成分的药物很多，如通心络胶囊、脑心通胶囊、脉血康胶囊等，注意不要联合重复使用，以免加大剂量，产生不良反应。

2. 药师建议

该处方属于用药不适宜中的"联合用药不适宜"或"遴选药物不适宜"，建议暂停其中的一种中成药。

第二节　益气活血类中成药

益气活血类中成药主要针对气虚血瘀证。气虚血瘀证是心气虚弱、运血无力、心脉瘀阻，以心悸气短、胸闷心痛、精神疲倦、面色紫暗、舌淡紫、脉弱而涩等为常见症的证候。益气活血类代表中成药有通心络胶囊、脑心通胶囊、参芍胶囊。

一、通心络胶囊

【特点】

组成：人参、水蛭、全蝎、赤芍、蝉蜕、土鳖虫、蜈蚣、檀香、降香、乳香、酸枣仁、冰片。

功能主治：益气活血，通络止痛。用于冠心病心绞痛属心气虚乏、血瘀阻络证，症见胸部憋闷、刺痛、绞痛、固定不移、心悸自汗、气短乏力、舌质紫暗或有瘀斑、脉细涩或结代；亦用于气虚血瘀络阻型中风病，症见半身不遂或偏身麻木、口舌歪斜、言语不利。

用法用量：口服，一次 2～4 粒（0.52～1.04 g），一日 3 次。

不良反应：个别患者用药后可出现胃部不适。

注意事项：出血性疾患、孕妇、妇女经期及阴虚火旺型中风禁用。服药后胃部不适者宜改为饭后服用。

【处方案例一】

处方1：　　　　××××医院医疗保险处方　　　　医保内处方

定点医疗机构编码：××××

科室名称：内科　　　　　　　　日期：2015-7　　　　　药物金额：

姓名：黄××　　性别：男　　　　年龄：80 岁　　　　　病历号：

临床诊断	R:				
	药品名称和规格	用量	用法	频率	数量
脑梗死后遗症	通心络胶囊				
	（0.26 g×30 粒/盒）	0.52 g	口服	Tid	3 盒
	脑心通胶囊				
	（0.4 g×36 粒/盒）	1.6 g	口服	Tid	4 盒
				医生签名：	

审核/调配签名：　　　　　　　　　　　核对/发药签名：

1. 请遵医嘱服药；2. 请在窗口点清药品；3. 处方当日有效；4. 发出药品不予退换。

1. 处方分析

脑心通胶囊和通心络胶囊均为益气活血、化瘀通络类中成药，且均含有水蛭、全蝎、乳香、赤芍等组分，其中水蛭和全蝎为动物类活血中药，均有一定的毒性，重复用药有过量诱发不良反应的风险。同时，两药说明书的不良反应和注意事项均提示其胃肠道刺激作用，联合使用可能会叠加此类副作用，引起患者不适。

2. 药师建议

该处方属于用药不适宜中的"联合用药不适宜"，建议暂停其中一种药品，或进行用法用量的调整。

【处方案例二】

处方 2：　　　　　　　××××医院医疗保险处方　　　　　　医保内处方

定点医疗机构编码：××××

科室名称：内科　　　　　　　　　日期：2015-8　　　　　　药物金额：

姓名：朱××　　　性别：女　　　年龄：65 岁　　　　　病历号：

临床诊断	R:				
	药品名称和规格	用量	用法	频率	数量
冠心病	通心络胶囊				
	（0.26 g×30 粒/盒）	1.56 g	口服	Tid	3 盒
				医生签名：	

审核/调配签名：　　　　　　　　　　　　　　核对/发药签名：

1. 请遵医嘱服药；2. 请在窗口点清药品；3. 处方当日有效；4. 发出药品不予退换。

1. 处方分析

通心络胶囊的说明书用法用量为一次 2～4 粒，一日 3 次，日最大用量为 12 粒。本处方用法用量为一次 6 粒，一日 3 次，日最大剂量为 18 粒。考虑到通心络胶囊含有水蛭、全蝎、土鳖虫等一系列毒性药材，活血化瘀的作用较强，对胃肠道的刺激作用也较强。有文献报道，有脑梗死后遗症的患者服用通心络胶囊（一次 2 粒，一日 3 次）20 天致严重腹泻。所以，不建议该药超说明书剂量用药。

2. 药师建议

该处方属于用药不适宜中的"用法用量不适宜"，具体情况为单次用量超说明书规定，建议调整用法用量。

【处方案例三】

处方 3：　　　　　　　××××医院医疗保险处方　　　　　医保内处方

定点医疗机构编码：××××

科室名称：内科　　　　　　　　日期：2015-9　　　　　　药物金额：

姓名：李×　　　性别：女　　　　年龄：55 岁　　　　　　病历号：

心悸	R:				
	药品名称和规格	用量	用法	频率	数量
胃溃疡	通心络胶囊				
	（0.26 g×30 粒/盒）	1.04 g	口服	Tid	3 盒
	奥美拉唑胶囊				
	（20 mg×14 粒/盒）	20 mg	口服	Bid	1 盒
				医生签名：	

审核/调配签名：　　　　　　　　　　　　　核对/发药签名：

1. 请遵医嘱服药；2. 请在窗口点清药品；3. 处方当日有效；4. 发出药品不予退换。

1. 处方分析

通心络可以引起胃不适，腹泻，有胃溃疡患者慎用，为减少胃部刺激，建议饭后服药，待心悸症状明显减轻或消失后，可减量至 2 粒，每日 3 次维持。

2. 药师建议

该处方属于用药不适宜中的"遴选的药品不适宜"，建议诊断胃溃疡的患者慎重使用具有强活血化淤作用的药物，注意及时调整用法用量。

二、脑心通胶囊

【特点】

组成：黄芪、赤芍、丹参、当归、川芎、桃仁、红花、乳香、没药、鸡血藤、牛膝、桂枝、桑枝、地龙、全蝎、水蛭。

功能主治：益气活血，化瘀通络。用于气虚血滞、脉络瘀阻所致中风中经络，半身不遂、肢体麻木、口眼歪斜、舌强语謇及胸痹心痛、胸闷、心悸、气短；脑梗死、冠心病心绞痛见上述证候者。

用法用量：口服，一次 2～4 粒（0.8～1.6 g），一日 3 次。或遵医嘱。

不良反应：尚不明确。文献报道有口服脑心通胶囊致过敏性紫癜的病例。

注意事项：胃病患者饭后服用。

【处方案例一】

处方1：　　　　×××× 医院医疗保险处方　　　　医保内处方

定点医疗机构编码：××××

科室名称：内科　　　　　　　　日期：2015-8　　　　　　药物金额：

姓名：许××　　性别：女　　　　年龄：66 岁　　　　　　病历号：

临床诊断	R：药品名称和规格	用量	用法	频率	数量
脑梗死后遗症	脑心通胶囊				
	（0.4 g×36 粒/盒）	0.8 g	口服	Tid	4 盒
	活血通脉胶囊				
	（0.25 g×50 粒/盒）	1.5 g	口服	Tid	3 盒
				医生签名：	

审核/调配签名：　　　　　　　　　　　　　　核对/发药签名：

1. 请遵医嘱服药；2. 请在窗口点清药品；3. 处方当日有效；4. 发出药品不予退换。

1. 处方分析

脑心通胶囊由黄芪、丹参、地龙、全蝎、水蛭等组成，功效为益气活血、化瘀通络；而活血通脉胶囊为水蛭单一成分制剂，二药联用有重复用药嫌疑。从用法用量上看，脑心通胶囊为一次 2 粒，一日 3 次，属于说明书偏低剂量。但是活血通脉胶囊为一次 6 粒，一日 3 次，属于超说明书剂量用药。因此，联合用药存在重复用药嫌疑，造成毒性药材水蛭用量的叠加，增加出血倾向和其他不良反应发生的风险。

2. 药师建议

该处方属于用药不适宜中的"用法用量不适宜"和"重复用药"的情况，毒性成分水蛭的用量过大，可能引发不良反应。建议停用活血通脉胶囊或调整用法用量。

【处方案例二】

处方2：　　　　×××× 医院医疗保险处方　　　　医保内处方

定点医疗机构编码：××××

科室名称：内科　　　　　　　　日期：2015-7　　　　　　药物金额：

姓名：李×　　性别：男　　　　年龄：55 岁　　　　　　病历号：

心悸	R：药品名称和规格	用量	用法	频率	数量
脑梗死	脑心通胶囊				
气虚血滞型	（0.4 g×36 粒/盒）	1.6 g	口服	Tid	2 盒
	复方地龙胶囊				
	（0.28 g×24 粒/盒）	0.56 g	口服	Tid	2 盒
	脑血康胶囊				
	（0.15 g×12 粒/盒）	0.15 g	口服	Tid	2 盒
				医生签名：	

审核/调配签名：　　　　　　　　　　　　　　核对/发药签名：

1. 请遵医嘱服药；2. 请在窗口点清药品；3. 处方当日有效；4. 发出药品不予退换。

1. 处方分析

复方地龙胶囊中含有脑心痛胶囊的所有成分，作用类似，不宜同用。脑血康胶囊中含水蛭，脑心通胶囊中含植物和虫类等多种活血成分，活血化瘀作用较强，尽量不要合用，以免引起出血的副作用。

2. 药师建议

该处方属于用药不适宜中的"联合用药不适宜"。建议含有活血成分的药物避免同服，尤其是含有水蛭、地龙等多种强的活血成分，不宜同用。

【处方案例三】

处方3：　　　　　　　××××医院医疗保险处方　　　　医保内处方
定点医疗机构编码：××××
科室名称：内科　　　　　　　　　日期：2015-7　　　　　药物金额：
姓名：杨××　　　性别：女　　　　年龄：65 岁　　　　　病历号：

临床诊断	R: 药品名称和规格	用量	用法	频率	数量
冠心病	脑心通胶囊 （0.4 g×36 粒/盒）	1.6 g	口服	Tid	3盒
				医生签名：	

审核/调配签名：　　　　　　　　　　　　核对/发药签名：

1. 请遵医嘱服药；2. 请在窗口点清药品；3. 处方当日有效；4. 发出药品不予退换。

1. 处方分析

脑心通胶囊主要用于治疗气虚血瘀证类型的胸痹心痛，而不能用于气滞血瘀、气血两虚的患者，至少不宜单独使用。本处方诊断为"冠心病"，未能给出中医证型诊断，无法判断药品与诊断是否相符。这种情况，既可能是医师忘记诊断书写而形成的用药不规范处方（处方诊断书写不全），也可能是患者不属于气虚血瘀证型而形成的用药不适宜处方（适应证不适宜）。

2. 药师建议

该处方属于用药不规范处方中的"处方诊断书写不全"或用药不适宜处方中的"适应证不适宜"，具体情况需具体分析。

三、参芍胶囊

【特点】

组成：人参茎叶皂苷、白芍。

功能主治：活血化瘀，益气止痛。用于气虚血瘀所致的胸闷、胸痛、心悸、气短。

用法用量：口服，一次 4 粒（1g），一日 2 次。

不良反应：个别患者有口干、舌燥现象，停药后症状消失。

注意事项：感冒发热患者不宜服用。本品宜饭后服用。

【处方案例一】

处方1：　　　　　×××××医院医疗保险处方　　　　医保内处方
定点医疗机构编码：××××
科室名称：内科　　　　　　　　日期：2015-7　　　　　药物金额：
姓名：王××　　性别：女　　　年龄：68岁　　　　　病历号：

临床诊断	R:				
	药品名称和规格	用量	用法	频率	数量
冠心病	参芍胶囊				
心悸	（0.25 g×48 粒/盒）	1 g	口服	Bid	2 盒
感冒	双黄连颗粒				
	（5 g×10 袋/盒）	10 g	口服	Tid	2 盒
				医生签名：	

审核/调配签名：　　　　　　　　　　　　　　核对/发药签名：

1. 请遵医嘱服药；2. 请在窗口点清药品；3. 处方当日有效；4. 发出药品不予退换。

1. 处方分析

参芍胶囊含有人参茎叶提取物成分，说明书明确提示其不宜与感冒药同用。本处方含有清热解表、治疗感冒的中成药双黄连颗粒，两药联用不适宜。同时，从参芍胶囊的不良反应（口干、舌燥）来看，参芍胶囊总体药性应该偏温。而双黄连颗粒主要治疗风热感冒，这样就有可能出现在热证机体上叠加使用温热性中成药的情况，增加不良反应发生的风险。

2. 药师建议

该处方属于用药不适宜中的"联合用药不适宜"，参芍胶囊不宜与感冒类药同用。建议先停服参芍胶囊，待感冒好转后再行恢复。

【处方案例二】

处方3：　　　　　×××××医院医疗保险处方　　　　医保内处方
定点医疗机构编码：××××
科室名称：中医科　　　　　　　日期：2015-7　　　　　药物金额：
姓名：王×　　性别：女　　　年龄：66岁　　　　　病历号：

心悸	R:				
	药品名称和规格	用量	用法	频率	数量
气阴不足	参芍胶囊				
	（0.25 g×48 粒/盒）	1.0 g	口服	Tid	3 盒
	心悦胶囊				
	（0.3 g×24 粒/盒）	0.6 g	口服	Tid	2 盒
				医生签名：	

审核/调配签名：　　　　　　　　　　　　　　核对/发药签名：

1. 请遵医嘱服药；2. 请在窗口点清药品；3. 处方当日有效；4. 发出药品不予退换。

1. 处方分析

（1）处方中参芍胶囊用法应为一日 2 次，加大量可能会引起上火、口舌生疮、急躁，或出现白芍加倍后大便溏的症状。

（2）处方中心悦胶囊成分为西洋参茎叶皂苷，虽然与参芍胶囊中的人参茎叶皂苷成分不同，但均为参类，补气作用类似，所以不宜重复使用。

（3）实证、热证而正气不虚者忌用人参。人参反藜芦，畏五灵脂。服人参时不宜喝茶、吃萝卜，以免影响药力。长期大量服用人参可引起抑郁、烦躁、血压升高等症状，被称为滥用人参综合征。

2. 药师建议

该处方属于用药不适宜中的"重复用药"。人参、西洋参类补气养阴药作用较强，尽量不要同时使用，或超量服用。中医认为，气有余便是火，过补也会带来不良的变证。

第三节　行气活血类中成药

行气活血类中成药主要针对气滞血瘀证。气滞血瘀证是气机郁滞、血行不畅、瘀阻心脉，以心悸、胸闷、心痛、胸胁胀满、唇舌紫暗、脉涩等为常见症的证候。行气活血类代表中成药有复方丹参滴丸、速效救心丸、麝香保心丸、血府逐瘀口服液、华佗再造丸。

一、复方丹参滴丸

【特点】

组成：丹参、三七、冰片。

功能主治：活血化瘀，理气止痛。用于气滞血瘀所致的胸痹，症见胸闷、心前区刺痛；冠心病心绞痛见上述证候者。

用法用量：口服或舌下含服，一次 10 丸（270 mg），一日 3 次。

不良反应：偶见胃肠道不适。文献报道的复方丹参滴丸不良反应还包括出血、高血压、晕厥、头痛、休克等。

注意事项：孕妇慎用。严格控制适应证和正确选择适应人群是合理用药的基本因素。

【处方案例一】

处方 1：　　　　　　×××× 医院医疗保险处方　　　　　　医保内处方
定点医疗机构编码：××××
科室名称：中医科　　　　　　　　　日期：2015-7　　　　　　药物金额：
姓名：李××　　　性别：男　　　　　年龄：78 岁　　　　　　病历号：

临床诊断	R:				
	药品名称和规格	用量	用法	频率	数量
心绞痛	复方丹参滴丸				
心气虚	（27 mg×180 粒/盒）	270 mg	口服	Tid	2盒
				医生签名：	

　　　　　　审核/调配签名：　　　　　　　　　　　　核对/发药签名：

1. 请遵医嘱服药；2. 请在窗口点清药品；3. 处方当日有效；4. 发出药品不予退换。

1. 处方分析

复方丹参滴丸功效为活血理气止痛，针对气滞血瘀型冠心病，用于气虚血瘀型冠心病并不合适，而益气活血类中成药（例如通心络胶囊）则比较适合。复方丹参滴丸由丹参、三七和冰片组成，其中冰片性效较为走窜，不对证用药可能会造成药害事件，因此需严格掌握适应证和谨慎选择适应人群。

2. 药师建议

该处方属于用药不适宜中的"适应证不适宜"，对于明确心气虚的冠心病患者，应该选用益气活血类中成药。

【处方案例二】

处方2：　　　　　　××××医院医疗保险处方　　　　　　医保内处方
定点医疗机构编码：××××
科室名称：中医科　　　　　　　　日期：2015-7　　　　　　药物金额：
姓名：仲××　　　性别：男　　　　年龄：80 岁　　　　　病历号：

临床诊断	R:药品名称和规格	用量	用法	频率	数量
冠心病	复方丹参滴丸				
气滞血瘀证	（27 mg×180 粒/盒）	270 mg	口服	Tid	2 盒
	速效救心丸				
	（40 mg×120 粒/盒）	400 mg	含服	Tid	3 盒
				医生签名：	

审核/调配签名：　　　　　　　　　　　　核对/发药签名：

1. 请遵医嘱服药；2. 请在窗口点清药品；3. 处方当日有效；4. 发出药品不予退换。

1. 处方分析

复方丹参滴丸（丹参、三七、冰片）与速效救心丸（川芎、冰片）均主要针对气滞血瘀型冠心病，基本功效相同，并且均含有冰片，有重复用药嫌疑；长期使用可能导致出血倾向。从用法用量上看，速效救心丸一次 10 丸，一日 3 次属于急性发作期的用量，但处方诊断未体现相关信息。

2. 药师建议

该处方存在多处不合理之处。其一，复方丹参滴丸与速效救心丸存在"重复用药"嫌疑；其二，速效救心丸的"用法用量不适宜"，或者"处方诊断书写不完全"。

【处方案例三】

处方3：　　　　　　　×××× 医院医疗保险处方　　　　医保内处方

定点医疗机构编码：××××

科室名称：内科　　　　　　　日期：2015-7　　　　　药物金额：

姓名：武×　　性别：女　　　年龄：58 岁　　　　　病历号：

临床诊断	R： 药品名称和规格	用量	用法	频率	数量
心悸 气滞血瘀型 胃痛 胃寒证	复方丹参滴丸 　（27 mg×180 粒/盒）	270 mg	口服	Tid	2 盒
	温胃舒胶囊 　（0.4 g×12 粒/盒）	0.8 g	口服	Bid	2 盒
	银丹心脑通软胶囊 　（0.4 g×36 粒/盒）	1.2 g	口服	Tid	2 盒
				医生签名：	

审核/调配签名：　　　　　　　　　　　　　核对/发药签名：

1. 请遵医嘱服药；2. 请在窗口点清药品；3. 处方当日有效；4. 发出药品不予退换。

1. 处方分析

（1）复方丹参滴丸含有冰片、丹参，均性凉，可以引起胃肠部不适，尤其对胃寒胃痛患者不适合。

（2）银丹心脑通软胶囊中含丹参、三七，与复方丹参滴丸的成分重复，不宜同时使用。

2. 药师建议

该处方属于"遴选的药品不适宜"及"重复用药"。建议胃痛、胃寒患者避免使用含有冰片、丹参的药物，复方丹参滴丸尽量避免与银丹心脑通软胶囊同时使用。

二、速效救心丸

【特点】

组成：川芎、冰片（国家保密处方）。

功能主治：行气活血，祛瘀止痛。增加冠状动脉血流量，缓解心绞痛。用于气滞血瘀型冠心病、心绞痛。

用法用量：含服，一次 4～6 丸（160～240 mg），一日 3 次；急性发作时，一次 10～15 丸（400～600 mg）。

不良反应：尚不明确。文献报道可引起面部水肿、大片状风团样皮疹。

注意事项：孕妇禁用。寒凝血瘀、阴虚血瘀胸痹心痛者不宜单用。

【处方案例一】

处方1：　　　　　××××医院医疗保险处方　　　　　医保内处方
定点医疗机构编码：××××
科室名称：中医科　　　　　　　日期：2015-7　　　　　药物金额：
姓名：刘××　　性别：女　　年龄：70 岁　　　　　病历号：

临床诊断	R:				
	药品名称和规格	用量	用法	频率	数量
冠心病	速效救心丸				
气滞血瘀证	（40 mg×120 粒/盒）	200 mg	口服	Tid	3盒
				医生签名：	

审核/调配签名：　　　　　　　　　　　　　　　核对/发药签名：

1. 请遵医嘱服药；2. 请在窗口点清药品；3. 处方当日有效；4. 发出药品不予退换。

1. 处方分析

速效救心丸的说明书用法为"含服"，虽然"口服"的概念定义包括"含服"，但是也同样包括用水"吞服"或"送服"的含义，且患者对"口服"的常规理解就是用水送服。所以，对于速效救心丸这一类具有特殊服用方法的中成药，应该明确在处方上标明含服，并且在发药时给予用药指导。

2. 药师建议

该处方属于用药不适宜中的"给药途径不适宜"，建议将处方用法改为"含服"，并嘱发药药师进行特定的用药指导。

【处方案例二】

处方2：　　　　　××××医院医疗保险处方　　　　　医保内处方
定点医疗机构编码：××××
科室名称：内科　　　　　　　日期：2015-6　　　　　药物金额：
姓名：王××　　性别：男　　年龄：65 岁　　　　　病历号：

临床诊断	R:				
	药品名称和规格	用量	用法	频率	数量
冠心病	速效救心丸				
心律失常	（40 mg×120 粒/盒）	240 mg	含服	Tid	3盒
				医生签名：	

审核/调配签名：　　　　　　　　　　　　　　　核对/发药签名：

1. 请遵医嘱服药；2. 请在窗口点清药品；3. 处方当日有效；4. 发出药品不予退换。

1. 处方分析

速效救心丸的说明书注意事项明确提示：寒凝血瘀、阴虚血瘀胸痹心痛的患者不宜单用。因为处方并未标明相关中医证型诊断，难以判断患者的中医证型。而从流行病学角度看，冠心病心律失常的最常见证型为气阴两虚证，不适合采用速效救心丸的单药服用。且从用法用量来看，本次处方也不属于急救用药而是长期治疗用药，故不适宜。

2. 药师建议

该处方存在多种不合理可能。其一，如果患者确属气滞血瘀型冠心病，则属于"诊断书写不全"；其二，如果患者属于气阴两虚型冠心病，则属于"适应证不适宜"。

【处方案例三】

处方3：　　　　　　　　××××医院医疗保险处方　　　　　　医保内处方

定点医疗机构编码：××××

科室名称：中医科　　　　　　　　日期：2015-8　　　　　　药物金额：

姓名：张×　　性别：男　　　　　年龄：55 岁　　　　　病历号：

临床诊断	R: 药品名称和规格	用量	用法	频率	数量
气滞血瘀型 心力衰竭 水肿 心绞痛	速效救心丸 （40 mg×120 粒/盒） 冠心苏合丸 （30 丸/瓶）	240 mg 1 丸	含服 口服	Tid Tid	3 盒 1 瓶
				医生签名：	

审核/调配签名：　　　　　　　　　　　　　核对/发药签名：

1. 请遵医嘱服药；2. 请在窗口点清药品；3. 处方当日有效；4. 发出药品不予退换。

1. 处方分析

（1）速效救心丸有抗心肌缺血、抗缺氧、改善心脏血流动力学的作用，适用于稳定型劳力性心绞痛。其活血行气作用较强，可以耗伤正气，对伴中度心力衰竭的心肌缺血者慎用。

（2）冠心苏合丸主治理气、宽胸、止痛。两药都含有冰片，多用于急重症，药效较强，作用相似。

2. 药师建议

该处方属于用药不适宜中的"联合用药不适宜"，不宜同时使用。

三、麝香保心丸

【特点】

组成：人工麝香、人参提取物、人工牛黄、肉桂、苏合香、蟾酥、冰片。

功能主治：芳香温通，益气强心。用于气滞血瘀所致的胸痹，症见心前区疼痛、固定不移；心肌缺血引起的心绞痛、心肌梗死见上述证候者。

用法用量：口服，一次 1～2 丸（22.5～45 mg），一日 3 次；或症状发作时服用。

不良反应：本品舌下含服偶有麻舌感。

注意事项：孕妇及对本品过敏者禁用。运动员慎用。

【处方案例一】

处方1：　　　　　　××××医院医疗保险处方　　　　医保内处方
定点医疗机构编码：××××
科室名称：中医科　　　　　　　　日期：2015-8　　　　　药物金额：
姓名：邓××　　性别：女　　　年龄：78 岁　　　　　病历号：

临床诊断	R: 药品名称和规格	用量	用法	频率	数量
胸痹	麝香保心丸				
	（22.5 mg×42 丸/盒）	45 mg	口服	Tid	3 盒
	速效救心丸				
	（40 mg×120 粒/盒）	240 mg	口服	Tid	3 盒
				医生签名：	

审核/调配签名：　　　　　　　　　　　　　核对/发药签名：

1. 请遵医嘱服药；2. 请在窗口点清药品；3. 处方当日有效；4. 发出药品不予退换。

1. 处方分析

麝香保心丸芳香温通，益气强心，用于气滞血瘀型冠心病，组方中含有麝香、苏合香、蟾酥、冰片等多个毒烈性成分，使用时需要严格把握用法用量，减少不良反应风险。速效救心丸由川芎和冰片组成，功效辛温走窜，行气活血，用于气滞血瘀型冠心病和心绞痛急救。这样两个中成药长期联合使用存在以下问题：①两者均含有烈性成分冰片，长期联合使用造成冰片的超量服药，存在重复用药嫌疑；②两个行气活血功能较强的中成药长期联用，会耗散真气和阴液，引起阴阳失衡；③目前的流行病学显示，冠心病患者大多存在虚实夹杂的成分，单纯使用祛邪中成药，忽视了虚证的成分，不是最佳的治疗方案。因此，在证型不明确时，上述两个中成药长期足量联用，不符合冠心病患者长期受益的治疗原则。

2. 药师建议

该处方属于用药不适宜中的"联合用药不适宜"。单纯诊断为胸痹的患者，不宜长期使用两个含有多种毒烈性成分的行气活血类中成药。

【处方案例二】

处方2：　　　　　　××××医院医疗保险处方　　　　医保内处方
定点医疗机构编码：××××
科室名称：中医科　　　　　　　　日期：2015-7　　　　　药物金额：
姓名：宋××　　性别：女　　　年龄：72 岁　　　　　病历号：

临床诊断	R: 药品名称和规格	用量	用法	频率	数量
冠心病气阴两虚型	麝香保心丸				
	（22.5 mg×42 丸/盒）	45 mg	口服	Tid	3 盒
	参松养心胶囊				
	（0.4 g×36 粒/盒）	1.6 g	口服	Tid	4 盒
				医生签名：	

审核/调配签名：　　　　　　　　　　　　　核对/发药签名：

1. 请遵医嘱服药；2. 请在窗口点清药品；3. 处方当日有效；4. 发出药品不予退换。

1. 处方分析

麝香保心丸功效为芳香温通、行气强心，用于气滞血瘀型冠心病，适应证的关键证候要素为气滞和血瘀；该处方诊断为"冠心病气阴两虚型"，关键证候要素为气虚、阴虚和血瘀，除了共有血瘀外，两者并不相同。所以，对于冠心病气阴两虚型患者，选用麝香保心丸不适宜。参松养心胶囊适用于冠心病气阴两虚型患者。

2. 药师建议

该处方属于用药不适宜中的"遴选的药品不适宜"或"联合用药不适宜"，建议更换麝香保心丸，或者将其作为心绞痛发作的急救药而不是长期维持治疗药。

四、血府逐瘀口服液

【特点】

组成：柴胡、当归、地黄、赤芍、红花、桃仁、麸炒枳壳、甘草、川芎、牛膝、桔梗。

功能主治：活血祛瘀，行气止痛。用于气滞血瘀所致的胸痛、头痛日久，痛如针刺而有定处、内热烦闷、心悸失眠、急躁易怒。

用法用量：一次 2 支（20 ml），一日 3 次。

不良反应：尚不明确。

注意事项：尚不明确。

【处方案例一】

处方 1：　　　　××××医院医疗保险处方　　　　医保内处方
定点医疗机构编码：××××
科室名称：内科　　　　　　　　日期：2015-8　　　　　药物金额：
姓名：王××　　性别：男　　　年龄：62 岁　　　　　　病历号：

临床诊断	R:				
	药品名称和规格	用量	用法	频率	数量
头痛	血府逐瘀口服液				
失眠	（10 ml×10 支/盒）	20 ml	口服	Tid	3 盒
关节炎	附桂骨痛片				
	（0.33 g×72 片/盒）	1.98 g	口服	Tid	2 盒
				医生签名：	

审核/调配签名：　　　　　　　　　　　　核对/发药签名：

1. 请遵医嘱服药；2. 请在窗口点清药品；3. 处方当日有效；4. 发出药品不予退换。

1. 处方分析

血府逐瘀口服液功效为行气活血、清热止痛，主要用于气滞血瘀兼内热的证型，对于符合此类证型的头痛和失眠有效。但是，附桂骨痛片属于温阳类中成药，主要用于阳虚寒湿型关节炎。两药的寒热之性和对应的证候属性完全相反，不宜联用，否则会降低药效或增加不良反应的风险。

2. 药师建议

该处方属于用药不适宜中的"联合用药不适宜"，建议调整药物治疗方案。

【处方案例二】

处方2： ××××医院医疗保险处方 医保内处方
定点医疗机构编码：××××
科室名称：内科 日期：2015-8 药物金额：
姓名：刘×× 性别：男 年龄：65岁 病历号：

临床诊断	R:药品名称和规格	用量	用法	频率	数量
头痛	血府逐瘀口服液				
胸痛	（10 ml×6 支/盒）	20 ml	口服	Tid	3 盒
	心通口服液				
	（10 ml×10 支/盒）	10 ml	口服	Bid	2 盒
				医生签名：	

审核/调配签名： 核对/发药签名：

1. 请遵医嘱服药；2. 请在窗口点清药品；3. 处方当日有效；4. 发出药品不予退换。

1. 处方分析

从功效上看，血府逐瘀口服液偏于治疗气滞血瘀伴内热，心通口服液长于益气活血、祛痰通络，二者的功效特点不同。从药味来看，血府逐瘀口服液含有甘草，而心通口服液含有海藻，根据"十八反十九畏"理论，含有海藻的心通口服液不宜与含有甘草的血府逐瘀口服液联用，以免增加不良反应风险。

2. 药师建议

该处方属于用药不适宜中的"配伍禁忌"，建议暂停其中1种药品，并调整用法用量。

【处方案例三】

处方3： ××××医院医疗保险处方 医保内处方
定点医疗机构编码：××××
科室名称：内科 日期：2015-7 药物金额：
姓名：李× 性别：女 年龄：66岁 病历号：

临床诊断	R:药品名称和规格	用量	用法	频率	数量
水肿	血府逐瘀口服液				
心功能不全	（10 ml×6 支/盒）	10 ml	口服	Tid	2 盒
心气虚水停型	乐脉颗粒				
	（3 g×15 袋/盒）	3 g	口服	Tid	2 盒
	芪苈强心胶囊				
	（0.3 g×36 粒/盒）	1.2 g	口服	Tid	2 盒
				医生签名：	

审核/调配签名： 核对/发药签名：

1. 请遵医嘱服药；2. 请在窗口点清药品；3. 处方当日有效；4. 发出药品不予退换。

1. 处方分析

1. 血府逐瘀口服液理气活血，对于疾病重症，或久病气血亏虚者不适宜，会耗气伤阴。故不适用于心力衰竭患者。

2. 乐脉颗粒理气活血，化瘀通脉，作用相似，且含赤芍、川芎、红花等相同的活血成分，不宜同用。

2. 药师建议

该处方属于用药不适宜中的"遴选的药品不适宜"或"联合用药不适宜"，建议更换血府逐瘀口服液。

五、华佗再造丸

【特点】

组成：川芎、吴茱萸、冰片等。

功能主治：活血化瘀，化痰通络，行气止痛。用于痰瘀阻络之中风恢复期和后遗症，症见半身不遂、拘挛麻木、口眼歪斜、言语不清。

用法用量：口服。一次 4～8 g，一日 2～3 次；重症一次 8～16 g。

不良反应：尚不明确。

注意事项：孕妇忌服。服药期间如有燥热感，可用白菊花蜜糖水送服，或减半服用，必要时暂停服用 1～2 天。

【处方案例一】

处方1：　　　　　××××医院医疗保险处方　　　　医保内处方
定点医疗机构编码：××××
科室名称：内科　　　　　　　日期：2015-8　　　　　药物金额：
姓名：韩××　　性别：女　　年龄：78 岁　　　　病历号：

临床诊断	R:				
	药品名称和规格	用量	用法	频率	数量
脑梗死后遗症	华佗再造丸				
	（0.16 g×500 粒/瓶）	8 g	口服	Bid	3 盒
	复方丹参滴丸				
	（27 mg×180 粒/盒）	270 mg	口服	Tid	2 盒
				医生签名：	

审核/调配签名：　　　　　　　　　　核对/发药签名：

1. 请遵医嘱服药；2. 请在窗口点清药品；3. 处方当日有效；4. 发出药品不予退换。

1. 处方分析

华佗再造丸主要成分为川芎、吴茱萸、冰片，复方丹参滴丸的主要成分为丹参、三七、冰片，二者含有相同的成分冰片，均属于行气活血类中成药。

2. 药师建议

该处方属于用药不适宜中的"重复用药"，由于冰片的重复使用，增加了不良反应风险，建议使用其中的一种即可。

【处方案例二】

处方2：　　　　　　　××××医院医疗保险处方　　　　　医保内处方
定点医疗机构编码：××××
科室名称：内科　　　　　　　　　　日期：2015-7　　　　　　药物金额：
姓名：王×　　　性别：男　　　　年龄：66 岁　　　　　　病历号：

临床诊断	R:药品名称和规格	用量	用法	频率	数量
脑梗死	华佗再造丸				
痰瘀阻络型	（0.16 g×500 粒/瓶）	8 g	口服	Tid	3 盒
	脑安胶囊				
	（0.4 g×20 粒/盒）	0.8 g	口服	Tid	2 盒
				医生签名：	

审核/调配签名：　　　　　　　　　　　　　　核对/发药签名：

1. 请遵医嘱服药；2. 请在窗口点清药品；3. 处方当日有效；4. 发出药品不予退换。

1. 处方分析

（1）华佗再造丸主要成分为川芎、吴茱萸、冰片，脑安胶囊中含有川芎、冰片。两药的主要成分重复，不宜联合使用。

（2）华佗再造丸服用方法：每天 8 g，每日 2 次，服 10 天，停药 1 天，30 天为一疗程，可服 3 个疗程。维持量为 4 g，每日 2 次。本处方每日 3 次的用法不适宜。

2. 药师建议

该处方属于用药不适宜中的"重复用药"以及"用法用量不适宜"，由于冰片的重复和过量使用，会对其他药物的吸收、分布、代谢有较大影响，增加了不良反应发生的风险，建议选择其中一种为宜。

第四节　养阴活血、益气养阴活血类中成药

养阴活血类中成药主要针对阴虚血瘀或气阴两虚兼血瘀证。阴虚血瘀证是心阴亏虚，瘀阻心脉，以心悸、心烦、胸闷、心痛，或失眠、多梦、头痛，及舌暗红或有斑点、脉细数涩或结代等为常见症的证候。气阴两虚兼血瘀证在上述症状基础上还兼有气虚的证候。养阴活血类代表中成药有生脉饮、心脑欣丸、心悦胶囊、稳心颗粒。

一、生脉饮

【特点】

组成：红参方（红参、麦冬、五味子），党参方（党参、麦冬、五味子）。
功能主治：益气，养阴生津。用于气阴两亏、心悸气短、自汗。

用法用量：一次 10 ml，一日 3 次。

不良反应：尚不明确。

注意事项：本品宜饭前服用。感冒患者不宜服用。凡脾胃虚弱、呕吐泄泻、腹胀便溏、咳嗽痰多者慎用。

【处方案例一】

处方1：　　　　　××××医院医疗保险处方　　　　　医保内处方
定点医疗机构编码：××××
科室名称：中医科　　　　　　　　日期：2015-9　　　　　　药物金额：
姓名：孙××　　　性别：女　　　年龄：73 岁　　　　　　病历号：

临床诊断	R:药品名称和规格	用量	用法	频率	数量
冠心病气阴两虚型	生脉饮（党参方）（10 ml×10 支/盒）	10 ml	口服	Tid	5 盒
	益心舒胶囊（0.4 g×36 粒/盒）	1.2 g	口服	Tid	4 盒
				医生签名：	

审核/调配签名：　　　　　　　　　　　　　　　核对/发药签名：

1. 请遵医嘱服药；2. 请在窗口点清药品；3. 处方当日有效；4. 发出药品不予退换。

1. 处方分析

益心舒胶囊由人参、麦冬、五味子、黄芪、丹参等中药组成，是以生脉饮为底方加减而来的成方制剂，虽然该处方的生脉饮使用的是党参而不是人参，但是全方基本功效是相同的。同时，两个药品用法用量均为最大量，未能体现出因功效基本相同而调整用法用量的情况。

2. 药师建议

该处方属于用药不适宜中的"重复用药"，考虑到冠心病患者多存在血瘀的情况，建议保留益心舒胶囊以补气养阴兼活血；或者调整两者的用法用量后，进行联合用药。

【处方案例二】

处方2：　　　　　××××医院医疗保险处方　　　　　医保内处方
定点医疗机构编码：××××
科室名称：中医科　　　　　　　　日期：2015-10　　　　　　药物金额：
姓名：宋××　　　性别：女　　　年龄：55 岁　　　　　　病历号：

临床诊断	R:药品名称和规格	用量	用法	频率	数量
胸痹感冒	生脉饮（党参方）（10 ml×10 支/盒）	10 ml	口服	Tid	5 盒
	血塞通片（100 mg×24 片/盒）	100 mg	口服	Tid	3 盒
	感冒清热颗粒（6 g×10 袋/盒）	6 g	口服	Tid	1 盒
				医生签名：	

审核/调配签名：　　　　　　　　　　　　　　　核对/发药签名：

1. 请遵医嘱服药；2. 请在窗口点清药品；3. 处方当日有效；4. 发出药品不予退换。

1. 处方分析

生脉饮功能为补气养阴，血塞通片功能为活血化瘀，两药可以联合用于气阴两虚兼血瘀的胸痹心痛。但是，由于生脉饮属于补益类处方，所以不适合与感冒药一起服用，也即感冒期间不适合服用生脉饮，以免由于服用了补益药而延缓了病邪的祛除。

2. 药师建议

生脉饮说明书明确提示："感冒患者不宜服用"。所以，该处方可点评为"遴选药品不适宜"或者"联合用药不适宜"。建议先暂停服用生脉饮一段时间，等感冒恢复后再行服用。

二、心脑欣丸

【特点】

组成：红景天、枸杞子、沙棘鲜浆。

功能主治：益气养阴，活血化瘀。用于气阴不足、瘀血阻滞所致头晕、头痛、心悸、气喘、乏力；缺氧引起的红细胞增多症见上述证候者。

用法用量：口服。一次1袋（1 g），一日2次；饭后服。

不良反应：尚不明确。

注意事项：尚不明确。

【处方案例一】

处方1：　　　　　××××医院医疗保险处方　　　　　医保内处方
定点医疗机构编码：××××
科室名称：内科　　　　　　　　　日期：2015-7　　　　　　　药物金额：
姓名：张×　　　性别：女　　　　年龄：65 岁　　　　　　病历号：

临床诊断	R:　药品名称和规格	用量	用法	频率	数量
冠心病	心脑欣丸				
气滞血瘀证	（1 g×10 袋/盒）	1 g	口服	Tid	4 盒
	三七通舒胶囊				
	（0.2 g×18 粒/盒）	0.2 g	口服	Tid	3 盒
				医生签名：	

审核/调配签名：　　　　　　　　　　　核对/发药签名：

1. 请遵医嘱服药；2. 请在窗口点清药品；3. 处方当日有效；4. 发出药品不予退换。

1. 处方分析

心脑欣丸由红景天、枸杞子、沙棘鲜浆组成，用于气阴不足兼血瘀引起的头晕、心悸等；三七通舒胶囊由三七三醇皂苷组成，用于血瘀引起的心脑血管栓塞性诸证。从功效特点看，心脑欣丸主要针对气阴两虚兼血瘀，三七通舒胶囊主要针对血瘀证，均不是针对气滞血瘀证的中成药，只是能缓解其中的血瘀成分。从用法用量上看，心脑欣丸说明书为一日2次，处方用法用量为一日3次，属于超说明书用药，尤其在不对证的情况下，超量使用的不良反应风险很高。

2. 药师建议

该处方属于用药不适宜中的"适应证不适宜",建议选择行气活血类中成药治疗气滞血瘀证冠心病,例如复方丹参滴丸、麝香保心丸、银丹心脑通软胶囊等。

【处方案例二】

处方2: ××××医院医疗保险处方 医保内处方
定点医疗机构编码:××××
科室名称:内科 日期:2015-8 药物金额:
姓名:刘× 性别:男 年龄:34岁 病历号:

临床诊断	R:药品名称和规格	用量	用法	频率	数量
心悸	心脑欣丸				
	(1 g×10袋/盒)	1 g	口服	Bid	4盒
	脑心通胶囊				
	(0.4 g×36粒/盒)	1.2 g	口服	Tid	4盒
	松龄血脉康胶囊				
	(0.5 g×30粒/盒)	1.5 g	口服	Tid	5盒
				医生签名:	

审核/调配签名: 核对/发药签名:

1. 请遵医嘱服药;2. 请在窗口点清药品;3. 处方当日有效;4. 发出药品不予退换。

1. 处方分析

心脑欣丸、脑心通胶囊和松龄血脉康胶囊均为治疗心悸的中成药,但是各自的适应证不同,心脑欣丸侧重于益气养阴活血,脑心通胶囊侧重于益气养血活血,松龄血脉康胶囊侧重于平肝熄风。所以,在单独诊断为"冠心病"、缺少中医证型诊断的处方中,将上述3种中成药联合使用存在药不对证和不当联用的风险,而且心脑欣丸和松龄血脉康胶囊都含有红景天,成分重复。临床上经常看到未标明中医证型诊断而联用多种中成药的处方,这些处方均具有较大的联合用药不适宜或重复用药的风险,会影响疗效,加重经济负担,建议药师在处方点评时予以重点关注。

2. 药师建议

该处方属于用药不适宜中的"联合用药不适宜",建议在明确中医证型诊断后,选择对证的治疗药物。

三、心悦胶囊

【特点】

组成:西洋参茎叶总皂苷。

功能主治:益气养心,和血。用于冠心病心绞痛属于气阴两虚证者。

用法用量:口服。一次2粒(0.6 g),一日3次。

不良反应:个别患者服药后可出现胃部胀闷不适感,可改为饭后服用。

注意事项:尚不明确。

【处方案例一】

处方1：　　　　　××××医院医疗保险处方　　　　　医保内处方
定点医疗机构编码：××××
科室名称：内科　　　　　　　　日期：2015-7　　　　　　药物金额：
姓名：张×　　性别：女　　　　年龄：65 岁　　　　　病历号：

临床诊断	R:				
	药品名称和规格	用量	用法	频率	数量
冠心病	心悦胶囊				
	（0.3 g×24 粒/盒）	1.2 g	口服	Tid	6 盒
				医生签名：	

　　　　　　　　审核/调配签名：　　　　　　　　　　　　核对/发药签名：

1. 请遵医嘱服药；2. 请在窗口点清药品；3. 处方当日有效；4. 发出药品不予退换。

1. 处方分析

　　心悦胶囊主要成分为西洋参茎叶总皂苷，功效为益气养阴活血，主要用于气阴两虚型冠心病。说明书日用量为一日 2 粒，一日 3 次，该处方用量超说明书要求（日剂量达 12 粒），属于超说明书剂量用药。实际上，中成药超说明书剂量用药是普遍问题，文献也报道了大量安全、有效的超说明书剂量用药案例。但是，从药物组成上看，心悦胶囊成分为西洋参茎叶总皂苷，与三七通舒胶囊（三七三醇皂苷）、血塞通片（三七总皂苷）、振源胶囊（人参果总皂苷）一样，属于植物提取物成分，不同于传统意义上的中成药。这些由植物提取物组成的中成药，性效表达可能得以增强，不良反应风险也可能得以放大，建议应该遵循化学药物的管理方式，在没有充分循证依据的情况下，严格按照说明书用法用量使用。

2. 药师建议

　　该处方属于用药不适宜中的"用法用量不适宜"，建议调整用法用量，不宜超过说明书最大日剂量。

【处方案例二】

处方2：　　　　　××××医院医疗保险处方　　　　　医保内处方
定点医疗机构编码：××××
科室名称：内科　　　　　　　　日期：2015-7　　　　　　药物金额：
姓名：刘×　　性别：男　　　　年龄：34 岁　　　　　病历号：

临床诊断	R:				
	药品名称和规格	用量	用法	频率	数量
冠心病	振源胶囊				
高脂血症	（0.25 g×24 粒/盒）	0.5 g	口服	Tid	4 盒
	心悦胶囊				
	（0.3 g×24 粒/盒）	0.6 g	口服	Tid	6 盒
	银杏叶片				
	（19.2 mg×24 片/盒）	19.2 mg	口服	Tid	3 盒
				医生签名：	

　　　　　　　　审核/调配签名：　　　　　　　　　　　　核对/发药签名：

1. 请遵医嘱服药；2. 请在窗口点清药品；3. 处方当日有效；4. 发出药品不予退换。

1. 处方分析

该处方诊断为"冠心病，高脂血症"，开具了 3 个均以植物提取物为有效成分的中成药。存在以下几个问题：①振源胶囊为人参果总皂苷（五加科人参提取物），心悦胶囊为西洋参茎叶总皂苷（五加科西洋参提取物），二者来源相近，含有共同的成分，存在重复用药嫌疑。②三种具有活血化瘀功效的植物提取物同用，可能存在较大的出血风险，也存在重复用药嫌疑。③诊断缺少中医证型，无法判断联合用药是否合适。同时对冠心病和高脂血症有治疗作用的中成药不少，例如银丹心脑通软胶囊、脉平片等，可能是患者用药的更好选择。

2. 药师建议

该处方属于用药不规范处方中的"诊断书写不完全"和用药不适宜处方中的"重复用药"，建议先明确中医证型后选药，同时注意避免联用 2 种以上以皂苷为主要成分的中成药，减少不良反应风险。

【处方案例三】

处方3：　　　　　　　××××医院医疗保险处方　　　　　　医保内处方
定点医疗机构编码：××××
科室名称：中医科　　　　　　　日期：2015-7　　　　　　药物金额：
姓名：李×　　　性别：女性　　　年龄：66 岁　　　　　　病历号：

临床诊断	R: 药品名称和规格	用量	用法	频率	数量
心悸	心悦胶囊				
阴虚证	（0.3 g×24 粒/盒）	0.6 g	口服	Tid	2 盒
	天王补心丹				
	（9 g×10 粒/盒）	9 g	口服	Bid	2 盒
				医生签名：	

审核/调配签名：　　　　　　　　　　　　　核对/发药签名：

1. 请遵医嘱服药；2. 请在窗口点清药品；3. 处方当日有效；4. 发出药品不予退换。

1. 处方分析

心悦胶囊和天王补心丹都可以治疗心悸，但各自有所侧重，适应证也有区别。心悦胶囊侧重于补气养阴，适用于气虚血瘀型的心悸，对于阴虚有热证的患者不适宜。天王补心丹由生地黄、五味子、当归、天门冬、麦门冬、柏子仁、酸枣仁、人参、丹参、玄参、茯苓、远志、桔梗组成，用于治疗心肾不足、阴亏血少所致的虚烦心悸，有滋阴清热、补心安神的功效，适用于阴虚有热证。

2. 药师建议

该处方属于用药不适宜中的"联合用药不适宜"，诊断中没有热证，建议选择心悦胶囊。

四、稳心颗粒

【特点】

组成：党参、黄精、三七、琥珀、甘松。

　　功能主治：益气养阴，活血化瘀。用于气阴两虚、心脉瘀阻所致的心悸不宁、气短乏力、胸闷胸痛；室性期前收缩、房性期前收缩见上述证候者。

　　用法用量：开水冲服。一次 1 袋（5 g），一日 3 次。

　　不良反应：偶见轻度头晕、恶心，一般不影响用药。

　　注意事项：孕妇慎用。用前请将药液充分搅匀，勿将杯底药粉丢弃。

【处方案例一】

处方 1：　　　　　　××××医院医疗保险处方　　　　　医保内处方

定点医疗机构编码：××××

科室名称：内科　　　　　　　　日期：2015-6　　　　　　药物金额：

姓名：张×　　性别：女　　　　年龄：65 岁　　　　　　病历号：

临床诊断	R: 药品名称和规格	用量	用法	频率	数量
冠心病 室性期前收缩	稳心颗粒 （5 g×9 袋/盒）	10 g	口服	Tid	6 盒
	参松养心胶囊 （0.4 g×36 粒/盒）	2.4 g	口服	Tid	4 盒
				医生签名：	

　　　　　　审核/调配签名：　　　　　　　　　　　核对/发药签名：

1. 请遵医嘱服药；2. 请在窗口点清药品；3. 处方当日有效；4. 发出药品不予退换。

1. 处方分析

　　稳心颗粒与参松养心胶囊均为益气养阴兼活血的中成药，用于治疗气阴两虚、心脉瘀阻所致的冠心病和室性期前收缩（早搏）。从两个成药的组方配伍看，只有甘松一味相同成分，联用后出现毒烈性成分超量的可能性小。临床文献报道，二者可以联合使用，用于治疗冠心病室性早搏、更年期室性早搏等病证。但是，该处方中二个中成药均为超说明书剂量用药，增加联合用药的不良反应风险。

2. 药师建议

　　该处方可以点评为用药不适宜中的"用法用量不适宜"，建议调整为说明书用法用量。

【处方案例二】

处方 2：　　　　　　××××医院医疗保险处方　　　　　医保内处方

定点医疗机构编码：××××

科室名称：内科　　　　　　　　日期：2015-7　　　　　　药物金额：

姓名：李×　　性别：男　　　　年龄：55 岁　　　　　　病历号：

临床诊断	R: 药品名称和规格	用量	用法	频率	数量
心阳虚，水瘀阻滞型	稳心颗粒 （5 g×9 袋/盒）	5 g	口服	Tid	2 盒
	芪苈强心胶囊 （0.3 g×36 粒/盒）	1.2 g	口服	Tid	2 盒
				医生签名：	

　　　　　　审核/调配签名：　　　　　　　　　　　核对/发药签名：

1. 请遵医嘱服药；2. 请在窗口点清药品；3. 处方当日有效；4. 发出药品不予退换。

1. 处方点评

稳心颗粒益气养阴，活血化瘀。用于气阴两虚、心脉瘀阻型，症见心悸、气短、乏力、胸闷、胸痛、早搏等。而芪苈强心胶囊益气温阳，活血通络，利水消肿。用于阳气不足、水湿停留证，药物温热利水可以耗伤阴液，与该证不符。

2. 药师建议

该处方可能属于用药不适宜中的"联合用药不适宜"，建议治疗心阳虚、水瘀阻滞型心悸时，不宜联合芪苈强心胶囊。

第五节　温阳活血类中成药

温阳活血类中成药主要针对阳虚血瘀证。阳虚血瘀证是心阳虚衰、运血无力、心脉瘀阻，以心悸、胸闷、心痛、畏冷肢凉、面色紫暗、舌淡紫、脉弱而涩或结代等为常见症的证候。温阳活血类代表中成药有芪苈强心胶囊。

一、芪苈强心胶囊

【特点】

组成：黄芪、人参、附子、丹参、葶苈子、泽泻、玉竹、桂枝、红花、香加皮、陈皮。

功能主治：益气温阳，活血通络，利水消肿。用于冠心病、高血压病所致轻、中度充血性心力衰竭证属阳气虚乏、络瘀水停者，症见心慌气短、动则加剧、夜间不能平卧、下肢水肿、倦怠乏力、小便短少、口唇青紫、畏寒肢冷、咳吐稀白痰等。

用法用量：一次 4 粒（1.2 g），一日 3 次。

不良反应：尚不明确。

注意事项：尚不明确。

【处方案例一】

处方1：　　　　　　××××医院医疗保险处方　　　　　医保内处方
定点医疗机构编码：××××
科室名称：中医科　　　　　　　　日期：2015-9　　　　　药物金额：
姓名：张×　　性别：女　　　　　年龄：65 岁　　　　　病历号：

临床诊断	R:				
	药品名称和规格	用量	用法	频率	数量
冠心病	芪苈强心胶囊				
	（0.3 g×36 粒/盒）	1.2 g	口服	Tid	4 盒
				医生签名：	

审核/调配签名：　　　　　　　　　　　　核对/发药签名：

1. 请遵医嘱服药；2. 请在窗口点清药品；3. 处方当日有效；4. 发出药品不予退换。

1. 处方分析

芪苈强心胶囊由黄芪、人参、附子、丹参、葶苈子、泽泻、玉竹、桂枝、红花、香加皮、陈皮组成，功效益气温阳、活血通络、利水消肿，主要用于冠心病、高血压病所致轻、中度充血性心力衰竭属阳气虚乏兼水肿者，本品属于含有毒烈性饮片的中成药。该处方单纯诊断为"冠心病"，既无心力衰竭的诊断，也无中医证型诊断，而冠心病患者多从气虚血瘀或气滞血瘀论治，如果兼有室性早搏则多从气阴两虚论治，均与阳气虚乏不同。所以，该处方诊断过于简单，缺少必要的中医诊断，难以判断适应证是否合适。

2. 药师建议

该处方属于用药不规范处方中的"诊断书写不完全"，建议增加中医证型诊断，在明确诊断后辨证用药。

【处方案例二】

处方2：　　　　　　××××医院医疗保险处方　　　　　医保内处方
定点医疗机构编码：××××
科室名称：内科　　　　　　　　　　日期：2015-7　　　　　药物金额：
姓名：刘×　　　性别：男　　　　　年龄：34岁　　　　　病历号：

临床诊断	R：药品名称和规格	用量	用法	频率	数量
心力衰竭	芪苈强心胶囊				
咳嗽	（0.3 g×36 粒/盒）	1.5 g	口服	Tid	4 盒
	京制咳嗽痰喘丸				
	（0.21 g×180 粒/盒）	6.3 g	口服	Bid	2 盒
					医生签名：

审核/调配签名：　　　　　　　　　　　　　　　核对/发药签名：

1. 请遵医嘱服药；2. 请在窗口点清药品；3. 处方当日有效；4. 发出药品不予退换。

1. 处方分析

芪苈强心胶囊由人参、附子、葶苈子、泽泻、红花、香加皮等组成，功效益气温阳、活血通络、利水消肿，主要用于轻中度心力衰竭属阳气虚乏者。全方含有 2 个毒烈性饮片，一为附子，一为香加皮，均为毒性饮片，且具有较明确的心脏毒性。对于含有毒性饮片的中成药，不宜超说明书剂量服用。该处方用法用量为"一次 1.5 g，一日 3 次"，超过说明书最大日剂量（3.6 g），属于超说明书剂量用药，增加了不良反应风险。另外，京制咳嗽痰喘丸属于治疗老年痰喘的常用药，但其含有毒性饮片马兜铃和半夏，其中半夏与芪苈强心胶囊中的附子违反了"十八反"配伍禁忌，而多个含毒中成药的联用也增加了不良反应风险。

2. 药师建议

该处方属于用药不适宜中的"用法用量不适宜"和"联合用药不适宜"。其中，芪苈强心胶囊属于含毒中成药，不宜超说明书剂量用药；且其中含有的附子与京制咳嗽痰喘丸中的半夏违反了传统配伍禁忌。建议调整用法用量，并密切监测不良反应。

【处方案例三】

处方3：　　　　　×××× 医院医疗保险处方　　　　　医保内处方

定点医疗机构编码：××××

科室名称：内科　　　　　　　　日期：2015-7　　　　　　　药物金额：

姓名：张×　　性别：男　　　　年龄：55 岁　　　　　　　病历号：

临床诊断	R:药品名称和规格	用量	用法	频率	数量
心功能不全	芪苈强心胶囊				
水肿	（0.3 g×36 粒/盒）	1.2 g	口服	Tid	2 盒
阳虚络阻水停型	呋塞米片				
	（20 mg×100 片/瓶）	20 mg	口服	Tid	1 瓶
	滋心阴胶囊				
	（0.35 g×20 粒/盒）	0.7 g	口服	Tid	2 盒
				医生签名：	

审核/调配签名：　　　　　　　　　　　　　　　核对/发药签名：

1. 请遵医嘱服药；2. 请在窗口点清药品；3. 处方当日有效；4. 发出药品不予退换。

1. 处方分析

（1）芪苈强心胶囊益气温阳，活血通络，利水消肿。用于阳气虚乏、络瘀水停型，症见冠心病、高血压病所致的轻、中度心力衰竭者，心慌气短、动则加剧、夜间不能平卧、下肢肿、乏力、小便短少、口唇青紫、畏寒肢冷等。该药有一定的利尿作用，与呋塞米联合使用，会增加利尿作用，本处方芪苈强心胶囊和呋塞米都使用了最大剂量，联合应用时应调整剂量。

（2）滋心阴胶囊作用是滋养心阴、活血止痛，用于阴虚证患者，与芪苈强心胶囊阳气不足证相反，不宜同用。

2. 药师建议

该处方属于用药不适宜中的"用法用量不适宜"和"联合用药不适宜"。芪苈强心胶囊多用于心功能不全者，虽然利尿作用相对较弱，但是与强利尿剂呋塞米联合使用时仍需要注意剂量的调整。滋心阴胶囊与芪苈强心胶囊作用相反，不宜联合使用。

第六节　化痰降浊活血类中成药

化痰降浊活血类中成药主要针对痰浊血瘀证。痰浊血瘀证是运化失司，痰浊内生阻滞心窍，胸阳不通，以胸闷胸痛、刺痛不移、嗳气不舒、舌质瘀暗苔腻、脉弦滑等为常见症的证候。化痰降浊活血类代表中成药有荷丹片、血脂康胶囊、丹蒌片、保利尔胶囊。

一、荷丹片

【特点】

组成：荷叶、丹参、山楂、番泻叶、盐补骨脂。

功能主治：化痰降浊，活血化瘀。用于高脂血症属痰浊挟瘀证候者。

用法用量：一次 2 片（1.46 g），一日 3 次。饭前服用。

不良反应：偶见腹泻、恶心、口干。

注意事项：脾胃虚寒、便溏者忌服。孕妇禁服。

【处方案例一】

处方 1：　　　　×××× 医院医疗保险处方　　　　医保内处方

定点医疗机构编码：××××

科室名称：内科　　　　　　　　　日期：2015-9　　　　　药物金额：

姓名：周××　　性别：女　　　年龄：60 岁　　　　　病历号：

临床诊断	R:				
	药品名称和规格	用量	用法	频率	数量
冠心病	荷丹片				
高脂血症	（0.73 g×24 片/盒）	2.92 g	口服	Tid	8 盒
				医生签名：	

审核/调配签名：　　　　　　　　　　　　　　　核对/发药签名：

1. 请遵医嘱服药；2. 请在窗口点清药品；3. 处方当日有效；4. 发出药品不予退换。

1. 处方分析

荷丹片的说明书用法用量为一次 2 片，一日 3 次。处方用量为一次 4 片，一日 3 次，超出说明书用量 200%。考虑到荷丹片整体药性偏寒凉，并且含有荷叶、番泻叶等清热利下之品，有可能损伤脾胃功能，说明书提示"脾胃虚寒和便溏者忌服"，故不应长时间超量服用该药品。

2. 药师建议

该处方属于用药不适宜中的"用法用量不适宜"，具体情况为单次用量超说明书规定，建议调整单次用药剂量。

【处方案例二】

处方2：　　　　　　　××××医院医疗保险处方　　　　　医保内处方
定点医疗机构编码：××××
科室名称：内科　　　　　　　　　日期：2015-9　　　　　药物金额：
姓名：吴××　　性别：女　　　　年龄：62岁　　　　　　病历号：

临床诊断	R:药品名称和规格	用量	用法	频率	数量
冠心病	荷丹片				
腹泻	（0.73 g×24片/盒）	1.46 g	口服	Tid	4盒
	参苓白术丸				
	（6 g×12袋/盒）	6 g	口服	Tid	2盒
				医生签名：	

　　　　　　　审核/调配签名：　　　　　　　　　　　　　核对/发药签名：
1. 请遵医嘱服药；2. 请在窗口点清药品；3. 处方当日有效；4. 发出药品不予退换。

1. 处方分析

　　荷丹片由荷叶、丹参、番泻叶、山楂等中药组成，功能为化痰降浊、活血化瘀，用于高脂血症及冠心病治疗。由于其药性较为寒凉，说明书提示"脾胃虚寒、便溏者忌用"。从处方诊断可知，患者近期患有腹泻，并且已经开具健脾益气止泻的参苓白术丸。所以，患者在治疗腹泻期间，不宜服用荷丹片，否则可能造成腹泻加重或反复，贻误病情。

2. 药师建议

　　该处方属于用药不适宜中的"遴选的药品不适宜"，荷丹片有导致或加重腹泻的副作用，腹泻患者不宜服用荷丹片。建议暂时停药或更换其他治疗高脂血症的药品。

【处方案例三】

处方3：　　　　　　　××××医院医疗保险处方　　　　　医保内处方
定点医疗机构编码：××××
科室名称：内科　　　　　　　　　日期：2015-8　　　　　药物金额：
姓名：李×　　性别：女　　　　　年龄：49岁　　　　　　病历号：

临床诊断	R:药品名称和规格	用量	用法	频率	数量
胃痛	荷丹片				
痰浊挟瘀型	（0.73 g×24片/盒）	1.46 g	口服	Tid	3盒
	气滞胃痛颗粒				
	（5 g×9袋/盒）	5 g	口服	Tid	1盒
				医生签名：	

　　　　　　　审核/调配签名：　　　　　　　　　　　　　核对/发药签名：
1. 请遵医嘱服药；2. 请在窗口点清药品；3. 处方当日有效；4. 发出药品不予退换。

1. 处方点评

　　荷丹片主治化痰降浊，活血化瘀。用于痰浊挟瘀型，症见体胖、头晕、头重、胸闷、乏力、口苦、口黏、苔白腻等的高脂血症患者。该药含番泻叶、荷叶等寒凉、泻下之品，有引起恶心、腹泻等副作用，对胃痛患者不适合。

2. 药师建议

该处方属于用药不适宜中的"遴选的药品不适宜"，建议暂时停药或更换其他治疗高脂血症的药品。

二、血脂康胶囊

【特点】

组成：红曲。

功能主治：除湿祛痰，活血化瘀，健脾消食。用于脾虚痰瘀阻滞证，症见气短、乏力、头晕、头痛、胸闷、腹胀、食少纳呆等；高脂血症；也可用于由高脂血症及动脉粥样硬化引起的脑血管疾病的辅助治疗。

用法用量：口服，一次 2 粒（0.6 g），一日 2 次，早晚饭后服用；轻、中度患者一日 2 粒，晚饭后服用。或遵医嘱。

不良反应：一般耐受性良好，大部分不良反应轻微而短暂。本品常见不良反应为胃肠道不适，如胃痛、腹胀、胃部灼热等。偶可引起血清氨基转移酶和肌酸磷酸激酶可逆性升高。罕见乏力、口干、头晕、头痛、肌痛、皮疹、胆囊疼痛、水肿、结膜充血和泌尿道刺激症状。

注意事项：用药期间应定期检查血脂、血清氨基转移酶和肌酸磷酸激酶；有肝病史者服用本品尤其要注意肝功能的监测。在本品治疗过程中，如发生血清氨基转移酶升高达正常上限 3 倍，或血清肌酸磷酸激酶显著增高时，应停用本品。不推荐孕妇、哺乳期妇女及儿童使用。

【处方案例一】

处方 1：　　　　　××××医院医疗保险处方　　　　　医保内处方
定点医疗机构编码：××××
科室名称：内科　　　　　　　日期：2015-9　　　　　　药物金额：
姓名：郑××　　　性别：女　　　年龄：66 岁　　　　　病历号：

临床诊断	R:				
	药品名称和规格	用量	用法	频率	数量
高脂血症	血脂康胶囊				
	（0.3 g×12 粒/盒）	0.6 g	口服	Tid	5 盒
				医生签名：	

审核/调配签名：　　　　　　　　　　　　核对/发药签名：

1. 请遵医嘱服药；2. 请在窗口点清药品；3. 处方当日有效；4. 发出药品不予退换。

1. 处方分析

血脂康胶囊成分为红曲发酵物，属于具有较明确降血脂作用的中药。根据《血脂康胶囊临床应用中国专家共识》，每粒血脂康胶囊约含有 6 mg 他汀同系物，此外还含有能够调脂的其他成分。血脂康胶囊可减低 TC、LDL-C、TG 水平和升高 HDL-C 水平，并可能存在调脂外的保护作用。适用于轻中度胆固醇升高患者，以及以胆固醇升高为主的混合型血脂异常患者，还可用于冠心病的二级预防以及高危患者（糖尿病、高血压、代谢综合征及老年人群）的调脂治疗，还适用于其他他汀类药物不能耐受或引起肝酶和肌酶升高的血脂异常患者。《血脂康胶囊临床应用中国专家共识》推荐按照说明书的用法用量使用。所以，该处方存在使用频率超量的问题，也造成了单日剂量超量。

2. 药师建议

该处方存在较为明显的单日剂量超量情况，超量比例为50%。考虑到血脂康胶囊较为特殊的成分组成和临床应用，建议该处方点评为用药不适宜中的"用法用量不适宜"。

【处方案例二】

处方2：　　　　　××××医院医疗保险处方　　　　　医保内处方
定点医疗机构编码：××××
科室名称：内科　　　　　　　　　日期：2015-7　　　　　　药物金额：
姓名：王××　　　性别：男　　　　年龄：86岁　　　　病历号：

临床诊断	R:药品名称和规格	用量	用法	频率	数量
高血压	血脂康胶囊 （0.3 g×12粒/盒）	0.6 g	口服	Bid	5盒
	松龄血脉康胶囊 （0.5 g×30粒/盒）	1.5 g	口服	Tid	5盒
				医生签名：	

审核/调配签名：　　　　　　　　　　　　核对/发药签名：

1. 请遵医嘱服药；2. 请在窗口点清药品；3. 处方当日有效；4. 发出药品不予退换。

1. 处方分析

血脂康胶囊功效为除湿祛痰、活血化瘀、健脾消食，可用于高脂血症以及动脉粥样硬化患者的辅助治疗。松龄血脉康胶囊功效为平肝潜阳、镇心安神，可用于肝阳上亢所致的高血压及高脂血症。从该处方信息来看，简单诊断为"高血压"而开具这两种药物是不合理的，因为血脂康胶囊并不直接针对高血压病。而且整个诊断也缺少中医证型信息，无法判断选用血脂康胶囊和松龄血脉康胶囊是否符合患者证型。

2. 药师建议

建议将该处方点评为"诊断信息不完全"，应补充"高脂血症"诊断和中医证型诊断，否则血脂康胶囊的使用缺少临床指征。

【处方案例三】

处方3：　　　　　××××医院医疗保险处方　　　　　医保内处方
定点医疗机构编码：××××
科室名称：中医科　　　　　　　　日期：2015-7　　　　　　药物金额：
姓名：李×　　　性别：女　　　　年龄：66岁　　　　病历号：

临床诊断	R:药品名称和规格	用量	用法	频率	数量
脾虚痰瘀阻滞型	血脂康胶囊 （0.3 g×12粒/盒）	0.9 g	口服	Bid	2盒
	脂必妥片 （0.35 g×36片/盒）	1.05 g	口服	Bid	2盒
	辛伐他汀片 （20 mg×14片/盒）	20 mg	口服	Qd	2盒
				医生签名：	

审核/调配签名：　　　　　　　　　　　　核对/发药签名：

1. 请遵医嘱服药；2. 请在窗口点清药品；3. 处方当日有效；4. 发出药品不予退换。

1. 处方分析

血脂康胶囊主要成分是红曲，功效主要为祛湿祛痰、活血化瘀、健脾消食。用于脾虚痰瘀阻滞型高脂血症。脂必妥片中含红曲，与血脂康成分一样。辛伐他汀中也含红曲成分，不宜同用。

2. 药师建议

该处方属于用药不适宜中的"重复用药"。建议治疗高脂血症时选择一种含红曲成分的药物即可，以免由于重复用药增加肝损害或心肌酶升高的不良反应。

三、丹蒌片

【特点】

组成：瓜蒌皮、薤白、葛根、川芎、丹参、赤芍、泽泻、黄芪、骨碎补、郁金。

功能主治：宽胸通阳，化痰散结，活血化瘀。用于痰瘀互结所致的胸痹心痛，症见胸闷、胸痛、憋气、舌质紫暗、苔白腻；冠心病心绞痛见上述证候者。

用法用量：口服。一次 5 片（1.5 g），一日 3 次，饭后服用。

不良反应：部分患者服药后可出现大便偏稀，少数患者服药期间可出现口干。

注意事项：孕妇禁用。产妇及便溏泄泻者慎用。

【处方案例一】

处方 1：　　　　　××××医院医疗保险处方　　　　　医保内处方
定点医疗机构编码：××××
科室名称：中医科　　　　　　日期：2015-7　　　　　药物金额：
姓名：吴××　　性别：男　　年龄：80 岁　　　　　病历号：

临床诊断	R: 药品名称和规格	用量	用法	频率	数量
冠心病	丹蒌片				
阳气虚衰	（0.3 g×75 粒/盒）	1.5 g	口服	Tid	3 盒
痰瘀互结	芪苈强心胶囊				
	（0.3 g×36 粒/盒）	1.2 g	口服	Tid	4 盒
				医生签名:	

审核/调配签名：　　　　　　　　　　　　　核对/发药签名：

1. 请遵医嘱服药；2. 请在窗口点清药品；3. 处方当日有效；4. 发出药品不予退换。

1. 处方分析

丹蒌片宽胸通阳，活血化痰，用于痰瘀互结所致的胸痹心痛。芪苈强心胶囊益气温阳，活血通络，用于冠心病所致轻、中度充血性心力衰竭证属阳气虚乏、络瘀水停者。分开来看，二者均符合处方诊断，一则从痰瘀互结入手，一则从阳气虚衰入手，形成互补的治疗方案。但是，从药物组成来看，丹蒌片由瓜蒌皮、薤白、葛根、川芎等组成，芪苈强心胶囊由黄芪、人参、附子、丹参、葶苈子、泽泻、玉竹等组成，其中的瓜蒌与附子违反了"十八反十九畏"中"半蒌贝蔹及攻乌"的要求，属于配伍禁忌，故二者不宜联合使用。

2. 药师建议

该处方属于用药不适宜中的"有不良相互作用"，主要原因是其中含有"十八反十九畏"的药对，建议选择其中一种中成药治疗。

【处方案例二】

处方 2： ××××医院医疗保险处方 　　　　医保内处方
定点医疗机构编码：××××
科室名称：内科 　　　　　　日期：2015-7 　　　　　药物金额：
姓名：陈× 　　性别：男 　　　年龄：70 岁 　　　　　病历号：

临床诊断	R: 药品名称和规格	用量	用法	频率	数量
心悸	丹蒌片				
高脂血症	（0.3 g×75 片/盒）	1.5 g	口服	Tid	2 盒
痰瘀阻滞型	降脂通便胶囊				
	（0.5 g×24 粒/盒）	1.0 g	口服	Bid	4 盒
	荷丹片				
	（0.73 g×24 片/盒）	1.46 g	口服	Tid	4 盒
				医生签名：	

审核/调配签名： 　　　　　　　　　　　核对/发药签名：

1. 请遵医嘱服药；2. 请在窗口点清药品；3. 处方当日有效；4. 发出药品不予退换。

1. 处方分析

丹蒌片中主要成分是瓜蒌皮，性甘寒而滑，清热化痰，利气宽胸，可以引起便溏，脾虚、寒湿体质慎用。而荷丹片也具有大便溏的副作用，所以应避免两药联合使用，减少大便稀的出现。降脂通便胶囊是降脂药，含有大黄、玄明粉，可用于冠心病合并高脂血症的患者，但有通便的作用，不可与丹蒌片合用，以避免腹泻的副作用。

2. 药师建议

该处方属于用药不适宜中的"联合用药不适宜"，主要原因是联合使用不良反应相同的药物，增加了不良反应发生的可能，建议仅选择其中一种中成药治疗。

四、保利尔胶囊

【特点】

组成：广枣、丹参、肉豆蔻、栀子、川楝子、茜草、红花、麦冬、三七、土木香、木香、檀香、人工牛黄、牛心、降香、大黄、木通、黄芪、荜茇、人工麝香、诃子。

功能主治：行气活血，化瘀解滞，升清降浊。用于高脂血症气滞血瘀、痰浊内阻证，症见胸闷、气短、心胸刺痛、眩晕、头痛等。

用法用量：口服。一次 5 粒（1.5 g），一日 3 次。

不良反应：上市前的临床研究中个别患者服药后出现谷丙转氨酶、血尿素氮、肌酐增高，与本品的关系尚不确定。

注意事项：忌烟、酒及生冷、油腻、辛辣食物。运动员慎用。

【处方案例一】

处方1：　　　　　××××医院医疗保险处方　　　　　医保内处方
定点医疗机构编码：××××
科室名称：内科　　　　　　　　　日期：2015-7　　　　　药物金额：
姓名：王××　　性别：男　　　年龄：86 岁　　　　　病历号：

临床诊断	R：药品名称和规格	用量	用法	频率	数量
眩晕	保利尔胶囊				
肝阳上亢	（0.3 g×30 粒/盒）	1.5 g	口服	Tid	3 盒
高脂血症					
				医生签名：	

审核/调配签名：　　　　　　　　　　　　　　　核对/发药签名：

1. 请遵医嘱服药；2. 请在窗口点清药品；3. 处方当日有效；4. 发出药品不予退换。

1. 处方分析

保利尔胶囊属于蒙药，功效为行气活血、化瘀解滞，主要用于高脂血症气滞血瘀、痰浊内阻证，症见胸闷、气短、心胸刺痛、眩晕、头痛等。该处方诊断为"眩晕，肝阳上亢，高脂血症"，不适合采用化瘀祛痰的中成药治疗，而应采用平肝潜阳的中成药治疗，例如松龄血脉康胶囊、强力定眩片等。建议调整为更加对证的中成药进行治疗。

2. 药师建议

该处方属于用药不适宜中的"适应证不适宜"，建议更换为治疗肝阳上亢型高脂血症和眩晕的松龄血脉康胶囊、强力定眩片等中成药治疗。

【处方案例二】

处方2：　　　　　××××医院医疗保险处方　　　　　医保内处方
定点医疗机构编码：××××
科室名称：内科　　　　　　　　　日期：2015-7　　　　　药物金额：
姓名：王×　　性别：男　　　年龄：48 岁　　　　　病历号：

临床诊断	R：药品名称和规格	用量	用法	频率	数量
高脂血症	保利尔胶囊				
冠心病	（0.3 g×30 粒/盒）	1.5 g	口服	Tid	3 盒
痰瘀阻络型	冠心丹参胶囊				
	（0.3 g×60 粒/盒）	0.9 g	口服	Tid	3 盒
				医生签名：	

审核/调配签名：　　　　　　　　　　　　　　　核对/发药签名：

1. 请遵医嘱服药；2. 请在窗口点清药品；3. 处方当日有效；4. 发出药品不予退换。

1. 处方分析

保利尔胶囊成分中含丹参、三七、降香、红花等。而冠心丹参胶囊也含有丹参、三七、降香等，应避免重复使用，以免活血药物剂量加倍而引起出血。

2. 药师建议

该处方属于用药不适宜中的"重复用药"，两个中成药中多种成分重复，不能联合使用，即使治疗作用不同，但含相同成分，使药量加倍，容易引起不良反应发生。

第七节   平肝息风/祛痰息风类中成药

平肝息风类中成药主要针对以肝阳上亢、肝风内动为主的证型。肝阳上亢证是指肝肾阴亏、水不涵木、肝阳上扰、肝风内动，以眩晕、耳鸣、头目胀痛、面红目赤、急躁易怒，甚则震颤抽搐、舌红少津、脉弦或弦细为主要表现的证候。平肝息风类代表中成药有松龄血脉康胶囊、同仁牛黄清心丸、头痛宁胶囊、全天麻胶囊。

一、松龄血脉康胶囊

【特点】

组成：鲜松叶、葛根、珍珠层粉。

功能主治：平肝潜阳，镇心安神。用于肝阳上亢所致的头痛、眩晕、急躁易怒、心悸、失眠；高血压病及原发性高脂血症见上述证候者。

用法用量：口服。一次3粒（1.5 g），一日3次。

不良反应：个别患者服药后出现轻度腹泻、胃脘胀满等，饭后服用有助于减轻或改善这些症状。

注意事项：本品具有降压和降血脂两种作用。

【处方案例一】

处方1：　　　　　××××医院医疗保险处方　　　　　医保内处方
定点医疗机构编码：××××
科室名称：中医科　　　　　　　日期：2015-7　　　　　药物金额：
姓名：王××　　性别：男　　　　年龄：72岁　　　　　病历号：

临床诊断	R: 药品名称和规格	用量	用法	频率	数量
高血压	松龄血脉康胶囊				
失眠	（0.5 g×30粒/盒）	1.5 g	口服	Tid	5盒
肝肾阴虚	乌灵胶囊				
	（0.33 g×36粒/盒）	0.99 g	口服	Tid	2盒
				医生签名：	

审核/调配签名：　　　　　　　　　　　　　核对/发药签名：

1. 请遵医嘱服药；2. 请在窗口点清药品；3. 处方当日有效；4. 发出药品不予退换。

1. 处方分析

松龄血脉康胶囊由鲜松叶、葛根和珍珠层粉组成，功效为平肝潜阳、镇心安神，主要用于治疗肝阳上亢所致的高血压和失眠，不适合用于治疗肝肾阴虚证。本处方诊断明确提示患者属于肝肾阴虚证，应该选用地黄类方或者以地黄丸为底方的中成药治疗。同时，乌灵胶囊由乌灵菌粉制成，主要用于治疗心肾不交所致的失眠，也不适合用于肝肾阴虚证。所以，本处方用药与诊断并不完全相符。

2. 药师建议

该处方属于用药不适宜中的"适应证不适宜"。松龄血脉康胶囊主要用于肝阳上亢类型的高血压和失眠的治疗，而乌灵胶囊主要用于心肾不交所致失眠的治疗。

【处方案例二】

处方2：　　　　　　　×××× 医院医疗保险处方　　　　　　医保内处方
定点医疗机构编码：××××
科室名称：内科　　　　　　　　　日期：2015-8　　　　　　　药物金额：
姓名：刘××　　　性别：女　　　年龄：65 岁　　　　　　　病历号：

临床诊断	R:				
	药品名称和规格	用量	用法	频率	数量
甲状腺功能亢进	松龄血脉康胶囊				
	（0.5 g×30 粒/盒）	1.5 g	口服	Tid	5 盒
				医生签名：	

审核/调配签名：　　　　　　　　　　　核对/发药签名：

1. 请遵医嘱服药；2. 请在窗口点清药品；3. 处方当日有效；4. 发出药品不予退换。

1. 处方分析

松龄血脉康胶囊主要功效为平肝潜阳、镇心安神，说明书标注主治高血压病和原发性高脂血症，并未标注甲状腺功能疾病。但是，从中医理论角度看，肝阳上亢所致的急躁易怒、心悸、头痛均为甲状腺功能亢进患者可见，也即甲状腺功能亢进患者可能出现肝阳上亢证型，这种证型患者用松龄血脉康胶囊治疗是合理的。同时，在中国知网也有将松龄血脉康胶囊纳入甲状腺功能亢进治疗的临床报道（累积超过 72 例）。但是，处方诊断信息是不完整的，并未提示中医证型。

2. 药师建议

该处方属于用药不规范中的"处方诊断书写不完全"或超常用药。如果患者确为肝阳上亢证表现，建议在处方诊断中补充中医病名或证名；如果患者不是肝阳上亢的表现，又没有高脂血症、高血压等其他遗漏诊断的情况，则可能属于超常用药的情况。

二、同仁牛黄清心丸

【特点】

组成：人工牛黄、羚羊角、人工麝香、人参、白术（麸炒）、当归、白芍、柴胡、干姜、阿胶、桔梗、水牛角浓缩粉等 27 味。

功能主治：益气养血，镇静安神，化痰熄风。适用于气血不足、痰热上扰引起的胸中郁热、惊悸虚烦、头目眩晕、中风不语、口眼歪斜、半身不遂、言语不清、神志昏迷、痰涎壅盛。

用法用量：口服。一次 1～2 丸（3～6 g），一日 2 次。小儿酌减。

不良反应：尚不明确。

注意事项：孕妇慎用。

【处方案例一】

处方1：	××××医院医疗保险处方		医保内处方		
定点医疗机构编码：××××					
科室名称：内科		日期：2015-7		药物金额：	
姓名：王××	性别：女	年龄：58 岁		病历号：	

临床诊断	R:				
	药品名称和规格	用量	用法	频率	数量
脑梗死后遗症	同仁牛黄清心丸				
	（3 g×6 丸/盒）	3 g	口服	Bid	3 盒
				医生签名：	

审核/调配签名：　　　　　　　　　　　　　　　核对/发药签名：

1. 请遵医嘱服药；2. 请在窗口点清药品；3. 处方当日有效；4. 发出药品不予退换。

1. 处方分析

同仁牛黄清心丸由人工牛黄、羚羊角、人工麝香、人参、白术（麸炒）、当归、白芍、柴胡、干姜、阿胶、桔梗、水牛角浓缩粉等 27 味组成，功效为益气养血、镇静安神、化痰熄风。适用于气血不足、痰热上扰引起的胸中郁热、惊悸虚烦、头目眩晕、中风不语、口眼歪斜、半身不遂、言语不清、神志昏迷、痰涎壅盛。从功效主治上看，同仁牛黄清心丸的主治病证至少包括以下 3 个证候要素，一是气虚，二是血虚，三是痰热。而在脑梗死后遗症患者中，气血虚是普遍存在的，痰热更像是急性期的表现，而重要的证素血瘀似乎并未提到。所以，同仁牛黄清心丸的选用和服用，需要明确中医证型。

2. 药师建议

该处方属于用药不规范处方中的"诊断书写不完全"或用药不适宜处方中的"遴选的药品不适宜"，建议明确诊断后用药，并注意用法用量。

【处方案例二】

处方2：	××××医院医疗保险处方		医保内处方		
定点医疗机构编码：××××					
科室名称：中医科		日期：2015-8		药物金额：	
姓名：许××	性别：女	年龄：80 岁		病历号：	

临床诊断	R:				
	药品名称和规格	用量	用法	频率	数量
气血两虚证	同仁牛黄清心丸				
痰热证	（3 g×6 丸/盒）	6 g	口服	Tid	3 盒
				医生签名：	

审核/调配签名：　　　　　　　　　　　　　　　核对/发药签名：

1. 请遵医嘱服药；2. 请在窗口点清药品；3. 处方当日有效；4. 发出药品不予退换。

1. 处方分析

同仁牛黄清心丸属于含有多个毒烈性饮片的益气养血、祛痰安神类中成药，适用于气血两虚、痰热上扰所致的中风、眩晕、心悸、半身不遂等，属于攻补兼施类中成药，原则上不应超说明书剂量用药。该处方的用法用量为一次 6 g，一日 3 次，超过说明书最大日剂量（12 g）。

2. 药师建议

该处方属于用药不适宜中的"用法用量不适宜"，建议按照说明书用法用量服用，每日用量不宜超过单日最大用量。

【处方案例三】

处方 3：　　　　××××医院医疗保险处方　　　　　医保内处方
定点医疗机构编码：××××
科室名称：内科　　　　　　　　　日期：2015-7　　　　　　药物金额：
姓名：刘×　　　性别：女　　　　年龄：66 岁　　　　　　病历号：

临床诊断	R：药品名称和规格	用量	用法	频率	数量
脑梗死	牛黄清心丸				
高血压	（3 g×6 丸/盒）	3 g	口服	Bid	2 盒
气血不足，痰热上扰型	安脑丸				
	（3 g×6 丸/盒）	3 g	口服	Bid	2 盒
				医生签名：	

审核/调配签名：　　　　　　　　　　　　　　　　核对/发药签名：

1. 请遵医嘱服药；2. 请在窗口点清药品；3. 处方当日有效；4. 发出药品不予退换。

1. 处方分析

（1）安脑丸主要功效为清热解毒、醒脑安神、豁痰开窍、镇惊熄风。两药作用有类似之处，含有牛黄、珍珠、冰片、黄芩、羚羊粉、水牛角粉、朱砂、雄黄等相同成分，不宜同用。

（2）对脑出血、脑梗死、癫痫、惊风等急重症，应采用中西医综合治疗的办法。

2. 药师建议

该处方属于用药不适宜中的"重复用药"，两个中成药中多数成分重复，使药量加倍，而且二药均含有多个毒烈性饮片，不能联合使用。

三、头痛宁胶囊

【特点】

组成：土茯苓、天麻、制何首乌、当归、防风、全蝎。

功能主治：熄风涤痰，逐瘀止痛。用于偏头痛、紧张性头痛属痰瘀阻络证，症见痛势甚剧，或攻冲作痛，或痛如锥刺，或连及目齿，伴目眩畏光、胸闷脘胀、恶心呕吐、急躁易怒，反复发作。

用法用量：口服。一次 3 粒（1.2 g），一日 3 次。

不良反应：尚不明确。

注意事项：尚不明确。

【处方案例一】

处方1：　　　　　　　×××× 医院医疗保险处方　　　　　医保内处方
定点医疗机构编码：××××
科室名称：内科　　　　　　　　　　日期：2015-7　　　　　　药物金额：
姓名：贾××　　性别：男　　　　　年龄：70 岁　　　　　　病历号：

临床诊断	R: 药品名称和规格	用量	用法	频率	数量
偏头痛	头痛宁胶囊 （0.4 g×36 粒/盒）	2.0 g	口服	Tid	3 盒
				医生签名：	

审核/调配签名：　　　　　　　　　　　　　　　　　核对/发药签名：

1. 请遵医嘱服药；2. 请在窗口点清药品；3. 处方当日有效；4. 发出药品不予退换。

1. 处方分析

头痛宁胶囊由土茯苓、天麻、制何首乌、当归、防风、全蝎组成，其中全蝎为毒性饮片。全方功效为祛风痰、活血化瘀，用于治疗头痛属于痰瘀阻络型。对于含有毒性饮片的中成药，应该按照说明书用法用量使用，以免增加发生不良反应的风险。该处方的用法用量为一次 5 粒（2.0 g），一日 3 次，日剂量超过说明书上限（3.6 g），属于用法用量不适宜。

2. 药师建议

该处方属于用药不适宜中的"用法用量不适宜"，建议调整用法用量至合适范围。

【处方案例二】

处方2：　　　　　　　×××× 医院医疗保险处方　　　　　医保内处方
定点医疗机构编码：××××
科室名称：中医科　　　　　　　　　日期：2015-7　　　　　　药物金额：
姓名：孔××　　性别：女　　　　　年龄：70 岁　　　　　　病历号：

临床诊断	R: 药品名称和规格	用量	用法	频率	数量
紧张性头痛，风邪袭表	头痛宁胶囊 （0.4 g×36 粒/盒）	1.2 g	口服	Tid	3 盒
	通天口服液 （10 ml×6 支/盒）	10 ml	口服	Tid	3 盒
				医生签名：	

审核/调配签名：　　　　　　　　　　　　　　　　　核对/发药签名：

1. 请遵医嘱服药；2. 请在窗口点清药品；3. 处方当日有效；4. 发出药品不予退换。

1. 处方分析

头痛宁胶囊由土茯苓、天麻、制何首乌、当归、防风、全蝎组成，功效为祛风痰、活血化瘀，用于治疗偏头痛、紧张性头痛属痰瘀阻络型。通天口服液由川芎、赤芍、天麻、羌活、白芷、细辛、菊花、薄荷、防风、茶叶、甘草组成，功效为活血化瘀、祛风止痛，用于瘀血阻滞、风邪上扰所致的偏头痛。两药的功效主治在相同之中又有不同。相同之处在于，两药均含有天麻、防风等祛风药，又含有当归、川芎类活血化瘀中药，均能祛风和活血。不同之处在于，头痛宁胶囊含有土茯苓、制何首乌，长于补肝肾息内风；通天口服液含有羌活、白芷、薄荷、菊花、细辛等中药，长于疏散外风。根据处方诊断为风邪袭表型偏头痛的情况，选择通天口服液和川芎茶调散比较合适。

2. 药师建议

该处方属于用药不适宜中的"遴选的药品不适宜"或者"联合用药不适宜"，建议暂停头痛宁胶囊，选择通天口服液作为头痛的治疗用药。同时，需要注意通天口服液的疗程。

【处方案例三】

处方3：　　　　　××××医院医疗保险处方　　　　　医保内处方

定点医疗机构编码：××××

科室名称：中医科　　　　　　　　日期：2015-9　　　　　　　药物金额：

姓名：李×　　　性别：男　　　　　年龄：66 岁　　　　　　　病历号：

临床诊断	R:				
	药品名称和规格	用量	用法	频率	数量
头痛	头痛宁胶囊				
风邪阻络型	（0.4 g×36 粒/盒）	1.2 g	口服	Tid	2盒
	正天丸				
	（6 g×10 袋/盒）	6 g	口服	Tid	2盒
				医生签名：	

审核/调配签名：　　　　　　　　　　　　　　　核对/发药签名：

1. 请遵医嘱服药；2. 请在窗口点清药品；3. 处方当日有效；4. 发出药品不予退换。

1. 处方分析

（1）头痛的原因有很多，分外感、内伤。外感分风寒、风热、风湿等。内伤分肝阳、痰湿、肾虚、气血亏虚等不同证型，需辨证明确，并排除器质性疾病，才能针对性治疗。

（2）正天丸主要功效为疏风活血、通络止痛。用于外感风邪、瘀血阻络引起的头痛。与该证内伤头痛不同。

2. 药师建议

该处方属于用药不适宜中的"联合用药不适宜"，建议暂停正天丸，选择头痛宁胶囊作为本处方的治疗用药。

四、全天麻胶囊

【特点】

组成：天麻。

功能主治：平肝，息风。用于肝风上扰所致的眩晕、头痛、肢体麻木。

用法用量：口服。一次 2～6 粒（1～3 g），一日 3 次。

不良反应：尚不明确。

注意事项：忌生冷及油腻难消化的食物，服药期间要保持情绪乐观，切忌生气恼怒。

【处方案例一】

处方1：   ××××医院医疗保险处方   医保内处方
定点医疗机构编码：××××
科室名称：中医科   日期：2015-7   药物金额：
姓名：尚××   性别：男   年龄：70岁   病历号：

临床诊断	R:				
	药品名称和规格	用量	用法	频率	数量
眩晕	全天麻胶囊				
肝阳上亢	（0.5 g×36粒/盒）	3 g	口服	Tid	3盒
	强力定眩片				
	（0.35 g×60粒/瓶）	2.1 g	口服	Tid	3盒
				医生签名：	

审核/调配签名：   核对/发药签名：

1. 请遵医嘱服药；2. 请在窗口点清药品；3. 处方当日有效；4. 发出药品不予退换。

1. 处方分析

全天麻胶囊由一味天麻组成，功效为平肝熄风，用于肝阳上亢所致的眩晕、头痛。强力定眩片由天麻、杜仲、野菊花、杜仲叶、川芎组成，功效为降压、降脂、定眩，用于高血压等引起的头痛、头晕、目眩等症。从药物组成上看，强力定眩片完全含有天麻，相当于包含了全天麻胶囊的成分，所以，两药联用存在重复用药之嫌疑。

2. 药师建议

该处方属于用药不适宜中的"重复用药"，建议停止全天麻胶囊的服用，按照说明书用法用量使用强力定眩片。

【处方案例二】

处方2：   ××××医院医疗保险处方   医保内处方
定点医疗机构编码：××××
科室名称：中医科   日期：2015-8   药物金额：
姓名：王××   性别：女   年龄：70岁   病历号：

临床诊断	R:				
	药品名称和规格	用量	用法	频率	数量
冠心病	全天麻胶囊				
气虚血瘀证	（0.5 g×36粒/盒）	3 g	口服	Tid	3盒
	脑心通胶囊				
	（0.4 g×36粒/盒）	1.6 g	口服	Tid	3盒
				医生签名：	

审核/调配签名：   核对/发药签名：

1. 请遵医嘱服药；2. 请在窗口点清药品；3. 处方当日有效；4. 发出药品不予退换。

1. 处方分析

脑心通胶囊由黄芪、赤芍、丹参、当归、川芎、桃仁、红花、乳香、没药、鸡血藤、牛膝、桂枝、桑枝、地龙、全蝎、水蛭等组成，功能为益气活血，化瘀通络。脑心通胶囊适用于气血两虚型冠心病，处方诊断明确提示"冠心病，气虚血瘀证"，符合说明书功能主治。同时，对于全天麻胶囊，全方的功效为平肝潜阳补精气，不适合用于气虚血瘀证患者。

2. 药师建议

该处方属于用药不适宜中的"联合用药不适宜"或"遴选的药品不适宜"，建议将全天麻胶囊更换为其他药品。

【处方案例三】

处方3：　　　　　　　××××医院医疗保险处方　　　　　医保内处方

定点医疗机构编码：××××

科室名称：内科　　　　　　　　　日期：2015-7　　　　　　　药物金额：

姓名：姜×　　性别：男　　　　　年龄：55 岁　　　　　　　病历号：

临床诊断	R:				
	药品名称和规格	用量	用法	频率	数量
眩晕	全天麻胶囊				
	（0.5 g×36 粒/盒）	2.5 g	口服	Tid	3 盒
	天丹通络胶囊				
	（0.4 g×45 粒/盒）	2 g	口服	Tid	2 盒
				医生签名：	

审核/调配签名：　　　　　　　　　　　　　　　　核对/发药签名：

1. 请遵医嘱服药；2. 请在窗口点清药品；3. 处方当日有效；4. 发出药品不予退换。

1. 处方分析

天丹通络胶囊由川芎、豨莶草、丹参、水蛭、天麻、槐花、石菖蒲、人工牛黄、黄芪、牛膝组成，功效为活血化瘀兼祛风痰，适用于风痰阻络引起的心脑血管病。从组方上看，它与全天麻胶囊重复，不宜联合用药。

天麻性味甘平，可以息风止痉，平抑肝阳，祛风通络。广泛用于中风偏瘫、癫痫抽搐，及外感风湿关节痛等。可以改善脑血流。天麻性偏燥，阴虚风动者不宜单独使用，可以配合补阴养心之品使用。

2. 药师建议

该处方属于用药不适宜中的"联合用药不适宜"，天丹通络胶囊组方与全天麻胶囊重复，不宜联合用药。

第八节　补益气血类中成药

补益气血类中成药主要针对气血两虚证，气血两虚证是以气虚和血虚表现兼见为主的证候，主要表现为面色少华、身倦懒言、乏力倦怠、心悸失眠、舌淡苔白脉弱。治疗气血两虚的代表性中成药有人参归脾丸、柏子养心丸、逍遥丸。

一、人参归脾丸

【特点】

组成：人参、白术、茯苓、甘草、黄芪、当归、木香、远志、龙眼肉、酸枣仁。

功能主治：益气补血，健脾养心。用于气血不足、心悸、失眠、食少乏力、面色萎黄、月经量少色淡。

用法用量：口服。一次1丸（9g），一日2次。

不良反应：尚不明确。

注意事项：身体壮实不虚者忌服。不宜和感冒类药同时服用。服药期间不宜同时服用藜芦、五灵脂、皂荚或其制剂。本品温补气血，对于热邪内伏、阴虚脉数以及痰湿壅盛者禁用。

【处方案例一】

处方1：　　　　　　　××××医院医疗保险处方　　　　　　医保内处方
定点医疗机构编码：××××
科室名称：内科　　　　　　　　　日期：2015-8　　　　　　药物金额：
姓名：周××　　性别：女　　　年龄：65岁　　　　　　　病历号：

临床诊断	R: 药品名称和规格	用量	用法	频率	数量
失眠	人参归脾丸				
上呼吸道感染	（9g×10丸/盒）	9g	口服	Bid	2盒
	双黄连颗粒处方				
	（5g×10袋/盒）	10g	口服	Tid	1盒
				医生签名：	

　　　　　　　　　审核/调配签名：　　　　　　　　　　核对/发药签名：

1. 请遵医嘱服药；2. 请在窗口点清药品；3. 处方当日有效；4. 发出药品不予退换。

1. 处方分析

人参归脾丸功效为益气养血、健脾养心，可用于气血两虚型失眠的治疗。文献报道人参归脾丸联合西药、耳针均可对心脾两虚型失眠有良好疗效。同时，人参归脾丸组方含大量补益中药，滋腻碍脾，不宜在外感期间服用，说明书明确提示"不宜和感冒类药物同服"，以免影响感冒的治疗。本处方中双黄连颗粒解表清热，属于感冒药，不宜与人参归脾丸同服。

2. 药师建议

该处方属于用药不适宜中的"联合用药不适宜"或"遴选的药品不适宜"，补益类中成药与感冒药不宜同用，也即患者感冒期间不宜服用补益类中成药，以免影响感冒的治疗。

【处方案例二】

| 处方2： | ××××医院医疗保险处方 | | | 医保内处方 | |

定点医疗机构编码：××××

科室名称：中医科　　　　　　　　日期：2015-7　　　　　药物金额：

姓名：褚××　　　性别：女　　　年龄：80 岁　　　　　病历号：

临床诊断	R: 药品名称和规格	用量	用法	频率	数量
失眠	人参归脾丸				
心肝火热证	（9 g×10 丸/盒）	9 g	口服	Bid	2盒
				医生签名：	

审核/调配签名：　　　　　　　　　　　　　核对/发药签名：

1. 请遵医嘱服药；2. 请在窗口点清药品；3. 处方当日有效；4. 发出药品不予退换。

1. 处方分析

人参归脾丸由人参、白术（麸炒）、甘草（蜜炙）、黄芪（蜜炙）等组成，功效温补气血，总体药性偏温热，不适合热证患者使用。说明书也明确提示"本品温补气血，若热邪内伏、阴虚脉数以及痰湿壅盛者禁用"。本处方诊断为心肝火热型失眠，不适合使用温补气血的人参归脾丸，而适合具有清心火、平肝旺作用的朱砂安神类中成药。

2. 药师建议

该处方属于用药不适宜中的"适应证不适宜"，虽然可以治疗失眠，但是人参归脾丸并不适用于心肝火旺型失眠。

二、柏子养心丸

【特点】

组成：柏子仁、党参、炙黄芪、川芎、当归、茯苓、制远志、酸枣仁、肉桂、醋五味子、半夏曲、炙甘草、朱砂。

功能主治：补气、养血、安神。用于心气虚寒、心悸易惊、失眠多梦、健忘。

用法用量：口服。一次 60 粒（6 g），一日 2 次。宜饭后服。

不良反应：尚不明确。

注意事项：阴虚火旺或肝阳上亢者禁用。本品处方中含朱砂，不可过服、久服；不可与溴化物、碘化物药物同服。

【处方案例一】

处方1：　　　　　　　××××医院医疗保险处方　　　　医保内处方
定点医疗机构编码：××××
科室名称：中医科　　　　　　　　　日期：2015-8　　　　　药物金额：
姓名：王××　　　性别：女　　　年龄：60岁　　　　　病历号：

临床诊断	R:				
	药品名称和规格	用量	用法	频率	数量
失眠，气血两虚证	柏子养心丸				
	（0.1 g×600粒/瓶）	6 g	口服	Tid	3盒
				医生签名：	

　　　　　　　　　　审核/调配签名：　　　　　　　　　　　核对/发药签名：

1. 请遵医嘱服药；2. 请在窗口点清药品；3. 处方当日有效；4. 发出药品不予退换。

1. 处方分析

　　柏子养心丸由柏子仁、党参、炙黄芪、川芎、当归、茯苓、制远志、酸枣仁、肉桂、醋五味子、半夏曲、炙甘草、朱砂组成，全方药性偏温，适用于心气虚寒兼血虚引起的失眠多梦等。由于柏子养心丸中含有毒性饮片朱砂，故一般情况下，不可超说明书剂量服用。该处方用法用量为一次6 g，一日3次，超出说明书用法用量（一次6 g，一日2次），建议调整用法用量。

2. 药师建议

　　该处方属于用药不适宜中的"用法用量不适宜"，建议调整用法用量，不宜超过说明书日最大量。同时，根据说明书要求，本品宜饭后服用。

【处方案例二】

处方2：　　　　　　　××××医院医疗保险处方　　　　医保内处方
定点医疗机构编码：××××
科室名称：中医科　　　　　　　　　日期：2015-8　　　　　药物金额：
姓名：李××　　　性别：女　　　年龄：75岁　　　　　病历号：

临床诊断	R:				
	药品名称和规格	用量	用法	频率	数量
冠心病气阴两虚证	柏子养心丸				
	（0.1 g×600粒/瓶）	6 g	口服	Bid	3盒
	参松养心胶囊				
	（0.4 g×36粒/盒）	2.4 g	口服	Tid	4盒
				医生签名：	

　　　　　　　　　　审核/调配签名：　　　　　　　　　　　核对/发药签名：

1. 请遵医嘱服药；2. 请在窗口点清药品；3. 处方当日有效；4. 发出药品不予退换。

1. 处方分析

　　参松养心胶囊功效益气养阴，治疗以气阴两虚兼血瘀为主的冠心病、室性早搏；柏子养心丸补气养血安神，治疗以气血两虚为主的心悸失眠。从组方配伍来看，柏子养心丸全方偏温热，适应证也明确标注有"心气虚寒"，不适合用于阴虚火旺和肝阳上亢的患者。气阴两虚引起的心悸失眠，不适合用柏子养心丸治疗。

2. 药师建议

由于违反了病证禁忌，该处方可以点评为用药不适宜中的"遴选的药品不适宜"，也可以因为甘寒或温热并用而点评为"联合用药不适宜"。建议更换柏子养心丸，调整为养阴养血类安神药。

【处方案例三】

处方3：　　　　　　××××医院医疗保险处方　　　　医保内处方
定点医疗机构编码：××××
科室名称：中医科　　　　　　　　日期：2015-7　　　　药物金额：
姓名：江×　　性别：男　　　　年龄：70岁　　　　　病历号：

临床诊断	R:药品名称和规格	用量	用法	频率	数量
失眠	柏子养心丸				
心悸	（0.1 g×600 粒/瓶）	6 g	口服	Tid	2盒
心气虚寒型	天王补心丹				
阴虚火旺型	（1 g×10 丸/盒）	6 g	口服	Bid	1盒
				医生签名：	

审核/调配签名：　　　　　　　　　　核对/发药签名：

1. 请遵医嘱服药；2. 请在窗口点清药品；3. 处方当日有效；4. 发出药品不予退换。

1. 处方分析

柏子养心丸具有补气、养血、安神的作用。用于心气虚寒、心悸、失眠等。

天王补心丹治疗心阴血虚、虚火内蕴者失眠、心悸等，与治疗心气虚寒型不符。另外该药成分中也含有朱砂，不宜联合使用，以免中毒。

2. 药师建议

该处方属于用药不适宜中的"联合用药不适宜"和"遴选的药物不适宜"。两种药物均含朱砂，不建议联合服用；且柏子养心丹治疗心气虚寒，药物偏温，对体内有火者禁用。

三、逍遥丸

【特点】

组成：柴胡、当归、白芍、炒白术、茯苓、炙甘草、薄荷、生姜。

功能主治：疏肝健脾，养血调经。用于肝郁脾虚所致的郁闷不舒、胸胁胀痛、头晕目眩、食欲减退、月经不调。

用法用量：口服。一次8粒，一日3次。

不良反应：尚不明确。

注意事项：忌食寒凉、生冷食物。感冒时不宜服用本药。月经过多时，不宜服用本药。

【处方案例一】

处方1:　　　　　　××××医院医疗保险处方　　　　　医保内处方
定点医疗机构编码:××××
科室名称:中医科　　　　　　　　日期:2015-7　　　　　药物金额:
姓名:许××　　性别:女　　　年龄:65岁　　　　　　病历号:

临床诊断	R:药品名称和规格	用量	用法	频率	数量
肝郁脾虚证	逍遥丸				
	(360粒/瓶)	8粒	口服	Tid	2盒
	加味逍遥丸				
	(6 g×10袋/盒)	6 g	口服	Bid	2盒
				医生签名:	

　　　　　　　　审核/调配签名:　　　　　　　　　　核对/发药签名:

1. 请遵医嘱服药;2. 请在窗口点清药品;3. 处方当日有效;4. 发出药品不予退换。

1. 处方分析

　　逍遥丸由柴胡、当归、白芍、炒白术、茯苓、炙甘草、薄荷和生姜组成,全方功效疏肝健脾、养血调经,属于妇科常用中成药。加味逍遥丸由柴胡、当归、白芍、炒白术、茯苓、甘草、牡丹皮、姜栀子、薄荷等组成,是在逍遥丸基础上增加了清热的牡丹皮和栀子而来,全方功效疏肝清热、健脾养血。所以,加味逍遥丸与逍遥丸是衍生方与本源方的关系,同时使用属于重复用药。除此之外,六味地黄丸衍生方系列也十分庞大,包括六味地黄丸、杞菊地黄丸、金匮肾气丸等多个品种,在处方点评时应予以关注。

2. 药师建议

　　由于衍生方的关系,该处方可以点评为用药不适宜中的"重复用药",建议根据证型需要,服用其中一种中成药即可。如果在肝郁脾虚的基础上存在热象,建议服用加味逍遥丸;热象不明显的患者,服用逍遥丸即可。

【处方案例二】

处方2:　　　　　　××××医院医疗保险处方　　　　　医保内处方
定点医疗机构编码:××××
科室名称:内科　　　　　　　　　日期:2015-7　　　　　药物金额:
姓名:周××　　性别:女　　　年龄:65岁　　　　　　病历号:

临床诊断	R:药品名称和规格	用量	用法	频率	数量
眩晕	松龄血脉康胶囊				
心悸	(0.5 g×30粒/盒)	1.5 g	口服	Tid	3盒
	逍遥丸				
	(360粒/瓶)	8粒	口服	Tid	2盒
				医生签名:	

　　　　　　　　审核/调配签名:　　　　　　　　　　核对/发药签名:

1. 请遵医嘱服药;2. 请在窗口点清药品;3. 处方当日有效;4. 发出药品不予退换。

1. 处方分析

松龄血脉康胶囊由鲜松叶、葛根、珍珠层粉组成，能够平肝潜阳、镇心安神，适用于肝阳上亢所致的眩晕、心悸等症。逍遥丸由柴胡、白芍、茯苓等组成，能够疏肝解郁养血，适用于肝郁脾虚所致的眩晕、心悸等症。两者的病因病机均不同，采用的治疗药物也不同。所以，未加中医辨证地简单诊断为"眩晕心悸"，不适合采用两种功能主治完全不同的中成药进行治疗。如果患者属于肝阳上亢型，应停服逍遥丸；如果患者属于肝郁脾虚型，应停服松龄血脉康胶囊。所以，应该在明确中医证型后，选用对证药品进行治疗。

2. 药师建议

该处方属于用药不规范处方中的"诊断书写不完全"，或者用药不适宜处方中的"联合用药不适宜"。眩晕心悸的证型差异很大，相对应的中成药也很多，建议在明确诊断后选药。

第九节　补益肝肾类中成药

补益肝肾类中成药主要用于治疗肝肾阴虚证。肝肾阴虚证是常见的脏腑虚证之一，属于肝阴虚与肾阴虚兼见的证候，主要表现为腰膝酸软、头晕耳鸣、盗汗潮热、健忘失眠、五心烦热、舌红少苔、脉细数。治疗肝肾阴虚的代表中成药有培元通脑胶囊、补肾益脑丸。

一、培元通脑胶囊

【特点】

组成：制何首乌、熟地黄、天冬、龟甲（醋制）、鹿茸、肉苁蓉（酒制）、肉桂、赤芍、全蝎、水蛭（烫）、地龙、山楂（炒）、茯苓、炙甘草。

功能主治：益肾填精，熄风通络。用于缺血性中风经络恢复期肾元亏虚、瘀血阻络证，症见半身不遂、口舌歪斜、语言不清、偏身麻木、眩晕耳鸣、腰膝酸软、脉沉细。

用法用量：口服，一次 3 粒（1.8 g），一日 3 次。

不良反应：个别患者服药后出现恶心。偶见嗜睡、乏力，继续服药能自行缓解。

注意事项：孕妇禁用，产妇慎用。

【处方案例一】

处方 1：　　　　　××××医院医疗保险处方　　　　医保内处方

定点医疗机构编码：××××

科室名称：内科　　　　　　　　日期：2015-7　　　　　　药物金额：

姓名：于××　　性别：男　　年龄：75 岁　　　　　病历号：

临床诊断	R:				
	药品名称和规格	用量	用法	频率	数量
脑梗死后遗症	培元通脑胶囊				
	（0.6 g×45 粒/盒）	1.8 g	口服	Tid	3 盒
	脑心通胶囊				
	（0.4 g×36 粒/盒）	1.6 g	口服	Tid	4 盒
				医生签名：	

审核/调配签名：　　　　　　　　　　　　　　核对/发药签名：

1. 请遵医嘱服药；2. 请在窗口点清药品；3. 处方当日有效；4. 发出药品不予退换。

1. 处方分析

培元通脑胶囊由制何首乌、熟地黄、天冬、龟甲（醋制）、鹿茸、肉苁蓉（酒制）、肉桂、赤芍、全蝎、水蛭（烫）、地龙、山楂（炒）、茯苓、炙甘草组成，功效益肾填精、活血通络。脑心通胶囊由黄芪、赤芍、丹参、当归、川芎、桃仁、红花、乳香、没药、鸡血藤、牛膝、桂枝、桑枝、地龙、全蝎、水蛭组成，功效益气活血化瘀。两者联用并不存在病证禁忌或药性对抗，但是，两者均含有全蝎、水蛭、地龙等多种毒性饮片，这就造成了毒性饮片的超量使用，存在明显的重复用药嫌疑，增加不良反应风险。

2. 药师建议

由于同时含有多种毒烈性饮片，建议将该处方点评为用药不适宜中的"重复用药"。建议根据患者主要证型，暂停一种中成药或调整用法用量，尽可能降低不良反应发生的风险。

【处方案例二】

处方 2：　　　　　　　××××医院医疗保险处方　　　　　医保内处方

定点医疗机构编码：××××

科室名称：内科　　　　　　　　　日期：2015-5　　　　　　药物金额：

姓名：潘××　　　性别：男　　　年龄：65 岁　　　　　　病历号：

临床诊断	R: 药品名称和规格	用量	用法	频率	数量
高血压	培元通脑胶囊				
	（0.6 g×45 粒/盒）	2.4 g	口服	Tid	3 盒
				医生签名：	

审核/调配签名：　　　　　　　　　　　　　　核对/发药签名：

1. 请遵医嘱服药；2. 请在窗口点清药品；3. 处方当日有效；4. 发出药品不予退换。

1. 处方分析

培元通脑胶囊由制何首乌、熟地黄、天冬、龟甲（醋制）、赤芍、全蝎、水蛭（烫）、地龙等组成，功效益肾填精、活血通络，说明书主治为"缺血性中风经络恢复期肾元亏虚、瘀血阻络证"，并无高血压的适应证。因此，理论上看，属于用药不适宜处方中的适应证不适宜。但是，从中医学角度看，假如患者的高血压是由肝肾亏虚引起的，同时也有血瘀的情况，那么实际上用培元通脑胶囊是合理的，因此，该处方缺少中医诊断，也就难以判断是否存在合理的可能性。同时，处方中培元通脑胶囊的用法用量为一次 4 粒，一日 3 次，超过说明书日最大剂量，由于该药含有多味毒烈性饮片，故增加了不良反应风险。综上所述，建议将该处方点评为"适应证不适宜"和"用法用量不适宜"。

2. 药师建议

该处方属于用药不规范处方中的"诊断书写不完全"，或者用药不适宜处方中的"适应证不适宜"和"用法用量不适宜"。建议先确定患者高血压的中医证型，再优先考虑选择对证且符合说明书功能主治内容的中成药治疗。

二、补肾益脑丸

【特点】

组成：鹿茸（去毛）、红参、熟地黄、枸杞子、补骨脂（盐制）、当归、川芎、牛膝、麦冬、五味子、酸枣仁（炒）、朱砂（水飞）、茯苓、远志、玄参、山药（炒）。

功能主治：补肾益气，养血生精。用于气血两虚、肾虚精亏、心悸气短、失眠健忘、遗精盗汗、腰腿酸软、耳鸣耳聋。

用法用量：口服。一次 8～12 丸（1.6～2.4 g），一日 2 次。一个月为 1 疗程。

不良反应：尚不明确。

注意事项：儿童、孕妇及哺乳期妇女禁用；肝肾功能不全者禁用；感冒发热患者禁用。本品不宜长期服用。

【处方案例一】

处方 1：　　　　　　　　××××医院医疗保险处方　　　　　　　医保内处方
定点医疗机构编码：××××
科室名称：中医科　　　　　　　　　　　　日期：2015-7　　　　　　　药物金额：
姓名：李××　　　性别：女性　　　　年龄：80 岁　　　　　　　病历号：

临床诊断	R: 药品名称和规格	用量	用法	频率	数量
肾气虚	补肾益脑丸 （0.2 g×100 丸/盒）	2.4 g	口服	Tid	3 盒
				医生签名：	

审核/调配签名：　　　　　　　　　　　　核对/发药签名：

1. 请遵医嘱服药；2. 请在窗口点清药品；3. 处方当日有效；4. 发出药品不予退换。

1. 处方分析

补肾益脑丸由鹿茸、红参、熟地黄、枸杞子、补骨脂、当归、川芎、牛膝、麦冬、五味子、酸枣仁、朱砂等组成，功效补益肾气、益精生血。组方中含有一些毒烈性饮片，例如大温大补的鹿茸和红参，还有毒性饮片朱砂。所以，补肾益脑丸不宜超量服用。同时，说明书注意事项中"不宜长期服用"的提示语，也从侧面印证了药物的安全性风险。从该处方用法用量来看，给药频次增加导致日用量超过说明书日最大剂量，属于用法用量不适宜。

2. 药师建议

该处方属于用药不适宜中的"用法用量不适宜"，考虑到补肾益脑丸含有多种毒烈性饮片，虽然其功能主治为补益肾气，但仍然应该按照说明书用法用量和参考疗程服用。

【处方案例二】

处方2： ××××医院医疗保险处方 　　　　　　医保内处方
定点医疗机构编码：××××
科室名称：中医科 　　　　　　　　日期：2015-9 　　　　　药物金额：
姓名：黄×× 　　性别：女 　　　　年龄：35 岁 　　　　　病历号：

临床诊断	R:药品名称和规格	用量	用法	频率	数量
气血两虚	通乳颗粒				
乳汁不下	（5 g×12 袋/盒）	10 g	口服	Tid	3 盒
	补肾益脑丸				
	（0.2 g×100 丸/盒）	2.4 g	口服	Bid	2 盒
				医生签名：	

审核/调配签名： 　　　　　　　　　　　　　核对/发药签名：

1. 请遵医嘱服药；2. 请在窗口点清药品；3. 处方当日有效；4. 发出药品不予退换。

1. 处方分析

该处方诊断为"气血两虚，乳汁不下"。处方药品中，通乳颗粒为益气养血通乳，适用于气血两虚型患者；补肾益脑丸也具有益气养血生精的作用，说明书功能主治也提示其能够用于气血两虚证患者，而且从鹿茸和红参的药性来看，也具有较显著的温补作用。但是，由于补肾益脑丸含有朱砂，故其禁用于哺乳期妇女，否则可能会通过乳汁进入婴幼儿体内，造成不良反应和重金属蓄积。

2. 药师建议

该处方属于用药不适宜中的"遴选的药品不适宜"。

【处方案例三】

处方3： ××××医院医疗保险处方 　　　　　　医保内处方
定点医疗机构编码：××××
科室名称：中医科 　　　　　　　　日期：2015-8 　　　　　药物金额：
姓名：李× 　　性别：女 　　　　年龄：73 岁 　　　　　病历号：

临床诊断	R:药品名称和规格	用量	用法	频率	数量
失眠	补肾益脑丸				
感冒	（0.2 g×100 丸/盒）	1.6 g	口服	Bid	2 盒
肾气阴虚型	感冒软胶囊				
风寒症	（0.425 g×16 粒/盒）	0.85 g	口服	Bid	1 盒
				医生签名：	

审核/调配签名： 　　　　　　　　　　　　　核对/发药签名：

1. 请遵医嘱服药；2. 请在窗口点清药品；3. 处方当日有效；4. 发出药品不予退换。

1. 处方分析

补肾益脑丸主要功效为滋肾益气、补血生精。用于气血两亏、阳虚气弱证，症见心跳气短、失眠健忘、遗精盗汗、腰腿酸软、耳鸣耳聋等。该药含有大量补益之品，包括人参、鹿茸、熟地、枸杞子等益气补肾、养血之品，而且温热、滋腻。对于感冒、急性感染性疾病忌用，中医认为急则治标，先表后里，以免敛邪、助热，引邪入里。

2. 药师建议

该处方属于用药不适宜中的"遴选的药品不适宜"，建议感冒时暂停服用补益类药物。

第十节　清热、祛湿、祛风类中成药

清热类中成药主要用于治疗热证，症见身热汗出、发热喜冷、烦躁不宁、面赤神昏、大便干燥、小便短赤、舌红苔黄。与心血管疾病治疗相关的代表性清热中成药有降脂通便胶囊。

祛湿类中成药主要用于治疗湿邪壅盛、湿阻中焦等证，症见头重倦怠、腹胀满闷、舌苔厚腻等。与心血管疾病治疗相关的代表性祛湿中成药有眩晕宁片。

祛风类中成药是指以疏散外风为主，兼有活血化瘀等功效的中成药，主要用于治疗风邪上扰兼血瘀诸证，症见头重、眩晕、恶风等。与心血管疾病治疗相关的代表性祛风中成药有通天口服液。

一、降脂通便胶囊

【特点】

组成：大黄（酒制）、玄明粉、人参、灵芝、肉桂、甘草。

功能主治：泻热通便，健脾益气。用于胃肠实热、脾气亏虚所致的大便秘结、腹胀纳呆、形体肥胖、气短肢倦；或高脂血症见上述症状者。

用法用量：口服。一次 2～4 粒（1～2 g），一日 2 次。2 周为 1 疗程。

不良反应：尚不明确。

注意事项：妊娠或哺乳期妇女及脾胃虚寒者忌用。服药后有轻微腹痛、恶心者，可继续服用，其症状在大便后缓解或消失。本药过量服用可引起腹痛、腹泻。

【处方案例一】

处方 1：　　　　　××××医院医疗保险处方　　　　　医保内处方

定点医疗机构编码：××××

科室名称：内科　　　　　　　　　日期：2015-7　　　　　药物金额：

姓名：谢××　　性别：女　　　　年龄：48 岁　　　　病历号：

临床诊断	R: 药品名称和规格	用量	用法	频率	数量
高脂血症	降脂通便胶囊 （0.5 g×36 粒/盒）	2 g	口服	Tid	3 盒
				医生签名：	

审核/调配签名：　　　　　　　　　　　　　　核对/发药签名：

1. 请遵医嘱服药；2. 请在窗口点清药品；3. 处方当日有效；4. 发出药品不予退换。

1. 处方分析

降脂通便胶囊由酒制大黄、玄明粉、人参、灵芝、肉桂、甘草组成，功效以泻热通便为主，健脾益气为辅，可用于高脂血症。虽然从药品名称和说明书功能主治项均提示降脂通便胶囊可以用于高脂血症，但是需要注意的是，降脂通便胶囊适用于实热内结伴脾虚型的高脂血症，这与一般意义上由于过食肥甘厚腻引起的痰瘀互结型高脂血症不同。所以，采用降脂通便胶囊治疗高脂血症，一定要考虑证型及患者的大便情况。另外，降脂通便胶囊具有较强烈的致泻作用，一般情况下不宜超说明书最大剂量服用，该处方用法用量为一次 2 g，一日 3 次，超过说明书最大剂量（一日 4 g）。所以，该处方存在诊断和用法用量两方面的问题。

2. 药师建议

该处方属于用药不规范处方中的"诊断书写不全"和用药不适宜处方中的"用法用量不适宜"，建议在明确患者高脂血症的中医证型后，按照说明书用法用量规范用药。

【处方案例二】

处方 2：　　　　　　　××××医院医疗保险处方　　　　　　医保内处方
定点医疗机构编码：××××
科室名称：中医科　　　　　　　日期：2015-9　　　　　　药物金额：
姓名：刘××　　　性别：男　　　年龄：40 岁　　　　　　病历号：

临床诊断	R:				
	药品名称和规格	用量	用法	频率	数量
高脂血症	绞股蓝总苷片				
痰瘀互结	（20 mg×80 片/盒）	60 mg	口服	Tid	2 盒
	降脂通便胶囊				
	（0.5 g×36 粒/盒）	2 g	口服	Bid	3 盒
				医生签名：	

审核/调配签名：　　　　　　　　　　　　　　核对/发药签名：

1. 请遵医嘱服药；2. 请在窗口点清药品；3. 处方当日有效；4. 发出药品不予退换。

1. 处方分析

绞股蓝总苷片功效为养心健脾、益气和血、除痰化瘀、降血脂，主要用于气血两虚、痰阻血瘀引起的高脂血症。降脂通便胶囊功效为泻热通便、健脾益气，主要用于胃肠实热、脾气亏虚所致的高脂血症。从中医证型来看，降脂通便胶囊的功能主治与处方诊断信息不符，遴选的药品不适宜。

2. 药师建议

该处方属于用药不适宜中的"遴选的药品不适宜"，建议暂停降脂通便胶囊，单纯采用绞股蓝总苷片治疗，或增加其他治疗痰瘀互结型高脂血症的中成药。

【处方案例三】

处方 3：　　　　　　×××× 医院医疗保险处方　　　　　　医保内处方
定点医疗机构编码：××××
科室名称：中医科　　　　　　　　日期：2015-9　　　　　　药物金额：
姓名：乔×　　　性别：女性　　　　年龄：56 岁　　　　　病历号：

临床诊断	R:药品名称和规格	用量	用法	频率	数量
高脂血症	降脂通便胶囊				
泄泻	（0.5 g×36 粒/盒）	2 g	口服	Bid	2 盒
脾虚型	香砂平胃颗粒				
	（10 g×10 袋/盒）	10 g	口服	Bid	2 盒
				医生签名：	

审核/调配签名：　　　　　　　　　　　　　　核对/发药签名：

1. 请遵医嘱服药；2. 请在窗口点清药品；3. 处方当日有效；4. 发出药品不予退换。

1. 处方分析

降脂通便胶囊泻热通便，健脾益气。用于胃肠实热、脾气亏虚型高脂血症，含有大黄、玄明粉等寒凉泻下成分，脾胃虚寒者和急慢性腹泻患者忌用。香砂平胃颗粒主药是大黄，久服可以耗伤正气，而且引起结肠黑变病。

2. 药师建议

该处方属于用药不适宜中的"联合用药不适宜"，两药都含有大黄，久服可以耗伤正气，不宜联合应用。

二、眩晕宁片

【特点】

组成：泽泻、白术、茯苓、半夏（制）、女贞子、墨旱莲、菊花、牛膝、陈皮、甘草。
功能主治：健脾利湿，滋肾平肝。用于痰湿中阻、肝肾不足引起的头昏头晕。
用法用量：口服。一次 2～3 片（0.76～1.14 g），一日 3～4 次。宜饭后服用。
不良反应：尚不明确。
注意事项：外感者禁服。服药期间，少食生冷及油腻难消化的食品。

【处方案例一】

处方1：　　　　　　××××医院医疗保险处方　　　　　　医保内处方
定点医疗机构编码：××××
科室名称：中医科　　　　　　　　日期：2015-8　　　　　　药物金额：
姓名：于××　　　　性别：女　　　　年龄：55岁　　　　　　病历号：

临床诊断	R: 药品名称和规格	用量	用法	频率	数量
眩晕 肝阳上亢	眩晕宁片 （0.38 g×24片/盒）	1.14 g	口服	Tid	4盒
				医生签名：	

　　　　　　　　　审核/调配签名：　　　　　　　　　　核对/发药签名：

1. 请遵医嘱服药；2. 请在窗口点清药品；3. 处方当日有效；4. 发出药品不予退换。

1. 处方分析

　　眩晕宁片由泽泻、白术、半夏、陈皮等组成，适用于治疗由于脾虚湿盛引起的头昏头晕，除了典型的眩晕之外，还应有的症状包括乏力倦怠、食欲不振、胸闷腹胀、舌苔厚腻等。该处方诊断为"眩晕，肝阳上亢证"，不适合采用健脾利湿的眩晕宁片治疗，而是应该采用平肝类中成药治疗，例如松龄血脉康胶囊、同仁牛黄清心丸等中成药。

2. 药师建议

　　该处方属于用药不适宜中的"适应证不适宜"，肝阳上亢类眩晕应该采用平肝类中成药治疗，建议将眩晕宁片更换为松龄血脉康胶囊、同仁牛黄清心丸等治疗眩晕的平肝类中成药。

【处方案例二】

处方2：　　　　　　××××医院医疗保险处方　　　　　　医保内处方
定点医疗机构编码：××××
科室名称：中医科　　　　　　　　日期：2015-7　　　　　　药物金额：
姓名：王××　　　　性别：女　　　　年龄：65岁　　　　　　病历号：

临床诊断	R: 药品名称和规格	用量	用法	频率	数量
眩晕，脾虚湿盛证 关节炎	眩晕宁片 （0.38 g×24片/盒）	1.14 g	口服	Tid	4盒
	虎力散片 （0.5 g×12片/盒）	0.5 g	口服	Bid	3盒
				医生签名：	

　　　　　　　　　审核/调配签名：　　　　　　　　　　核对/发药签名：

1. 请遵医嘱服药；2. 请在窗口点清药品；3. 处方当日有效；4. 发出药品不予退换。

1. 处方分析

　　眩晕宁片适用于脾虚湿盛引起的眩晕，其主要成分为泽泻、白术、半夏、陈皮等，符合该处方"眩晕，脾虚湿盛证"的诊断。虎力散片由制草乌、白云参、三七等组成，功效祛风除湿、舒经活络、消肿定痛，适用于风湿麻木、筋骨疼痛、跌打损伤等，也是治疗关节炎和风湿痹症的常用药。但是，需要注意的是，眩晕宁片组方中含有半夏，根据十八反十九畏的记载，"半蒌贝蔹及攻乌"，半夏、瓜蒌、贝母、白蔹与乌头（草乌、川乌、附子）相反，一般情况下不宜配伍联用。所以，两药联合使用违反了"十八反十九畏"配伍禁忌。

2. 药师建议

该处方属于用药不适宜中的"联合用药不适宜"，因其违反了传统中药"十八反十九畏"配伍禁忌，建议更换治疗关节炎的虎力散片，或者先后服用两种药品，在治疗眩晕脾虚湿盛有所缓解并停药后，再服用虎力散片。

【处方案例三】

处方3：　　　　　　××××医院医疗保险处方　　　　医保内处方
定点医疗机构编码：××××
科室名称：内科　　　　　　　　日期：2015-8　　　　　　药物金额：
姓名：李×　　性别：男　　　　　年龄：66 岁　　　　　　病历号：

临床诊断	R：药品名称和规格	用量	用法	频率	数量
感冒	眩晕宁片				
眩晕	（0.38 g×24 片/盒）	1.14 g	口服	Tid	2 盒
	感冒清热颗粒				
	（6 g×10 袋/盒）	6 g	口服	Bid	2 盒
				医生签名：	

审核/调配签名：　　　　　　　　　　　　　　　　　核对/发药签名：

1. 请遵医嘱服药；2. 请在窗口点清药品；3. 处方当日有效；4. 发出药品不予退换。

1. 处方分析

眩晕宁片健脾利湿，滋肾平肝。可以治疗痰湿中阻、肝肾不足引起的眩晕，用于治疗里证，外感者禁用。

2. 药师建议

该处方属于用药不适宜的"联合用药不适宜"，建议感冒治愈后再使用眩晕宁。

三、通天口服液

【特点】

组成：川芎、赤芍、天麻、羌活、白芷、细辛、菊花、薄荷、防风、茶叶、甘草。

功能主治：活血化瘀，祛风止痛。用于瘀血阻滞、风邪上扰所致的偏头痛，症见头部胀痛或刺痛、痛有定处、反复发作、头晕目眩，或恶心、呕吐、恶风。

用法用量：口服。第1日：即刻、服药1 h后、2 h后、4 h后各服10 ml，以后每6 h服10 ml。第2日、3日：一次10 ml，一日3次。3天为一疗程。

不良反应：尚不明确。

注意事项：出血性脑血管病、阴虚阳亢患者、孕妇禁服。高血压头痛及不明原因的头痛，应去医院就诊。

【处方案例一】

处方 1：　　　　　　　××××医院医疗保险处方　　　　　医保内处方

定点医疗机构编码：××××

科室名称：内科　　　　　　　　　日期：2015-7　　　　　　药物金额：

姓名：赵××　　　性别：女　　　年龄：72 岁　　　　　　　病历号：

临床诊断	R: 药品名称和规格	用量	用法	频率	数量
头痛	清脑降压片 （0.4 g×36 粒/盒）	2.4 g	口服	Tid	4 盒
	通天口服液 （10 ml×6 支/盒）	10 ml	口服	Tid	2 盒
				医生签名：	

审核/调配签名：　　　　　　　　　　　　　　　核对/发药签名：

1. 请遵医嘱服药；2. 请在窗口点清药品；3. 处方当日有效；4. 发出药品不予退换。

1. 处方分析

清脑降压片功效平肝潜阳，主要用于肝阳上亢所致的头晕、头痛。通天口服液功效祛风活血止痛，主要用于风邪上扰兼血瘀所致的头痛。二者均可以治疗头痛，但是适应证型不同，清脑降压片以夏枯草、磁石、槐花、决明子等组成，药性大都苦寒或苦平，主要功效为息内风兼活血；而通天口服液以川芎、细辛、白芷、防风等组成，药性大都辛温，主要功效为祛外风。两药的性效侧重点和适应证都不同，不建议联合使用，更不建议在未明确中医证型的处方中联合使用。而且从病证禁忌上看，清脑降压片治疗肝阳上亢所致的头痛，而通天口服液禁用于阴虚阳亢患者，存在潜在的病证禁忌情况。

2. 药师建议

该处方可以点评为用药不规范处方中的"诊断书写不完全"和用药不适宜处方中的"联合用药不适宜"，建议在明确中医证型后，选择其中一种中成药即可。另外，通天口服液说明书提示在服药 3 天未见明显改善时，应该前往医院就诊，故不可长期服用。

【处方案例二】

处方 2：　　　　　　　××××医院医疗保险处方　　　　　医保内处方

定点医疗机构编码：××××

科室名称：内科　　　　　　　　　日期：2015-9　　　　　　药物金额：

姓名：邱××　　　性别：女　　　年龄：66 岁　　　　　　　病历号：

临床诊断	R: 药品名称和规格	用量	用法	频率	数量
高血压 头痛	通天口服液 （10 ml×6 支/盒）	10 ml	口服	Tid	4 盒
				医生签名：	

审核/调配签名：　　　　　　　　　　　　　　　核对/发药签名：

1. 请遵医嘱服药；2. 请在窗口点清药品；3. 处方当日有效；4. 发出药品不予退换。

1. 处方分析

通天口服液由川芎、赤芍、天麻、羌活、白芷、细辛、菊花、薄荷、防风等组成，其组方配伍来源于川芎茶调散（川芎、羌活、白芷、细辛、防风、薄荷、荆芥、甘草），川芎茶调散为疏风解表止痛的经典方，可用于风邪头痛和外感风寒感冒。所以，通天口服液的基本功效也离不开祛风散寒兼活血。由于此类复方药具有较强的辛温走窜向上的作用，可能会引起患者血压升高，所以高血压头痛患者并不适合。通天口服液说明书也明确提示"高血压头痛、不明原因的头痛应去医院就诊"。同时，从用法用量上看，通天口服液有其特殊的用法，在最初的 1 天内可以间隔服用 6 次（见前页"用法用量"），而后采取一日 3 次的服用方法，按照这种用法使用，2 盒药品足够使用 3 天，而该处方直接开具了 4 盒药品，这对于可能不对证的高血压头痛患者来说不适合。所以，用法用量和疗程也存在问题。

2. 药师建议

该处方属于用药不适宜中的"遴选的药品不适宜"和"用法用量不适宜"，并且存在较大的不良反应风险。建议先明确诊断中医证型后再用药。根据流行病学的研究，高血压头痛属于肝阳上亢的概率比较大，应该选用清脑降压片、头痛宁胶囊等平肝熄风类中成药。

第十一节　中药注射剂的处方点评

中药注射剂是采用现代制剂工艺制作的中药注射用给药剂型，适用于不能口服给药或不愿接受口服给药的患者，包括静脉滴注、静脉注射、肌内注射、穴位注射等。其疗效得到了一定的临床验证，具有一定的临床使用率。但是，从目前的报道来看，中药注射剂的安全性问题始终突出，药物、辅料、储存条件、患者机体状态等都是中药注射剂发生不良反应的可能相关因素。所以，在中药注射剂的临床使用过程中，一定要严格遵守说明书要求进行配置和使用。中药注射剂的处方也宜严格按照说明书进行点评。

一、盐酸川芎嗪注射液

【特点】

组成：盐酸川芎嗪，2,3,5,6-四甲基吡嗪盐酸盐

功能主治：用于缺血性脑血管疾病，如脑供血不全、脑血栓形成、脑栓塞等。

用法用量：静脉滴注。缺血性脑血管病急性期及其他缺血性血管疾病，以本品注射液 40～80 mg（1～2 支），稀释于 5％葡萄糖注射液或 0.9％氯化钠注射液 250～500 ml 中静脉点滴。速度不宜过快，一日 1 次，10 日为 1 个疗程，一般使用 1～2 个疗程。

穴位注射：用于缺血性脑血管病恢复期及后遗症期。每次选 3～4 个穴位，每穴注射 10～20 mg（1/4～1/2 支），隔日 1 次，15 次为 1 个疗程，一般使用 1～2 个疗程，在给药间隔日可配合头皮针治疗。

不良反应：本品酸性较强，穴位注射刺激性较强。

注意事项：①脑出血及有出血倾向的患者忌用。②对本品过敏者禁用。③不适于肌内大量注射。静脉滴注速度不宜过快。④儿童及老年患者用药应按儿童及老年患者剂量使用。⑤

不宜与碱性注射剂一起配伍。

【处方案例一】

处方1： ××××医院医疗保险处方　　　　　医保内处方
定点医疗机构编码：××××
科室名称：内科　　　　　　　　日期：2015-9　　　　药物金额：
姓名：王×× 　性别：女　　年龄：65 岁　　　　病历号：

临床诊断	R:药品名称和规格	用量	用法	频率	数量
脑血管病	盐酸川芎嗪注射液				
	（40 mg：2 毫升/支）	40 mg	静脉滴注	Qd	10 支
	0.9％氯化钠注射液				
	（250 毫升/袋）	250 ml		Qd	10 袋
				医生签名：	

审核/调配签名：　　　　　　　　　　　　核对/发药签名：

1. 请遵医嘱服药；2. 请在窗口点清药品；3. 处方当日有效；4. 发出药品不予退换。

1. 处方分析

盐酸川芎嗪注射液的有效成分为盐酸川芎嗪，具有抗血小板聚集、扩张小动脉、改善微循环、活血化瘀的作用，并对已聚集的血小板有解聚作用，说明书上功能主治为治疗闭塞性脑血管病，例如脑血栓。所以，川芎嗪注射液不适用于未经明确辨证的出血性脑血管病，例如脑出血。该处方诊断为"脑血管病"，没有明确是缺血性还是出血性，属于诊断不规范或适应证不适宜。考虑到中药注射剂的安全性问题，不辨证或不对证用药具有较高的安全性风险，因此建议点评为适应证不适宜。

2. 药师建议

该处方属于用药不适宜中的"适应证不适宜"，建议先确定脑血管的明确类型后再选药。

【处方案例二】

处方2： ××××医院医疗保险处方　　　　　医保内处方
定点医疗机构编码：××××
科室名称：内科　　　　　　　　日期：2015-8　　　　药物金额：
姓名：黄×× 　性别：女　　年龄：68 岁　　　　病历号：

临床诊断	R:药品名称和规格	用量	用法	频率	数量
缺血性脑血管病	盐酸川芎嗪注射液				
	（40 mg：2 毫升/支）	80 mg	静脉滴注	Qd	10 支
	0.9％氯化钠注射液				
	（100 毫升/袋）	100 ml		Qd	10 袋
				医生签名：	

审核/调配签名：　　　　　　　　　　　　核对/发药签名：

1. 请遵医嘱服药；2. 请在窗口点清药品；3. 处方当日有效；4. 发出药品不予退换。

1. 处方分析

盐酸川芎嗪注射液静脉滴注治疗缺血性脑血管病的用法用量为："本品注射液 40～80 mg（1～2 支），稀释于 5％葡萄糖注射液或 0.9％氯化钠注射液 250～500 ml 中静脉点滴"。该张处方使用 80 mg 川芎嗪注射液，溶媒却使用 100 ml 0.9％氯化钠注射液，会造成川芎嗪溶液的浓度过高，增加出现不良反应的风险。属于用法用量不适宜。

2. 药师建议

该处方属于用药不适宜中的"用法用量不适宜"，建议严格按照说明书配置方式溶解使用，选择 250 ml 或 500 ml 的 0.9％氯化钠注射液作为溶媒。

二、丹红注射液

【特点】

组成：丹参、红花。

功能主治：活血化瘀，通脉舒络。用于瘀血闭阻所致的胸痹及中风，症见胸痛、胸闷、心悸、口眼歪斜、言语謇涩、肢体麻木、活动不利等症；冠心病、心绞痛、心肌梗死、瘀血型肺心病、缺血性脑病、脑血栓见上述证候者。

用法用量：肌内注射，一次 2～4 ml，一日 1～2 次；静脉注射，一次 4 ml，加入 50％葡萄糖注射液 20 ml 稀释后缓慢注射，一日 1～2 次；静脉滴注，一次 20～40 ml，加入 5％葡萄糖注射液 100～500 ml 稀释后缓慢滴注，一日 1～2 次；伴有糖尿病等特殊情况时，改用 0.9％生理盐水稀释后使用；或遵医嘱。

不良反应：本品偶有过敏反应，可见皮疹、瘙痒、头痛、头晕、心悸、寒战、发热、面部潮红、恶心、呕吐、腹泻、胸闷、呼吸困难、喉头水肿、抽搐等，停药后均能恢复正常。罕见过敏性休克。

注意事项：①有出血倾向者禁用，孕妇及哺乳期妇女忌用。②对本品过敏者禁用。③本品不得与其他药物混合在同一容器内使用；谨慎联合用药，如确需联合使用其他药品，应谨慎考虑与中药注射剂的时间间隔以及药物相互作用等。④本品为纯中药制剂，保存不当可能影响产品质量。发现药液出现混浊、沉淀、变色、漏气或瓶身细微破裂等现象时不能使用。⑤月经期妇女慎用。

【处方案例一】

处方1：　　　　　　　××××医院医疗保险处方　　　　　医保内处方
定点医疗机构编码：××××
科室名称：内科　　　　　　　　　　日期：2015-9　　　　　药物金额：
姓名：杨××　　　性别：女　　　　年龄：60 岁　　　　病历号：

临床诊断	R:				
	药品名称和规格	用量	用法	频率	数量
上呼吸道感染	丹红注射液				
	（10 毫升/支）	40 ml	静脉滴注	Qd	20 支
	5％葡萄糖注射液				
	（100 毫升/袋）	100 ml		Qd	5 袋
				医生签名：	

审核/调配签名：　　　　　　　　　　　　　　核对/发药签名：

1. 请遵医嘱服药；2. 请在窗口点清药品；3. 处方当日有效；4. 发出药品不予退换。

1. 处方分析

丹红注射液由丹参和红花组成，功效为活血化瘀通络，主要用于瘀血阻络所致的胸痹和中风，现代医学上的冠心病、缺血性脑血管病等属血瘀证患者，可用丹红注射液治疗。常规用法为一次 40 ml，溶媒为 100～500 ml 的 5％葡萄糖注射液。该处方的诊断为上呼吸道感染，目前尚无上呼吸道感染患者应用丹红注射液治疗的临床证据，从中医功效上也截然不同。因此，该处方属于适应证不适宜的情况。

2. 药师建议

该处方属于用药不适宜中的"适应证不适宜"，上呼吸道感染患者应根据症状和证型选择相应的解表或清热解毒类中药治疗。

【处方案例二】

处方2：　　　　　　　××××医院医疗保险处方　　　　　医保内处方
定点医疗机构编码：××××
科室名称：内科　　　　　　　　　　日期：2015-8　　　　　药物金额：
姓名：宋××　　　性别：女　　　　年龄：65 岁　　　　病历号：

临床诊断	R:				
	药品名称和规格	用量	用法	频率	数量
缺血性脑血管病	丹红注射液				
糖尿病	（10 毫升/支）	40 ml	静脉滴注	Qd	20 支
	5％葡萄糖注射液				
	（250 毫升/袋）	250 ml		Qd	5 袋
				医生签名：	

审核/调配签名：　　　　　　　　　　　　　　核对/发药签名：

1. 请遵医嘱服药；2. 请在窗口点清药品；3. 处方当日有效；4. 发出药品不予退换。

1. 处方分析

丹红注射液功效为活血化瘀通络，主要用于瘀血阻络所致的冠心病和缺血性脑血管病。

常规用法为一次 40 ml，溶媒可以选择 100～500 ml 的 5％葡萄糖注射液或 0.9％氯化钠注射液。该患者属于缺血性脑血管病，可以应用丹红注射液治疗。但是同时，该患者患有糖尿病，宜选择氯化钠注射液作为溶媒。实际上，从临床实际来看，糖尿病患者不是不能摄入糖，而是应控制糖的摄入，如果糖摄入增加了，相应的用药也宜调整。从本处方来看，完全可以选择氯化钠注射液作为溶媒，而不必再去增加糖尿病患者的糖负担。

2. 药师建议

该处方属于用药不适宜中的"用法用量不适宜"，应根据患者有糖尿病的情况，将溶媒更改为氯化钠注射液。

三、疏血通注射液

【特点】

组成：水蛭、地龙。

功能主治：活血化瘀，通经活络。用于瘀血阻络所致的缺血性中风病中经络急性期，症见半身不遂、口舌歪斜、语言謇涩；急性期脑梗死见上述证候者。

用法用量：静脉滴注，每日 6 ml 或遵医嘱，加于 5％葡萄糖注射液（或 0.9％氯化钠注射液）250～500 ml 中，缓慢滴入。

不良反应：尚不明确。

注意事项：①有过敏史及过敏性疾病史者禁用；②孕妇禁用；③无瘀血症者禁用；④有出血倾向者禁用；⑤本品应单独使用，禁忌与其他药品混合配伍使用。

【处方案例一】

处方 1：　　　　　××××医院医疗保险处方　　　　　医保内处方
定点医疗机构编码：××××
科室名称：内科　　　　　　　　日期：2015-8　　　　　药物金额：
姓名：孙××　　　性别：女　　　年龄：72 岁　　　　　病历号：

临床诊断	R: 药品名称和规格	用量	用法	频率	数量
中风急性期	疏血通注射液				
	（2 毫升/支）	10 ml	静脉滴注	Qd	15 支
	5％葡萄糖注射液				
	（500 毫升/袋）	500 ml		Qd	3 袋
				医生签名：	

审核/调配签名：　　　　　　　　　　　　　　　　核对/发药签名：

1. 请遵医嘱服药；2. 请在窗口点清药品；3. 处方当日有效；4. 发出药品不予退换。

1. 处方分析

疏血通注射液由水蛭和地龙组成，可用于"瘀血阻络所致的缺血性中风病中经络急性期"，该处方的诊断书写为"中风急性期"，没有明确是否为瘀血阻络型，也就难以判断该处方的选药用药是否合理。建议对于这种处方，点评为用药不规范处方中的"诊断信息不完全"。同时，从用法上看，处方用法为 10 ml 稀释在 500 ml 的 5％葡萄糖溶液中，虽然从浓度上看，并未超过说明书提示的最大浓度（每 100 ml 溶解 2.4 ml 疏血通注射液），但是每日的绝对摄入量超过 6 ml 的推荐剂量。考虑到动物类中药容易引起不良反应，建议遵照说明书推荐剂量进行使用。

2. 药师建议

该处方属于用药不规范处方中的"诊断书写不完全"，或用药不适宜处方中的"用法用量不适宜"。建议规范处方诊断信息，增加血瘀证的诊断，并调整用法用量。

【处方案例二】

处方2:　　　　　　　××××医院医疗保险处方　　　　　　医保内处方
定点医疗机构编码：××××
科室名称：内科　　　　　　　　日期：2015-9　　　　　　药物金额：
姓名：朱××　　　性别：女　　　年龄：78 岁　　　　病历号：

临床诊断	R: 药品名称和规格	用量	用法	频率	数量
急性脑梗死，血瘀证	疏血通注射液				
	（2 毫升/支）	6 ml	静脉滴注	Qd	15 支
	脑血康口服液				
	（10 毫升×10 支/盒）	10 ml	口服	Tid	2 盒
	5%葡萄糖注射液				
	（250 毫升/袋）	250 ml		Qd	5 袋
				医生签名：	

审核/调配签名：　　　　　　　　　　　　　　　核对/发药签名：

1. 请遵医嘱服药；2. 请在窗口点清药品；3. 处方当日有效；4. 发出药品不予退换。

1. 处方分析

疏血通注射液的成分为水蛭和地龙，说明书功效为"用于瘀血阻络所致的缺血性中风病中经络急性期，症见半身不遂、口舌歪斜、语言謇涩"。脑血康口服液的成分为水蛭，说明书功效为"用于脑卒中，半身不遂、口眼歪斜、舌强言謇"。两者有效成分相同，功能主治相似，虽然一为静脉滴注，一为口服给药，采用了两种不同的给药途径，但是考虑到水蛭是一种毒烈性饮片，且作为动物类中药，容易引起不良反应事件，故建议将此二者的联用认定为重复用药。

2. 药师建议

该处方属于用药不适宜中的"重复用药"，建议使用一种即可。在缺血性中风急性期，患者对于口服药物依从性差时，可选用注射途径给药。

四、天麻素注射液

【特点】

组成：天麻素、4-羟甲基苯-β-D-吡喃葡萄糖苷半水合物。

功能主治：用于神经衰弱、神经衰弱综合征及血管神经性头痛等症（如偏头痛、三叉神经痛、枕骨大神经痛等），亦可用于脑外伤性综合征、眩晕症（如美尼尔病、药性眩晕、外伤性眩晕）、突发性耳聋、前庭神经元炎、椎基底动脉供血不足等。

用法用量：肌内注射，一次 0.2 g，一日 1～2 次。器质性疾病可适当增加剂量，或遵医嘱。静脉滴注，每次 0.6 g，一日 1 次，用 5％葡萄糖注射液或 0.9％氯化钠注射液 250～500 ml 稀释后使用。

不良反应：有少数患者出现口鼻干燥、头昏、胃不适等症状，但不致影响患者接受用药，也无需特殊处理。

注意事项：对本品中任何成分过敏者禁用。

【处方案例一】

处方 1：　　　　　××××医院医疗保险处方　　　　医保内处方
定点医疗机构编码：××××
科室名称：内科　　　　　　　　　日期：2015-6　　　　　　药物金额：
姓名：韩××　　　性别：男　　　年龄：72 岁　　　　　病历号：

临床诊断	R:				
	药品名称和规格	用量	用法	频率	数量
三叉神经痛	天麻素注射液				
	（2 ml：0.2 克/支）	6 ml	静脉滴注	Qd	15 支
	0.9％氯化钠注射液				
	（100 毫升/袋）	100 ml		Qd	5 袋
				医生签名：	

审核/调配签名：　　　　　　　　　　　　　核对/发药签名：

1. 请遵医嘱服药；2. 请在窗口点清药品；3. 处方当日有效；4. 发出药品不予退换。

1. 处方分析

天麻素注射液静脉滴注治疗三叉神经痛的用法用量为"静脉滴注，每次 0.6 g，一日 1 次，用 5％葡萄糖注射液或 0.9％氯化钠注射液 250～500 ml 稀释后使用"。该处方将 0.6 g 天麻素注射液稀释在 100 ml 氯化钠注射液中使用，超过说明书要求的配制浓度，可能会增加不良反应的风险。可将该处方点评为用法用量不适宜。

2. 药师建议

该处方属于用药不适宜中的"用法用量不适宜"，建议按照说明书调整用法用量。

【处方案例二】

处方 2：　　　　　××××医院医疗保险处方　　　　医保内处方
定点医疗机构编码：××××
科室名称：内科　　　　　　　　　日期：2015-7　　　　　　药物金额：
姓名：白××　　　性别：男　　　年龄：80 岁　　　　　病历号：

临床诊断	R:				
	药品名称和规格	用量	用法	频率	数量
心绞痛	天麻素注射液				
	（2 ml：0.2 克/支）	6 ml	静脉滴注	Qd	15 支
	5％葡萄糖注射液				
	（250 毫升/袋）	250 ml		Qd	5 袋
				医生签名：	

审核/调配签名：　　　　　　　　　　　　　核对/发药签名：

1. 请遵医嘱服药；2. 请在窗口点清药品；3. 处方当日有效；4. 发出药品不予退换。

1. 处方分析

天麻素注射液主要成分为天麻素，说明书功效主治为"用于神经衰弱、神经衰弱综合征及血管神经性头痛等症（如偏头痛、三叉神经痛、枕骨大神经痛等），亦可用于脑外伤性综合征、眩晕症（如美尼尔病、药性眩晕、外伤性眩晕）、突发性耳聋、前庭神经元炎、椎基底动脉供血不足等"。药理实验表明天麻素可恢复大脑皮质兴奋与抑制过程之间的平衡，产生镇静、安眠和镇痛等中枢抑制作用。所以，无论从功效主治还是从药理作用上看，天麻素均没有明确的治疗冠心病心绞痛的功效或抗血栓的药理作用。因此，天麻素注射液不适用于治疗心绞痛。

2. 药师建议

该处方属于用药不适宜中的"适应证不适宜"，心绞痛患者可选用丹红注射液、舒血宁注射液等以活血化瘀功效为主的中药注射剂进行治疗。

后记　关于心脑血管疾病的中成药治疗

近 30 年来，中国国民经济持续快速发展，随着老百姓生活水平的提高和饮食文化的极大满足，以及生活节奏和工作强度带来的巨大压力，使得心脑血管疾病的发生率越来越高，高血压、冠心病、脑梗死、糖尿病等越来越呈现年轻化的趋势，心脑血管疾病的防控形势十分严峻。对于脑血管疾病的治疗和预防，应遵照慢病管理的理念，规范服用药物，控制血压、血脂、血糖等常规指标，减少心脑血管急性事件发生的可能性。在这个过程中，中成药有效性可、安全性佳且符合中国人养生保健心理，逐渐成为心脑血管疾病防治的重要组成部分。

从中医病证类型上看，心脑血管疾病主要包括高血压、冠心病、高脂血症、脑梗死等，其基本证型为血瘀，并可根据兼夹症的不同出现气滞血瘀、气虚血瘀、阳虚血瘀、肝阳上亢等不同类型。从中药功效特征上看，用于防治心脑血管疾病的中成药普遍具有活血化瘀的功能，同时可配伍不同的中药组方形成行气活血、益气活血、温阳活血、平肝潜阳等不同的作用方向。临床治疗时，应根据患者病证类型，选择相应的中成药治疗，必要时可进行合理的搭配使用。总体来看，中成药用于心脑血管疾病有来自于先天或后天的优势和不足，临床合理应用时也需注意一些关键要素。

一、中成药应用于心脑血管疾病的优势

1. 组方配伍往往源于历代经验方和时效方，具有临床优效性

由于知识传承和医疗实践的需要，临床有效方和优效方能够得到更好的继承，而这些优效组方往往成为中成药选药制药的首选。根据我国现存最早的成药配方范本，《太平惠民和剂局方》（简称《局方》）中就大量收载了当时的有效方和优效方。《四库全书》在其提要中记载"诏天下高手医各以得效秘方进""和剂局方乃当时精集诸家名方"，可见此书对于精选有效方和优效方的重视。现代常用的藿香正气水、川芎茶调散、参苓白术散等均是出自该书。而《中药新药临床研究指导原则》中也明确指出："不少中药新药的处方已经有过人体应用经过，因而或多或少地积累了有关该药对机体生理、病理影响的认识。尽管这种认识是有限的，甚或是不确定的，但这种人体应用经验，常可为正式的临床试验设计提供有益的甚至是重要的参考资料。"也就是说，在一个验方开发为中药新药之前，仔细考察其原有的临床疗效和安全性是十分重要的参考资料。基于这些原因，中成药的组方配伍往往是精选的，具有临床优效性。

2. 服用和携带方便，大幅度节省煎药成本

中成药的服用和携带的便捷性是十分显而易见的，不仅省去了煎药的麻烦，而且各种优良剂型极大地提高了用药可接受度和依从性。通过一个简单的计算，我们来看看究竟能够节省多少煎药成本。以一付药煎煮 2 次计算，第一次煎煮需要浸泡 20～30 min，煮沸后小火煎熬 20～30 min；第二次省去浸泡，煮沸后小火煎煮 15～20 min，再加上把水煮沸、放凉、倾倒药液等中间环节的时间，一次煎煮至少需要 90 min。如果这付药中还含有先煎的情况，或者在煎煮过程中出现其他问题的话，前后至少需要 2 h。由此可见，中成药的问世极大地节

约了煎药成本。另外，不同成熟剂型的中成药也方便了储藏和携带，无论是片剂、胶囊剂、糖浆剂、丸剂、外用贴剂等，均比煎煮冷藏再次加热服用的中药汤剂方便很多。这种便捷性确实提高了中成药的用药依从性。

3. 具有诸多现代药品的特点，易于推广和管理

从药品管理角度看，中成药的调剂和管理要素已经与中药饮片相去甚远，反而与西药比较相似，具有诸多现代药品的特点。根据《美国医疗机构评审国际联合委员会医院评审标准》（JCI标准）的定义，"药品管理包括医疗卫生机构向患者提供药物治疗的系统和流程，涉及到多学科工作人员协调一致的工作"，其监管工作包括了药品遴选、采购、贮存、使用的全过程。具体来看，类似药品基数管理、药品分类摆放、药品效期管理、自动化和智能化调剂设施等现代药品管理的内容，同样适用于中成药。因此，中成药的药品管理可以在一定程度上借鉴现代药品管理的成熟经验和信息技术，加快自己现代化和成熟化的进程。这对于提高药品管理水平，保障合理用药具有重要意义。

二、中成药应用于心脑血管疾病的不足

1. 固定的组方配伍造成某种程度的不对证或不完全对证用药

中成药应用于慢病管理治疗的最大风险，就是存在潜在的不对证或不完全对证的不合理用药可能，而这种可能性完全是由中成药组方配伍固定的特点所决定的。可以这样说，在中成药实现选方精当和便捷服用的同时，牺牲了灵活和自由的随症加减能力。另外，固守中成药治疗还会造成临床治疗思维的退化和临床治疗方法的局限，朱丹溪认为"《局方》制药以俟病"，就是这个意思。例如，有很多治疗冠心病心绞痛的中成药，但它们的功效特点却不一而同，有些能够益气活血，有些能够行气活血，有些能够祛痰化浊活血，而有些只能单纯活血化瘀。假如让气虚血瘀型冠心病患者长期服用仅仅能够单纯活血化瘀的中成药（银杏叶片、脑得生片等），并不会得到最佳的治疗效果，因为患者的气虚情况并未得到针对性的治疗和缓解；而如果该患者长期服用辛温走窜的行气活血中成药（复方丹参滴丸、麝香保心丸等），可能还会有发生不良反应的风险，因辛温走窜行气的同时又有耗气之偏。所以，选药是否对证是中成药用于慢病管理的首要和重要风险。

2. 过度的便捷性加上文化传统造成了一定程度的滥用

除了药不对证的风险之外，过度滥用也是中成药在慢病管理用药时需要警惕的内容。理论上看，中成药使用的便捷性对于提高用药依从性有很大帮助，间接增强了疗效。但是，由于很多患者对于药品的专业性还没有明确的认识，对于中药资源的匮乏和稀缺也没有足够的了解，造成在养生保健文化下的中药滥用，而中成药的易获得性和相对的安全性使其成为滥用的"主力军"。从另一个角度看，化学药品（西药）虽然与中成药一样方便服用，但是由于其具有较为严格的处方药管理制度，随意服用西药的不良事件概率较大，使得滥用西药的患者要少很多。更为极端地看，很多患者在患病后都会因为畏惧西药的不良反应而采取不服药或少服药的态度，而更多的人会在无病时因为养生保健的习惯思维而大量服用中药或中成药。由此可见，传统养生保健文化遇到了便捷易得的中成药，过度使用和滥用似乎是一种必然。

3. 具有诸多监管难点，增加临床安全性风险

与中药饮片一样，中成药的质量也存在诸多监管难点，增加了临床使用的潜在安全性风

险。一般来看，这些监管难点主要集中在饮片质量和制药工艺两大方面。其中，饮片质量监管困难是因为当前的药品质量监管仍然是结果控制而非过程控制，这种源自于现代药物的监管方式并不适用于中药和中成药。同时，利益最大化的市场经济准则在监管缺位时容易诱发过界行为，无论是药品生产企业应该管控的饮片质量，还是其自身的制药工艺，实际上还是都处在"良心药"阶段。所以，实际上的中成药质量是参差不齐的，而普通患者在购买药品时较少考虑这些。例如，2015 年夏天的银杏叶事件，正是对中成药药品生产环节存在擅自改变生产工艺和掺假掺伪行为的最好注脚。

三、合理应用中成药防治心血管疾病的关键因素

1. 严格遵守辨证论治

辨证用药是中药合理用药的重要指导原则之一，而慢病管理用药疗程长的特性更是凸显其重要性。不区分中医证型，仅仅根据单独症状或西医疾病诊断用药，存在极大的不良反应风险。因此，心脑血管疾病合理用药的关键是遵守辨证论治理论选药用药。例如，对冠心病（胸痹）的选药用药，应尽可能区分单纯血瘀型、气虚血瘀型、气滞血瘀型、气阴两虚血瘀型、痰浊血瘀型、阳虚血瘀型、肝阳上亢型，并相应地选择活血化瘀类、益气活血类、行气活血类、益气养阴活血类、祛痰化浊活血类、温阳活血类、平肝熄风类中成药治疗。

2. 谨慎联合用药

目前，治疗心脑血管疾病（例如高血压、冠心病、高脂血症、脑血管疾病等）的上市中成药很多，其中不乏功效相同或十分相近者，联合用药会增加重复用药风险。如果联合使用的中成药均含有毒性饮片，不良反应风险也会大幅增加。所以，在治疗心脑血管疾病时应谨慎联合使用中成药，并在医嘱分析和处方点评时予以重点关注。如果确需联合用药，应提供明确的中医证型诊断和合理的配物用药原因。

3. 树立安全用药警戒的风险意识

树立安全用药警戒意识是合理使用心脑血管疾病类中成药的又一重要因素。这是因为，心脑血管疾病中成药涉及大量活血化瘀类、行气类或平肝类中药，全方药性峻烈程度各不相同。在临床使用时，容易出现联合用药或重复用药的情况，而且属于长期用药。这些因素综合起来，再加上患者同时服用的其他西药或保健品成分，使得出现药品不良反应成为大概率事件。因此，在临床使用心脑血管类中成药时，应时刻树立药物警戒意识，降低不良反应风险。

4. 关注药品质量和品牌

由于中成药质量管控的诸多难点，实际中成药的质量水平是参差不齐的。这种情况下，选药用药应尽可能选择知名度较高的药品生产企业，或者是曾经服用过、有疗效经验的药品，这样才能最大限度地保证治疗的有效性和安全性，保护患者自身利益。